PERFEKTES TRAINING FÜR

BAUCH UND RÜCKEN

Christoph Delp

pietsch

Einbandgestaltung: Katrin Kleinschrot

Titelbild: Nopphadol Viwatkamolwat

Bildnachweis: siehe Seite 111

Alle Informationen und Ratschläge in diesem Buch wurden sowohl vom Verfasser als auch vom Verlag sorgfältig erwogen und geprüft. Dennoch erfolgen alle Angaben ohne Gewähr. Eine Haftung des Autors oder des Verlages und seiner Beauftragten für Personen-, Sach- und Vermögensschäden ist ausgeschlossen.

ISBN 978-3-613-50736-4

Sie finden uns im Internet unter www.pietsch-verlag.de

Lektorat: Susanne Fischer
Innengestaltung: Jürgen Knopf, 74321 Bietigheim-Bissingen
Druck und Bindung: Graspo CZ, 76302 Zlin
Printed in Czech Republic

Inhalt

I. Grundlagen des Trainings

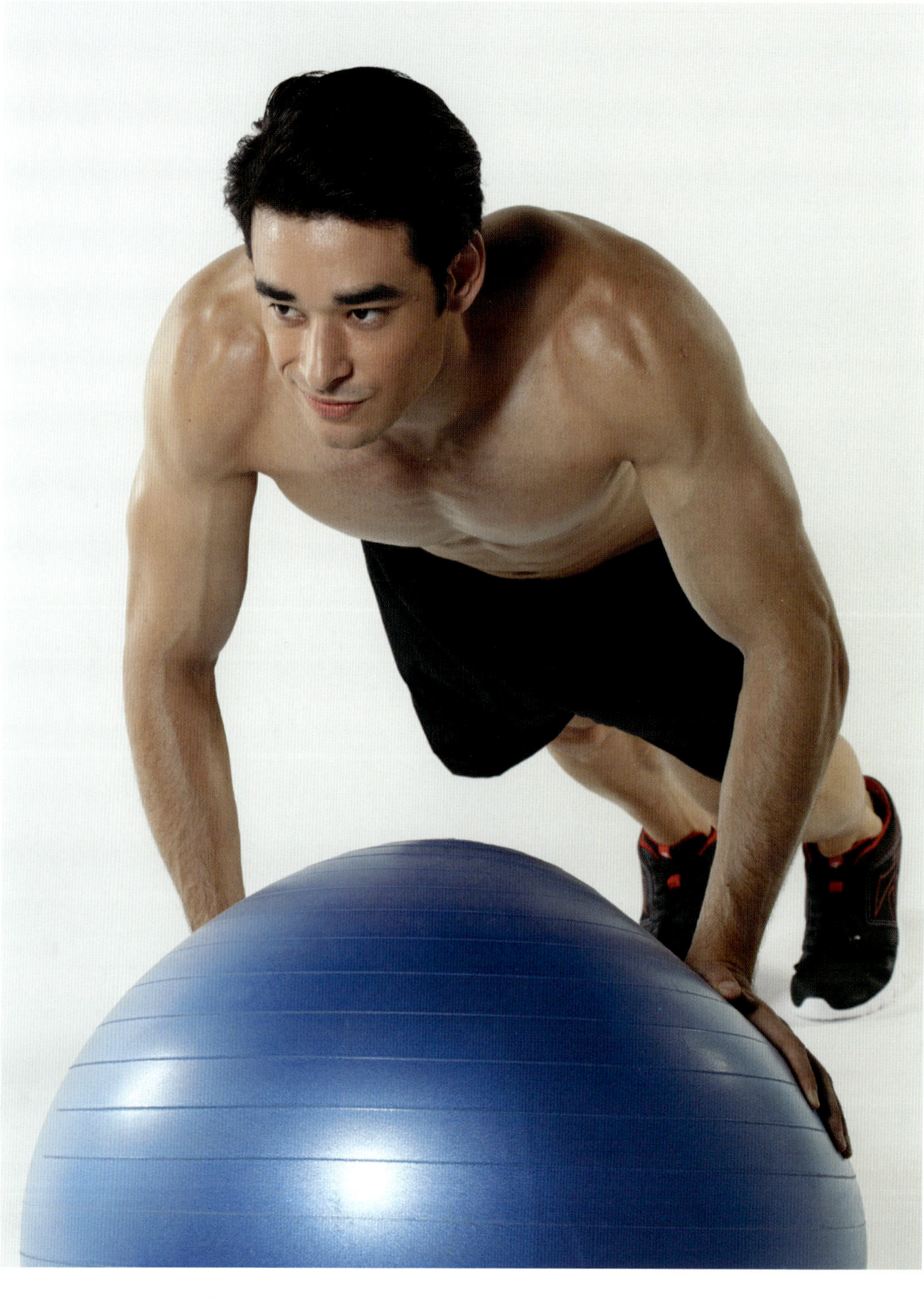

1. Wissenswertes zum Training

Eine gut trainierte Bauch- und Rückenmuskulatur ist nicht nur schön anzusehen; sie ist auch aus gesundheitlichen Gründen von großer Bedeutung, da sie die Körperhaltung verbessert und Rückenbeschwerden vorbeugt. Auch im Sport hat sich mittlerweile gezeigt, dass mit einem intensiven Training der Rumpfmuskulatur die Verletzungsgefahr deutlich verringert und die Leistungsfähigkeit erheblich gesteigert werden kann. Bei allen Lauf-, Sprung-, Schlag-, Stoß- und Wurfbewegungen stellen die Muskeln der Körpermitte einen ganz entscheidenden Faktor in der Bewegungskette dar.
In den letzten Jahren hat sich außerdem herausgestellt, wie wichtig insbesondere das Training der tiefen Muskeln ist, welche die Wirbelsäule stabilisieren. Diese Muskeln, auch als Core-Muskulatur bezeichnet, sind nicht sichtbar, da sie von anderen Muskelgruppen überdeckt werden. Sie sind aber von großer Bedeutung, da sie an allen Bewegungen beteiligt sind. Ihr Training ermöglicht eine große Kraftfreisetzung im Alltag und im Sport, und es dient der Verletzungsvorbeugung, da diese Muskeln den Körper bei allen Bewegungen stabilisieren.
Für die Kräftigung der Rumpfmuskulatur bietet sich das Training mit Körpergewicht sowie mit Kleingeräten wie Stretchband, Kurzhanteln, Gymnastikball und Therapiekreisel an. Diese Übungen führen zu hervorragenden Trainingsergebnissen, da der Körper nicht an starre Bewegungsmuster wie bei den Maschinenübungen im Studio gebunden ist, sondern zahlreiche Muskelgruppen gekräftigt werden und das Muskelzusammenspiel verbessert wird. Insbesondere die Übungen auf beweglichem Untergrund, wie dem Gymnastikball, eignen sich für die Kräftigung der Core-Muskulatur, da diese Übungen zum Halten der Position ausbalanciert werden müssen. Die notwendigen Geräte sind normalerweise im Fitnessstudio vorrätig; und oftmals sind einige der Geräte auch zu Hause verfügbar. Und falls nicht, können Sie sie kostengünstig erwerben.

Damit die Rumpfmuskeln optimal leistungsfähig sind, müssen Sie diese nicht nur kräftigen, sondern auch dafür Sorge tragen, dass sie beweglich und elastisch sind. Dazu können Sie Mobilisierungs- und Dehnübungen sowie Massagetechniken einsetzen, wie diese im zweiten Teil des Buches beschrieben sind.
Dieses Buch zeigt Ihnen, wie Sie Ihren Bauch und Rücken effektiv trainieren. Sie bekommen die wirkungsvollsten Übungen und Methoden ebenso vorgestellt wie Trainingsprogramme für unterschiedliche Leistungsniveaus. Auch erhalten Sie wichtige Informationen zur eigenständigen Trainingsplanung. Nutzen Sie dieses Buch, gleich ob als Fitnesseinsteiger oder bereits geübter Fitnesssportler, um Ihren Körper nach den neusten wissenschaftlichen Erkenntnissen optimal zu trainieren.

Gute Gründe für das Rumpftraining

Das Training der Bauch- und Rückenmuskulatur, insbesondere der stabilisierenden Core-Muskulatur, hat zahlreiche positive Auswirkungen auf die Gesundheit und das Wohlbefinden ebenso wie auf die sportliche Leistungsfähigkeit. Um diese Effekte zu erreichen, nutzen Sie die hier vorgestellten Trainingsmethoden und achten Sie auf ein ausgewogenes Training der Muskeln von Bauch und Rücken. Die folgenden Gründe sprechen für ein derartiges Rumpftraining:

- **Größere Leistungsfähigkeit**

Ein regelmäßiges Training der Rumpfmuskulatur bewirkt eine deutliche Kraftsteigerung, was Sie bei einer Vielzahl von Alltagstätigkeiten, beispielsweise beim Anheben und Tragen von Gegenständen, ebenso feststellen werden wie beim Ausführen einer Sportart. Mit dem Training vergrößern Sie Ihr vorhandenes Kraftpotential; ebenso verbessern Sie durch die komplexen Übungen das Muskelzusammenspiel. Indem Sie lernen, Ihr Kraftpotential besser einzusetzen, beugen Sie möglichen Verletzungen vor. Außerdem verhindert das Training eine altersbedingte Kraftabnahme. Bei Untersuchungen wurde festgestellt, dass auch Frauen und Männer im Seniorenalter mit gemäßigtem Krafttraining ihre Muskelkraft noch deutlich steigern können.

- **Abbau von und Vorbeugung körperlicher Beschwerden**
Durch das ausgewogene Training der Rumpfmuskulatur können Sie Verspannungen, Fehlhaltungen und muskulöse Ungleichgewichte korrigieren und somit Beschwerden beseitigen. Auch verbessern und optimieren Sie Ihre Körperhaltung und stellen somit sicher, dass sich die Gelenke in der richtigen Position befinden. Somit verhindern Sie vorzeitigen Verschleiß durch Überbeanspruchung.

- **Bodyforming**
Mit Fitnesstraining gestalten Sie Ihre Körperproportionen. Das Training der Core-Muskulatur bewirkt einen vitalen und sportlichen Körper, wozu aufrechte Körperhaltung und dynamischer Gang gehören, und führt so zu einer attraktiven Erscheinung. Die Kräftigung verbrennt außerdem während und nach dem Training zahlreiche Kalorien und bewirkt Muskelwachstum. Eine größere Muskelmasse führt zu einem gesteigerten Energiegrundumsatz, was bedeutet, dass auch in der Ruhephase mehr Kalorien verbrannt werden. Das Fitnesstraining kann Ihnen helfen, eine negative Tageskalorienbilanz zu erreichen, d. h., Sie nehmen weniger Kalorien auf, als Sie verbrauchen, und können so Ihr Körperfett reduzieren.

- **Effektives Training zu Hause**
Alle vorgestellten Übungen können im eigenständigen Training daheim durchgeführt werden. Die Muskeln werden mit dem eigenen Körpergewicht oder mit kostengünstigen Kleingeräten gekräftigt. Besonders wirkungsvoll sind die Übungen mit beweglichem Untergrund, da die Positionen durchgehend ausgeglichen werden müssen. Außerdem können beispielsweise bei Hantelübungen in einer ausbalancierten Position auf einem Gymnastikball weniger Fehlstellungen als bei der Ausführung auf einer festen Hantelbank eingenommen werden.

- **Trainingsabwechslung**
Wenn immer nach dem gleichen Programm trainiert wird, gewöhnt sich der Körper an die Anforderungen. Der Körper kann dann sein Leistungsvermögen nicht weiter verbessern. Das Rumpftraining mit Körpergewichtsübungen und Kleingeräten ermöglicht es, den Körper mit immer neuen Trainingsreizen zu stimulieren. Es bietet somit immer neue Trainingsvariationen, die Ihnen helfen, Ihr Leistungsvermögen zu verbessern. Auch eine Intensivierung ist immer möglich. So können Sie Ihre Anforderungen fortlaufend steigern, und das Training bleibt auch über eine längere Zeitspanne hinweg interessant und motivierend.

Häufig gestellte Fragen

Zu den Übungen mit Körpergewicht und Kleingeräten sowie zum Rumpftraining werden oftmals die folgenden Fragen geäußert:

- **Benötigt man eine teure Ausrüstung, um den Körper effektiv zu kräftigen?**
Für ein effektives Training der Core-Muskulatur benötigen Sie keine teuren Geräte. Sie können Ihren Körper wirkungsvoll mit Übungen kräftigen, bei denen das eigene Körpergewicht sowie kostengünstige Kleingeräte eingesetzt werden. Dieses Buch nutzt ausschließlich solche Übungen, so dass Sie das Training im eigenen Gym absolvieren können. Für ein effektives Training der Core-Muskulatur sind diese Übungen sogar besser geeignet als Übungen an Maschinen mit festem Bewegungsmuster, und die Übungen auf beweglichem Untergrund gelten sogar als effektivste Trainingsform für die Core-Muskulatur.

• Kann man mit Körpergewichts- und Kleingeräte-Übungen kräftige Muskeln aufbauen?

Die Übungen mit Körpergewicht und Kleingeräten kräftigen Ihre Muskulatur sehr wirkungsvoll. Es handelt sich zumeist um komplexe Übungen, d. h., sie aktivieren gleichzeitig mehrere Muskelgruppen, wie es das Ziel im Core-Training ist. So wird das Muskelzusammenspiel verbessert, und Sie können mehr Muskelkraft freisetzen. Das Training führt auch zu Muskelwachstum und somit zu einer größeren Muskelmasse. Wie groß der Effekt für das Muskelwachstum ist, hängt von der Trainingsmethode, von Ihrer körperlichen Veranlagung und davon ab, ob Sie genügend Eiweiß für den Muskelaufbau zu sich nehmen.

• Wie kann man das Training mit Körpergewicht und Kleingeräten intensivieren?

Wenn Sie bei einer Übung die anvisierte Dauer oder Wiederholungszahl überschreiten, dann sollten Sie die Übung variieren oder intensivieren. Im Gewichtstraining können Sie die Intensivierung in exakten Schritten vornehmen, was im Training mit Kleingeräten nur bei den Kurzhanteln möglich ist. Doch bietet jede Form des Körpergewichts- und Kleingerätetrainings zahlreiche Möglichkeiten zur Intensivierung. Beispielsweise kann beim Training mit dem Stretchband ein dickeres Band verwendet oder beim Training mit dem Fitnessball ein abstützender Fuß vom Boden angehoben werden. Es bestehen also keine Belastungsgrenzen, um die Muskulatur immer besser zu trainieren.

• Wie kann man das Rumpftraining mit dem bisherigen Fitnesstraining kombinieren?

In diesem Buch bekommen Sie Trainingsprogramme und Workouts vorgestellt, mit denen Sie alle Muskelgruppen effektiv trainieren. Sie können einen oder mehrere der angebotenen Trainingszyklen für die Rumpfmuskulatur ausführen und danach wieder Zyklen mit anderen Schwerpunkten einsetzen. Dazu können Sie die Workouts aus diesem Buch nutzen; Sie können aber auch einzelne der hier vorgestellten Übungen in Ihr bisheriges Programm integrieren. Eine sinnvolle Trainingsplanung wird anhand der fünf Schritte im vierten Teil des Buches beschrieben. Grundsätzlich gilt dabei: Je besser Sie trainiert sind, desto schwieriger werden weitere Leistungsverbesserungen. Versuchen Sie, Ihr Trainingsprogramm immer besser auf Ihre

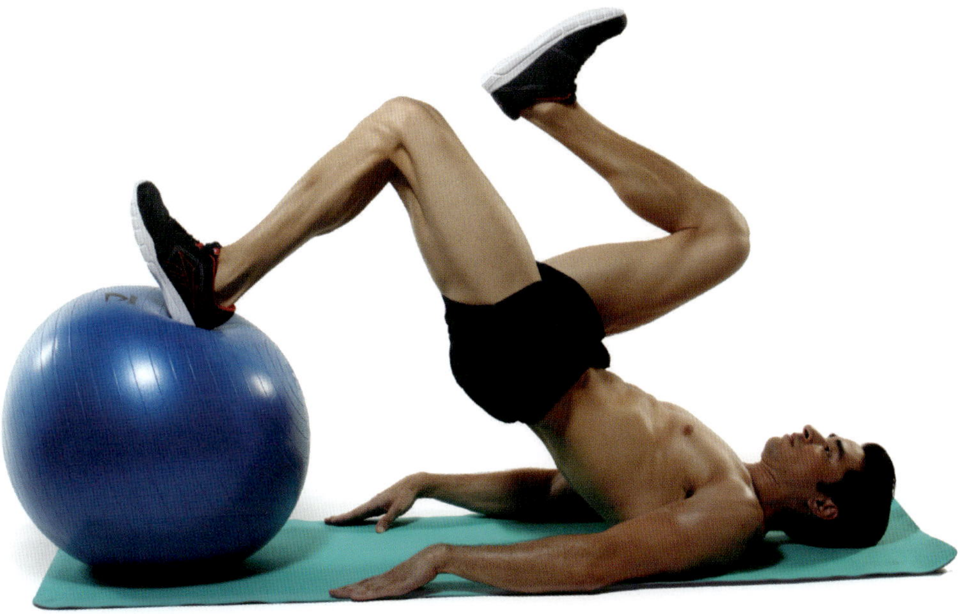

Ziele und körperlichen Voraussetzungen abzustimmen, denn nur mit einer individuellen Trainingsplanung können Sie hohe sportliche Ziele erreichen.

• Kann das Rumpftraining in ein Stadium von Übertraining führen?
Wie mit jeder anderen Trainingsform können Sie auch beim Rumpftraining in einen Zustand von Übertraining kommen, wenn Sie Ihrem Körper nicht genügend Zeit zur Regeneration lassen. Nach jedem Training muss sich der Körper erholen, um das alte Leistungsniveau wieder herzustellen und es nach einem überschwelligen Trainingsreiz zu verbessern. Sie dürfen allerdings auch nicht zu lange mit dem Training pausieren, da ansonsten der Körper seine Leistungsfähigkeit wieder abbaut. Üblicherweise wird empfohlen, nach einem intensiven Training die beanspruchten Muskelgruppen ein bis drei Tage lang zu regenerieren. Wie lange der Körper aber tatsächlich zur Regeneration und Anpassung benötigt, hängt von der Reizintensität, dem Trainingszustand und der ausgeführten Trainingsmethode ab (siehe Seiten 43–47).

Tipp **So kommen Sie zu einem gesunden und schmerzfreien Rücken**

- **Kräftigen der Rumpfmuskulatur:** Trainieren Sie die Rumpfmuskulatur mit einem effektiven Trainingsprogramm und achten Sie dabei besonders auf die Core-Muskulatur. So kommt Ihr Körper zu seiner vollen Leistungsfähigkeit, und Sie sind bestmöglich vor Verschleiß und Verletzungen geschützt. Die entsprechenden Übungen finden Sie auf den Seiten 48–81 und die Programme und Workouts auf den Seiten 104–110.
- **Mobilisieren und Dehnen des Körpers:** Achten Sie darauf, dass Ihr Körper nicht nur kräftig, sondern auch beweglich ist. Nutzen Sie Mobilisations- und Dehnübungen, um Ihre Beweglichkeit zu bewahren und zu verbessern (siehe Seiten 20–34).
- **Aufrichten des Körpers im Alltag:** Überprüfen Sie immer wieder Ihre Körperhaltung und richten Sie sich bewusst auf. Dadurch schonen Sie Ihre Gelenke und beugen Verspannungen und Verletzungen vor (siehe Seiten 8–11).
- **Rückengerechtes Anheben und Tragen von Gegenständen:** Rückenverletzungen entstehen oftmals durch unkontrolliertes Anheben von schweren Gegenständen sowie durch Überlastung. Wie Sie Ihren Körper schützen, erfahren Sie auf Seite 12.
- **Entspannen von den Belastungen aus Beruf und Alltag:** Es ist wichtig, dass Sie sich Erholungspausen schaffen. Jeder Mensch benötigt Zeit für sich selbst, um zu regenerieren. Andauernder Stress kann neben zahlreichen anderen Symptomen auch zu Rückenschmerzen führen. Wenn Sie Schwierigkeiten haben, vom alltäglichen Stress abzuschalten, können Sie gezielt Entspannungsübungen machen (siehe Seiten 41–42).
- **Aktives Vorgehen gegen Verspannungen.** Spüren Sie verspannte Muskeln, dann gehen Sie aktiv dagegen vor. Dazu eignet sich sehr gut die Selbstmassage mit der Hartschaumrolle (siehe Seiten 35–40).
- **Gesunde und bedarfsgerechte Ernährung.** Es ist wichtig, dass Sie Ihren Körper gesund und ausgewogen ernähren. Essen Sie genügend Eiweiß und trinken Sie viel mineralhaltiges Wasser, damit Muskulatur, Gelenke und Bandscheiben optimal versorgt werden. Übergewicht sollte reduziert werden, denn es belastet die Wirbelsäule und die Gelenke. Nähere Informationen zur Ernährung und Körperfettreduktion bietet das Buch »Perfektes Bodyforming« (Delp 2008).

2. Körperstellung

Die Einnahme der korrekten Körperposition ermöglicht effiziente Bewegungen, denn so wird die Kraft gleichmäßig von den Füßen über Waden, Oberschenkel, Hüfte und Rumpf bis hin zum Oberkörper geleitet. Beispielsweise entwickelt sich ein kraftvoller Boxschlag durch den Fersenabdruck und das folgende Mitbewegen aller Körperpartien bis hin zum Faustauftreffen. Liegen hingegen Defizite wie eine Schiefstellung des Körpers vor, dann können Bewegungen nicht optimal erfolgen, und die Leistungsfähigkeit ist eingeschränkt. Aus Fehlhaltungen entstehen Ausweichbewegungen, welche zu Verspannungen, Verletzungen und langfristig zu Abnutzungserscheinungen des Körpers führen. Solche Probleme entwickeln sich beispielsweise an Fuß-, Knie-, Hüft-, Schulter- und Ellbogengelenken sowie an den Schienbeininnenseiten, im Nacken und an den Unterarmen.

Der Körpermitte gilt es besondere Aufmerksamkeit zu widmen; sie stellt das Zentrum der Kraft dar. Befinden sich der Rumpf, das Becken und die Schultern in einer stabilen Position, dann ist der Körper leistungsfähig, da alle Bewegungen über diese Partien verlaufen. Sie müssen perfekt ausgerichtet sein, damit Kraft und Energie bestmöglich durch den Körper geleitet werden können. Auch ist darauf zu achten, dass die Muskeln kräftig sind sowie in einem ausgewogenen Verhältnis zueinander stehen.

Machen Sie sich deshalb immer wieder Ihre

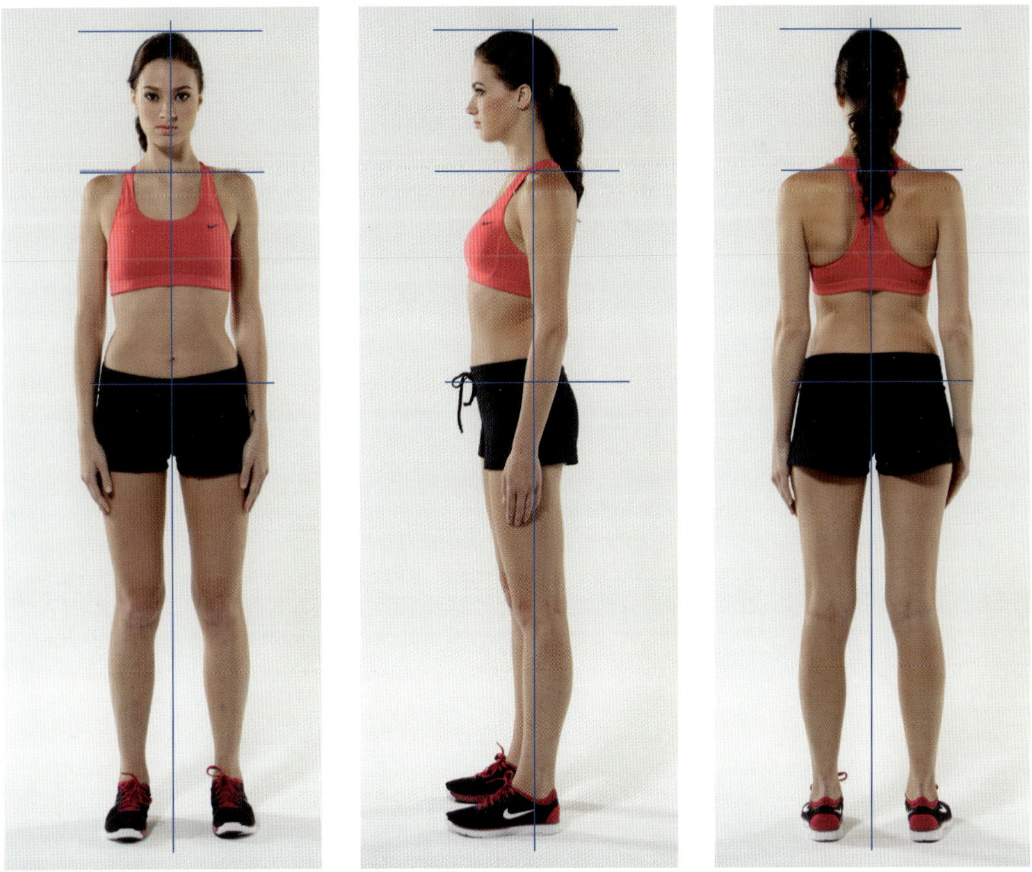

Wenn der Körper genau ausgerichtet ist, dann belasten Sie Ihre Gelenke ausgewogen und schützen diese vor vorzeitigem Verschleiß.

Körperhaltung bewusst und verbessern Sie diese. Wenn Sie beispielsweise auf einen Zug warten, dann nutzen Sie die Zeit und verbessern Ihre Position. Achten Sie auf eine aufrechte Haltung und die gleichmäßige Gewichtsverteilung. So werden Sie sich gut fühlen, kraftvoll sein – und Sie beugen Schmerzen und Verletzungen vor.

Ausrichtung im Stand

Positionieren Sie sich im Stand, indem Sie den Körper aufrichten und die quer verlaufende Bauchmuskulatur anspannen. Je besser Ihnen das gelingt, desto mehr werden Sie Ihre Gelenke schützen. Überprüfen und korrigieren Sie Ihre Haltung auch daheim vor einem Spiegel. Außerdem lohnt es sich, wenn Sie sich in gerader Stellung von vorne, seitlich und von hinten fotografieren lassen. So können Sie genau feststellen, ob Sie Ihre Körperstellung korrekt einschätzen. Achten Sie im Stand darauf, dass Fußgelenke, Knie, Hüften, Schultern und Ohren sich etwa senkrecht übereinander befinden sowie gerade ausgerichtet sind.

- **Fußposition**

Die Füße befinden sich unter den Hüften und zeigen gerade nach vorne. Verteilen Sie Ihr Gewicht gleichmäßig auf beide Füße, wobei die Beine leicht gebeugt sind, also die Knie nicht durchgestreckt. Sie können sich die zu belastende Fußfläche wie ein Dreieck vorstellen: von dem großen Zeh bis zum kleinen Zeh und bis zur Fersenmitte. Es werden also die Zehen, die Ballen, die Außenkante und die Ferse belastet. Das Fußinnengewölbe wird dabei leicht nach oben gezogen.

- **Beckenstellung**

Es ist wichtig, dass die Hüften auf gleicher Höhe sind und sich das Becken in der richtigen Position befindet, da es die Krümmung des unteren Rückens beeinflusst. Ist diese Krümmung zu stark oder zu schwach, führt dies zu Rückenproblemen. Sie können sich eine horizontale Linie vorstellen, die von der einen Hüft- zur anderen Hüftseite führt, und eine zweite Linie, die von oben nach unten führt. Wenn Sie sich von vorne betrachten, soll das Becken mittig ausgerichtet sein.

- **Bauchspannen**

Um eine stabile Rumpfposition einzunehmen, ist es wichtig, die quer verlaufende Bauchmuskulatur in Spannung zu bringen. Ziehen Sie dazu den Bauchnabel in Richtung Wirbelsäule und etwas nach oben. Der Rumpf zwischen Hüften und Brustkorb soll auf diese Weise lang gemacht werden. Dies muss in einer Art und Weise erfolgen, dass Sie noch gleichmäßig weiteratmen können (siehe Seite 14).

- **Schulterstellung**

Die Schultern müssen sich ebenso in ausgerichteter Position befinden. Bei Menschen, die viel am Schreibtisch arbeiten, sind die Schultern dagegen oftmals angehoben und nach vorne gezogen. Die linke und die rechte Schulter müssen sich auf gleicher Höhe befinden. Spannen Sie außerdem die Schulterblätter leicht nach hinten zusammen und lassen sie nach hinten unten sinken. Ein vorgestreckter Brustkorb hingegen ist überzogen. Sie können Ihre Position überprüfen, wenn Sie sich eine horizontale Linie von der einen zur anderen Schulter sowie die Linie von oben nach unten vorstellen. Überprüfen Sie im Spiegel, ob Ihr Körper gerade ausgerichtet ist.

- **Kopfhaltung**

Halten Sie den Kopf gerade und ziehen Sie das Kinn leicht zur Brust. Sie können die Kopfhaltung üben, indem Sie ein Buch auf dem Kopf ablegen und einige Sekunden in dieser Position verbleiben. Sie können auch Ihre Kopfhaltung anhand von Linien überprüfen. Die eine Linie soll waagerecht von einem zum anderen Ohr oder auf dem Kopf entlang führen und die andere senkrecht von oben nach unten. Der Kopf muss mittig ausgerichtet sein; oftmals wird er aber leicht schief gehalten.

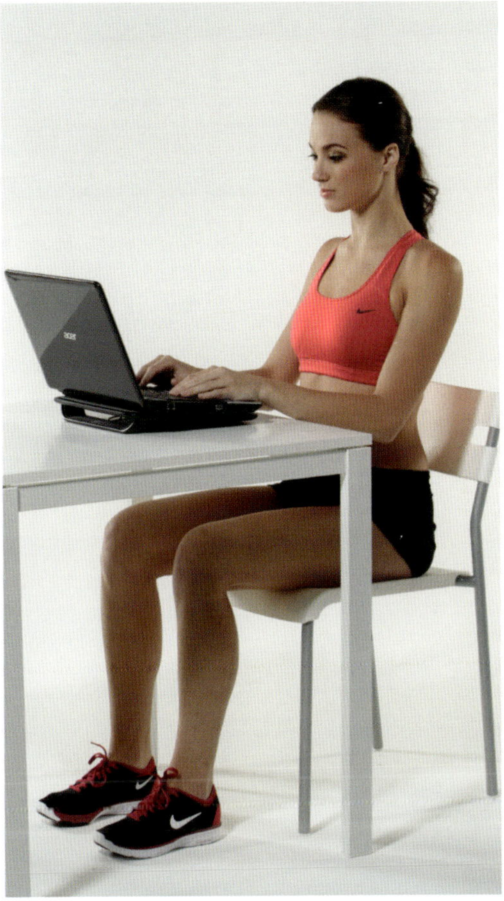

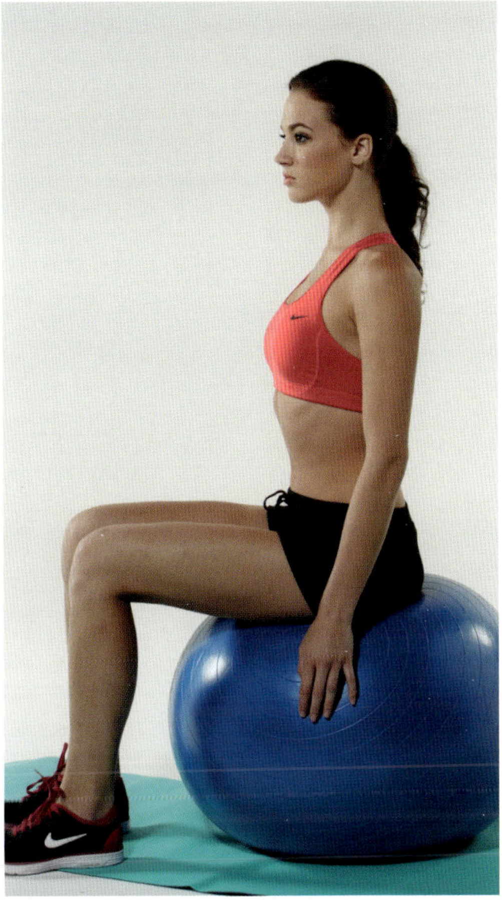

Der aufrechte Sitz auf einem Stuhl und das Training auf einem Gymnastikball.

Ausrichtung im Sitz

Auch im Sitz sollten Sie Ihre Haltung überprüfen und verbessern. In der optimalen Position sitzen Sie aufrecht mit gerade aufgestellten Füßen; etwa hüftbreit auseinander. Legen Sie nicht für längere Zeit die Beine übereinander. Die Winkel zwischen Ober- und Unterschenkel sollten etwas mehr als 90 Grad betragen. Machen Sie Ihren Körper lang, indem Sie das Brustbein hochziehen, und spannen Sie die quer verlaufenden Bauchmuskeln an. Richten Sie den Kopf auf und ziehen Sie das Kinn leicht zur Brust; die Ohren und die Hüften sind etwa übereinander.

Wenn Sie die Möglichkeit haben, beispielsweise daheim, sitzen Sie für einige Zeit auf einem großen Gymnastikball und achten Sie dabei auf eine gute Körperhaltung. Indem Sie die Position auf dem Ball stabilisieren, trainieren Sie nicht nur die Rumpfmuskulatur, sondern dieses Training führt dazu, dass Sie auf einem Stuhl automatisch eine bessere Haltung einnehmen.

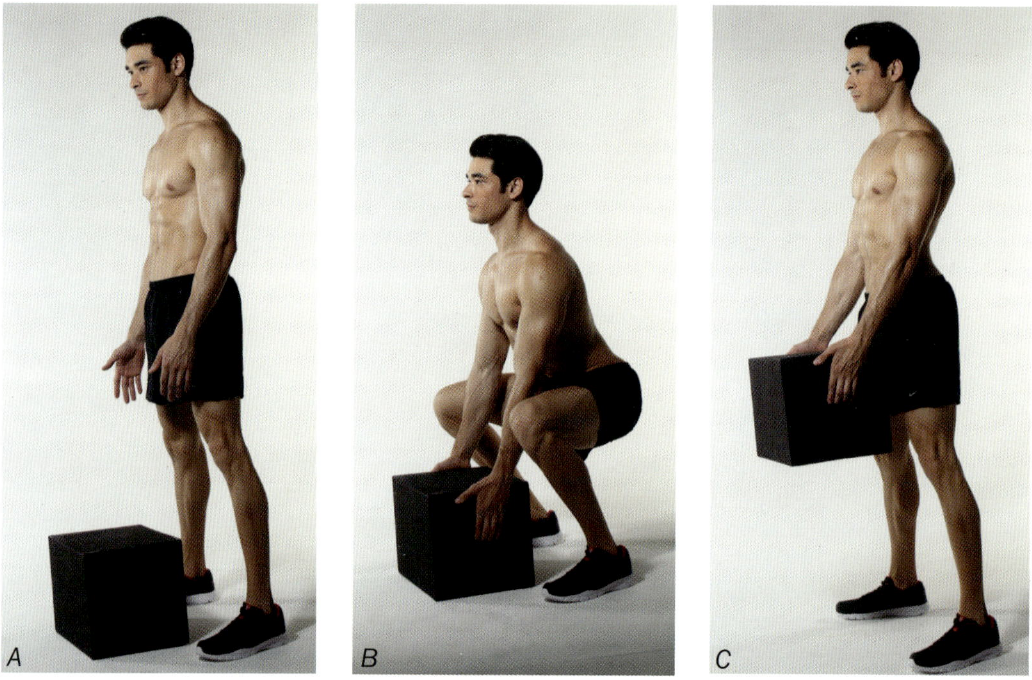

A–C: Das Anheben einer Getränkekiste. Stellen Sie sich mit leicht nach außen weisenden Fußspitzen aufrecht vor die Kiste. Spannen Sie zuerst die quer verlaufende Bauchmuskulatur an und bewegen sich dann nach unten, indem Sie das Gesäß nach hinten schieben. Achten Sie darauf, dass sich die Knie nicht vor die Füße bewegen. Heben Sie nun das Gewicht aus der Kraft der Bein- und der Gesäßmuskulatur an.
Um sich dieses Bewegungsmuster anzugewöhnen und somit fit für den Alltag zu werden, können Sie dies mit einem zuerst nahezu leeren Getränkekasten üben und pro Satz immer mehr volle Flaschen einstellen.

Tipp Anheben und Tragen von schweren Gegenständen

Heben Sie einen schweren Gegenstand niemals mit gebeugtem Rücken an – dadurch entsteht oftmals der »Hexenschuss« oder eine andere Rückenverletzung. Heben Sie den Gegenstand vielmehr aus der Kraft von Bein- und Gesäßmuskulatur. Dies entspricht der Bewegung, die Sie auch mit der beidseitigen Kniebeuge üben (siehe Seite 86).
Achten Sie auch darauf, einen Gegenstand nahe am Körper zu tragen, und verteilen Sie das Gewicht möglichst gleichmäßig. Wenn Sie das Gewicht in den Händen tragen, halten Sie es mittig mit beiden Händen und möglichst nahe am Körper. Tragen Sie hingegen eine Tasche, dann ist ein Rucksack einer Tragetasche mit nur einem Gurt vorzuziehen. Beim Rucksack ist das Gewicht gleichmäßig verteilt, wodurch Sie Verspannungen durch eine einseitige Belastung vermeiden. Wenn Sie eine Aktentasche tragen, dann wechseln Sie regelmäßig die Seiten, damit eine möglichst gleichmäßige Belastung entsteht.

3. Muskelkunde

Das Kräftigen der Rumpfmuskulatur bewirkt eine aufrechte Körperhaltung, eine wohlgeformte Körpermitte und beugt Rückenbeschwerden vor. Sie sollten unbedingt darauf achten, dass sich die Bauch- und die untere Rückenmuskulatur in einem ausgewogenen Verhältnis zueinander befinden, da ansonsten körperliche Beschwerden auftreten können. Trainieren Sie deshalb die Rumpfmuskulatur in all ihren Funktionen. Ergänzend dazu sind die Schulter-, die obere Rücken-, die Bein- und die Gesäßmuskulatur zu trainieren, um eine aufrechte Körperhaltung sicherzustellen.

Bauchmuskulatur

Die Hauptfunktionen der Bauchmuskulatur sind das Stabilisieren der Wirbelsäule, ferner das Einrollen, Drehen und Seitwärtsbeugen des Rumpfes. Sie bildet das Gegenstück zur unteren Rückenmuskulatur, deren Hauptfunktionen darin bestehen, die Wirbelsäule zu stabilisieren und den Rumpf aus einer gebeugten Haltung aufzurichten. Die Bauchmuskulatur setzt sich aus vier Bauchmuskelgruppen zusammen: gerader Bauchmuskel, äußerer schräger Bauchmuskel, innerer schräger Bauchmuskel und quer verlaufender Bauchmuskel. Die geraden Bauchmuskeln und die äußeren schrägen Bauchmuskeln werden bei Menschen mit geringem Körperfettanteil sichtbar. Die inneren schrägen und die quer verlaufenden Bauchmuskeln bleiben hingegen verdeckt, da sie weitestgehend von den anderen Bauchmuskeln überlagert sind. Die Bauchmuskeln wirken zusammen und können deshalb nicht isoliert gekräftigt werden. Es ist aber möglich, Schwerpunkte beim Training zu setzen. Beispielsweise aktiviert »K 1: Crunch«, vorwiegend die gerade Bauchmuskulatur; die anderen Bauchmuskeln wirken unterstützend mit.

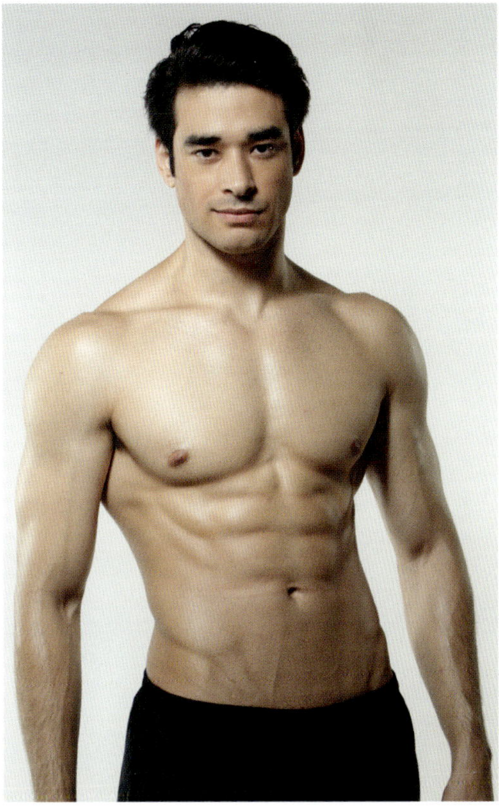

Die geraden und die äußeren schrägen Bauchmuskeln sind bei geringem Körperfettanteil sichtbar; die anderen Bauchmuskelgruppen bleiben hingegen verdeckt.

- **Der gerade Bauchmuskel**

Die zwei Muskelstränge des geraden Bauchmuskels verlaufen vom Brustbein zum Schambein. Sie sind unterteilt in drei ähnlich große Muskelbäuche oberhalb und einen etwas größeren Muskelbauch unterhalb des Bauchnabels. Diese Muskelgruppe stellt das erwünschte »Sixpack« dar; im sehr gut trainierten Fitnesszustand zeigt sich sogar ein »Eightpack«.

- **Die inneren und äußeren schrägen Bauchmuskeln**

Der äußere schräge Bauchmuskel verläuft von der Außenseite der unteren Rippen zum Becken; der innere schräge Bauchmuskel verläuft vom Becken zu den Innenseiten der unteren Rippen. Sie unterstützen den geraden Bauchmuskel beim Einrollen des Beckens, z. B. bei »K 1: Crunch«. Bei der Seitneigung des Rumpfes werden die inneren und äußeren schrägen Bauchmuskeln der gleichen Körperseite aktiviert. Bei der Rumpfdrehung nach rechts, z. B. »K 2: Seitlicher Crunch«, werden die äußeren schrägen Bauchmuskeln der linken Körperseite und die inneren schrägen Bauchmuskeln der rechten Körperseite gefordert. Bei der Rumpfdrehung nach links verhält sich dies entsprechend umgekehrt.

- **Der quere Bauchmuskel**

Der quere Bauchmuskel verläuft horizontal um den Bauch herum. Er stellt die unterste Schicht der Bauchmuskeln dar und ist nicht sichtbar. Sie können sich diesen Bauchmuskel wie einen Gürtel um die Taille vorstellen. Das Training dieser Muskelgruppe führt aufgrund des horizontalen Muskelverlaufs zur Taillenformung. Am besten wird diese Muskelgruppe mit statischen Halteübungen aktiviert, wie »K 12: Unterarmstütz« und »K 14: Seitlicher Unterarmstütz«.

Die untere Rückenmuskulatur

Optisch zeichnet sich am unteren Rücken die Rückenstreckmuskulatur ab, die in zwei Strängen vom Becken entlang der Wirbelsäule verläuft. Die Rückenstreckmuskulatur ist bei Aufrichtbewegungen sowie bei Drehungen des Rückens besonders gefordert, so dass optimale Trainingseffekte erzielt werden, wenn Sie entsprechende Bewegungen kontrolliert üben. Außerdem ist das Training der verdeckten tieferliegenden Rückenmuskeln wichtig, denn diese schützen die Wirbelsäule. Diese Muskeln werden am besten mit Übungen auf beweglichem Untergrund wie dem Gymnastikball gefördert. Das regelmäßige Training des unteren Rückens führt zu einer guten Haltung und beugt Beschwerden vor.

Tipp **Anspannen der queren Bauchmuskeln**

Es ist wichtig, dass Sie lernen, die quer verlaufenden Bauchmuskeln in Spannung zu bringen, da diese die Wirbelsäule mit schützen und das Becken stabilisieren. Sie schützen Ihren Körper beim Krafttraining und bei Alltagsbewegungen wie dem Beugen und Drehen des Oberkörpers sowie beim Anheben und Tragen von schweren Gegenständen. Um die queren Bauchmuskeln in Spannung zu bringen, ziehen Sie den Bauchmuskel in Richtung Wirbelsäule ein und hoch. Halten Sie dabei nicht die Luft an, sondern atmen Sie gleichmäßig weiter. Wenn Sie einen Gürtel tragen, dann können Sie sich das Anspannen der queren Bauchmuskeln so bewusst machen, dass Sie den Bauchnabel von der Gürtelschnalle nach oben weg ziehen. Üben Sie in den ersten Trainingswochen immer wieder, die queren Bauchmuskeln zu aktivieren, beispielsweise beim Fernsehschauen, bei der Schreibtischarbeit oder im Stand vor dem Spiegel.

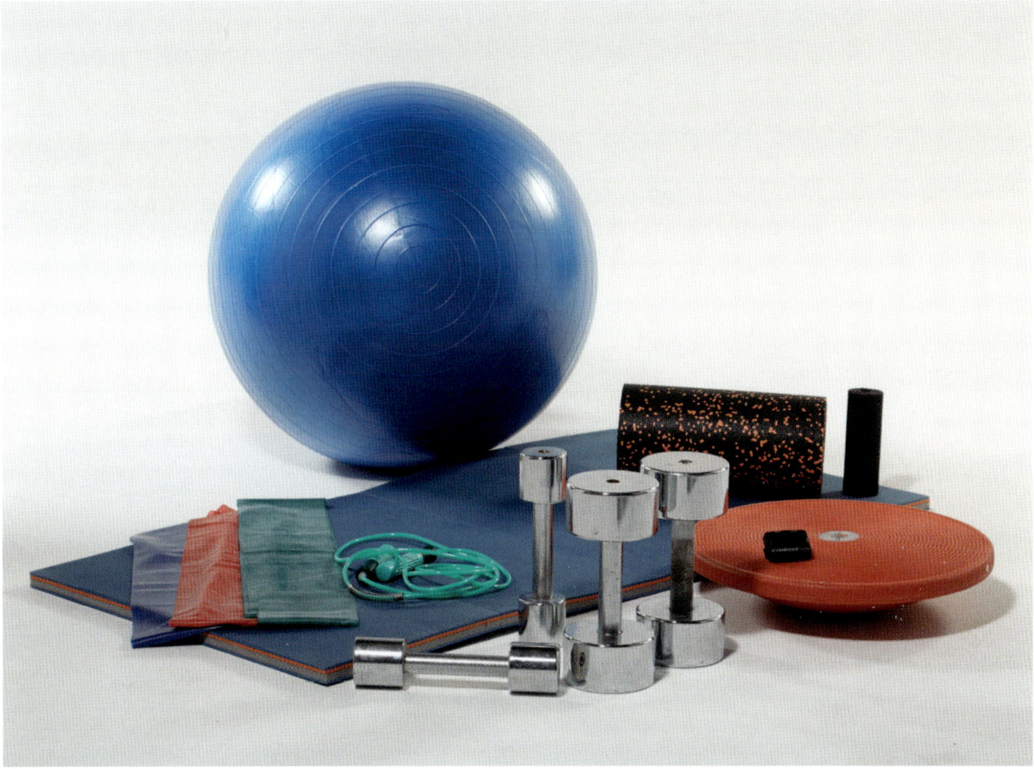

Die Ausrüstung.

4. Trainingsausrüstung

Die meisten Übungen in diesem Buch werden mit Körpergewicht, Gymnastikball und Stretchband ausgeführt. Außerdem werden bei einigen Übungen Kurzhanteln und Therapiekreisel eingesetzt. Auch eine Hartschaumrolle zur Selbstmassage ist empfehlenswert, da mit dieser die Regeneration beschleunigt und Verspannungen gelöst werden können. Sie können diese Geräte relativ kostengünstig erwerben, so dass Sie sich ein Gym für zuhause aufbauen und selbstständig trainieren können.

Damit Sie aber auch ohne den Kauf von Geräten direkt mit dem Rumpftraining loslegen können, werden bei den Übungen und in den Workouts zahlreiche Übungsvarianten ohne Geräte angeboten. Nach einigen Trainingswochen ist es dann empfehlenswert, dass Sie zumindest Gymnastikball, Kurzhanteln und Stretchband einsetzen, da diese Geräte ein hocheffektives Fitnesstraining ermöglichen. In den meisten Fitness-Studios sind die hier beschriebenen Ausrüstungsgegenstände mittlerweile vorhanden, so dass Sie die Übungen auch dort ausführen können.

Die folgenden Geräte bieten sich für das Fitnesstraining daheim an und sind recht kostengünstig zu erwerben:

- **Gymnastikball**

Ein Gymnastikball, auch Fitnessball genannt, lässt sich auf vielfältige Weise in das Krafttraining integrieren. Mit dem Ball können Sie den Körper intensiv trainieren, wie bei der Übung »K 6: Beinanziehen im Liegestütz«. Auch können Sie ihn als beweglichen Untergrund für Übungen mit Stretchband oder Kurzhanteln nutzen. So muss der Körper die Übungsbewegung ausbalancieren, wodurch die Rumpfmuskulatur intensiv gekräftigt wird und das Zusammenspiel der Muskelgruppen sich verbessert. Wählen Sie eine Ballgröße, bei der sich im Sitz Ihre Kniegelenke in einem Winkel von etwas mehr als 90 Grad befinden. Ein Gymnastikball wird im Fachhandel ab zirka 15 EUR angeboten.

- **Stretchband**

Ein Stretchband ist ein elastisches Band, das als Widerstand eingesetzt wird. Es gibt Bänder in verschiedenen Härtegraden, die Sie entsprechend Ihrer Kraftentwicklung nutzen können. Die Bänder können überall hin mitgenommen werden und gewährleisten somit, dass Sie auch auf einer Urlaubsreise Ihre Fitness fördern können. Ein Stretchband erhalten Sie in den großen Kaufhäusern und im Sanitätsfachhandel ab zirka 7 EUR.

- **Kurzhanteln**

Die Hanteln gibt es in den unterschiedlichsten Gewichtsstufen. Leichte Kurzhanteln eignen sich zur Intensivierung von Körpergewichtsübungen wie »K 21: Anheben des Oberkörpers«. Die einfachsten Modelle aus Plastik werden in den Gewichtsstufen 1–3 kg ab zirka 5 EUR angeboten. Für Hantelübungen mit schweren Gewichten empfehlen sich solche mit Sternverschluss, so dass das Gewicht schnell verändert werden kann. Die Hanteln mit austauschbaren Scheiben bis zu 10 kg sind bereits ab zirka 20 EUR erhältlich. Wenn Sie schwere Hanteln bei Übungen auf dem Gymnastikball einsetzen, sollten Sie ein deutlich geringeres Gewicht als beim Training auf festem Untergrund verwenden, um sich nicht zu verletzen.

- **Hartschaumrolle**

Um Ihre Regeneration zu beschleunigen und aktiv gegen Verspannungen vorzugehen, können Sie eine Hartschaumrolle einsetzen. Der Durchmesser sollte etwa 15 cm betragen und die Länge 30 oder 45 cm. Im Handel werden diese Rollen für etwa 30 EUR angeboten. Wenn Sie auch Ihre Arme mit einer Rolle massieren wollen, eignet sich die Nutzung einer Rolle mit kleinem Umfang, die bereits ab 15 EUR erhältlich ist. Als Alternative können Sie eine Trigger-Point-Massagerolle verwenden, die im Fachhandel ab zirka 45 EUR vertrieben wird.

- **Intervall-Timer**

Für das Krafttraining mit Intervallzeiten und das Tabata-Training benötigen Sie einen Timer. Diesen können Sie für zirka 20 EUR im Handel erwerben, beispielsweise von der Firma Gymboss. Sie können auch einen Online-Timer nutzen, wenn Sie beim Training daheim den Laptop neben sich stellen. Im Internet werden zahlreiche Online-Timer kostenlos angeboten, die sich leicht finden lassen, indem Sie in eine Suchmaschine »Online Intervall Timer« oder »Online Tabata Clock« eingeben (www.tabatatimer.com und www.beach-fitness.com/tabata/).

- **Trainingsmatte**

Eine Trainingsmatte eignet sich für Übungen in Bodenlage sowie im Kniestand. Als Alternative können Sie die Übungen auf einem Teppich oder einem großen Handtuch ausführen. Eine Trainingsmatte erhalten Sie im Handel ab zirka 20 EUR.

Es gibt noch zahlreiche weitere Kleingeräte, die sich für Ihr Training daheim eignen. Mit diesen Geräten können Sie Ihr Training variieren und intensivieren:

- **Klimmzugstange**

Für das Training der oberen Rückenmuskulatur mit Zugvarianten sowie der Bauchmuskulatur mit »K 4: Beinanheben im Hang« können Sie eine Klimmzugstange nutzen. Die einfachsten Modelle lassen sich im Türrahmen anbringen und sind im Fachhandel ab zirka 20 EUR erhältlich. Es gibt auch weitaus aufwendigere Vorrichtungen mit Wandbefestigung, die ab zirka 100 EUR angeboten werden.

- **Therapiekreisel**

Auch der Therapiekreisel eignet sich zum Stabilitätstraining und somit zur Kräftigung der Core-Muskulatur. Sie können die Füße oder die Hände auf dem Kreisel abstellen. Der Kreisel kann auch kombiniert mit einem anderen Gerät eingesetzt werden, um eine Übung zu intensivieren. Sie können beispielsweise beim Sitz auf einem Gymnastikball einen oder beide Füße auf einem Kreisel aufstellen. Ein Therapiekreisel ist im Fachhandel ab zirka 25 EUR erhältlich.

- **Balance-Pad**

Das Pad ist ein dickes Schaumstoffkissen, das etwas nachgibt. Auch dieses Gerät wird eingesetzt, um die Koordination zu verbessern und die stabilisierende Muskulatur zu kräftigen. Beispielsweise können Sie die Hände oder Zehen beim Liegestütz auf das Pad stellen oder einen Kniestand darauf ausführen. Generell bietet sich das Kissen bei Übungen an, die auch auf einem Therapiekreisel ausgeführt werden können. Ein Balance-Pad ist im Fachhandel ab zirka 30 EUR erhältlich.

- **Fußgelenksgewichte**

Die Fußgelenksgewichte können Sie zur Intensivierung bei Übungen einsetzen, bei denen die Beine angezogen, abgespreizt oder angehoben werden, wie »K 42: Gesäßtrainer«. Die Fußgelenksgewichte gibt es in unterschiedlichen Gewichtsstufen. Die einfachsten und leichtesten Modelle werden ab zirka 7 EUR verkauft.

- **Medizinball**

Den Medizinball können Sie bei zahlreichen Übungen zur Intensivierung in den Händen halten. Beispielsweise bietet sich die Nutzung bei »K 1: Crunch« oder »K 38: Kniebeuge im Ausfallschritt« an. Medizinbälle werden mit unterschiedlichem Gewicht angeboten. Für die gezeigten Übungen eignet sich beispielsweise ein Gewicht von 5 kg. Ein Medizinball ist im Fachhandel ab zirka 20 EUR verfügbar.

- **Sprungseil**

Zum Aufwärmen, für das Sprungkrafttraining sowie für das Ausdauertraining eignet sich ein Sprungseil. Die einfachsten Modelle sind bereits ab zirka 10 EUR erhältlich. Es gibt auch aufwendigere Modelle, die jeden ausgeführten Sprung mitzählen und erheblich teurer sind.

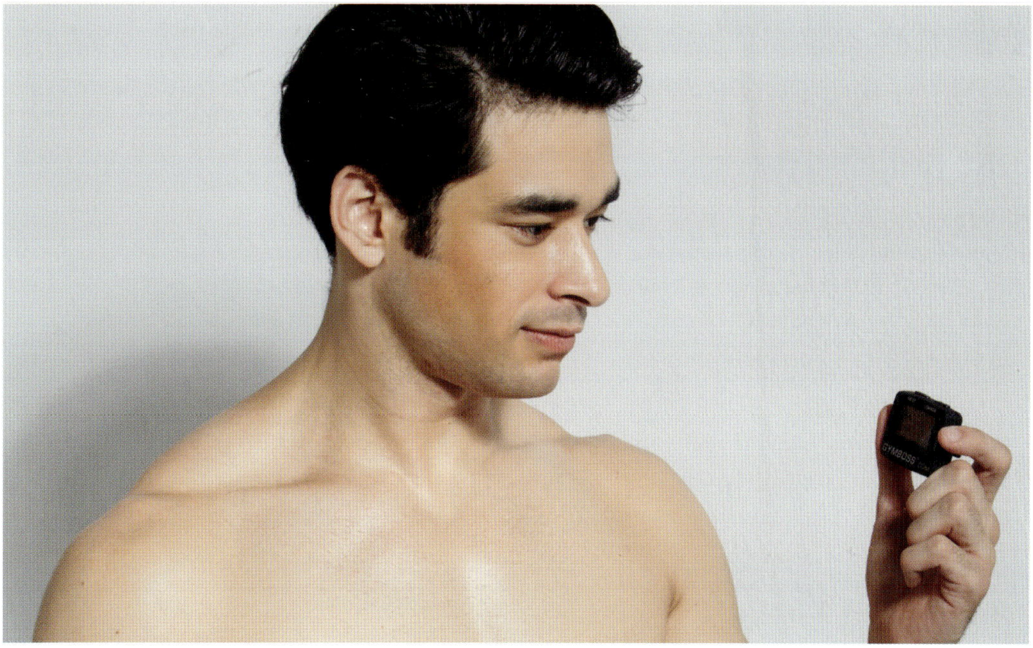

Das Training mit dem Intervall-Timer.

II. Mobilisieren, Dehnen und Erholen

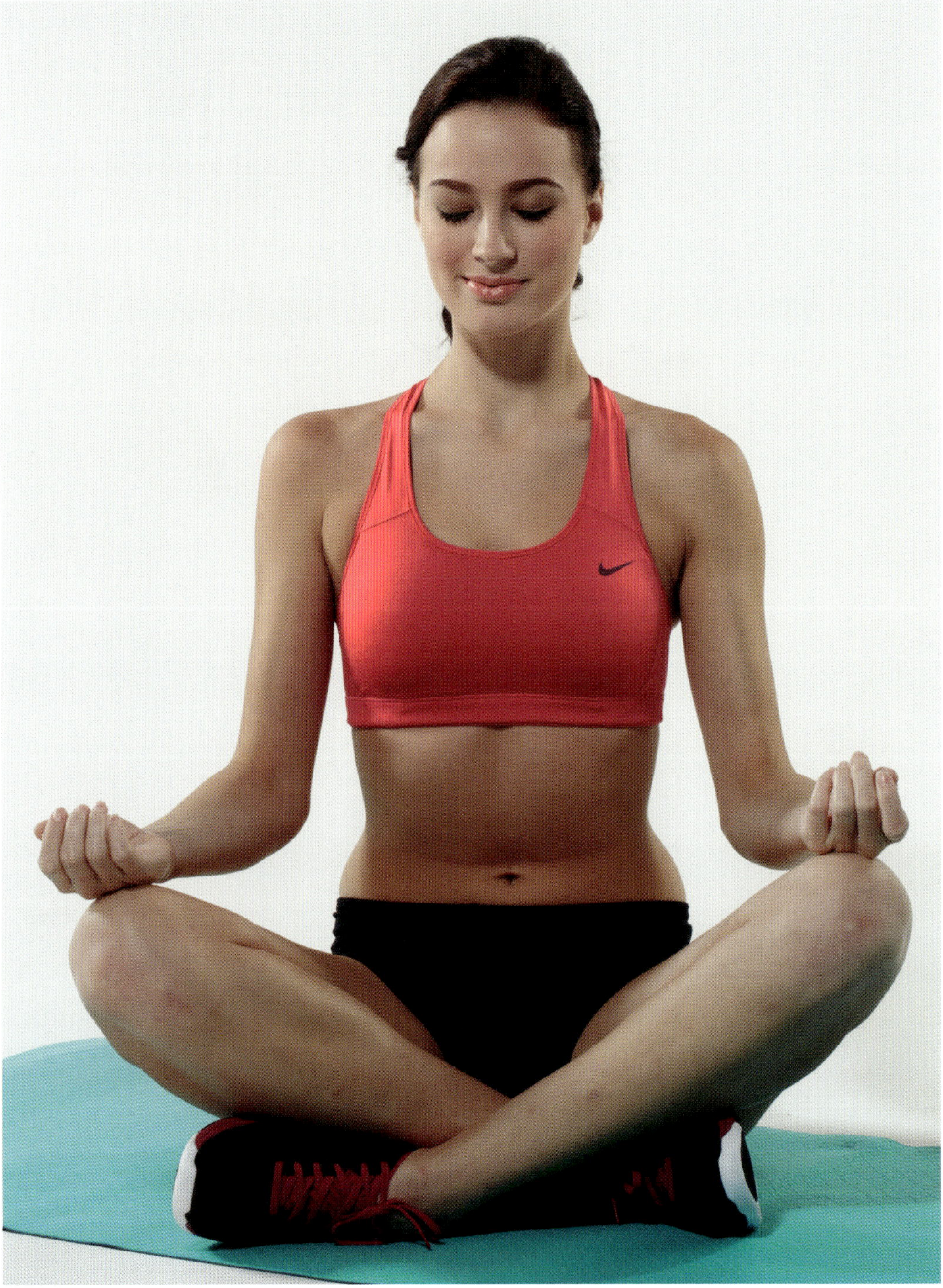

1. Grundlagen

Damit die Körpermitte optimal leistungsfähig und beschwerdefrei ist, muss sie nicht nur kräftig, sondern auch elastisch und beweglich sein. Nutzen Sie alle Möglichkeiten, um die Leistungsfähigkeit Ihrer Körpermitte zu fördern.

Mit Mobilisationsübungen stellen Sie sicher, dass die Wirbelsäule die Fähigkeit bewahrt, alle Beugungen und Drehungen zu vollziehen. Solche Übungen sind insbesondere notwendig, wenn Sie oft und lange andauernd einseitige Tätigkeiten ausführen.

Dehnübungen gehören zum Fitness-Workout dazu, gleich in welcher Trainingsphase Sie diese einzusetzen. Mit Dehnübungen schulen Sie auch die Körperwahrnehmung und verbessern Ihre Fähigkeit, sich zu entspannen.

Eine Massage löst Verspannungen und fördert die Durchblutung des ganzen Körpers. Sie steigert das allgemeine Wohlbefinden und kann oftmals Rückenbeschwerden beseitigen. Sie erreichen diese positiven Effekte auch durch eine Selbstmassage mit der Hartschaumrolle, ohne dafür hohe Kosten in Kauf nehmen zu müssen. Nach einigen Wochen der Anwendung werden Sie Verspannungen lösen können und die Elastizität Ihres Bindegewebes fördern.

Es ist wichtig, das richtige Maß zwischen Anspannung und Entspannung zu finden. Kein Mensch kann immer nur Leistungen erbringen – gleich ob im Alltag, im Berufsleben oder Sport. Wenn Sie sich zu wenig Möglichkeit zur Regeneration geben, wird Ihre Leistungsfähigkeit zurückgehen. Eine anregende Freizeitgestaltung ist hier die beste Empfehlung. Fällt es Ihnen generell schwer, von Belastungen abzuschalten, dann können Sie dies mit Entspannungstechniken erreichen.

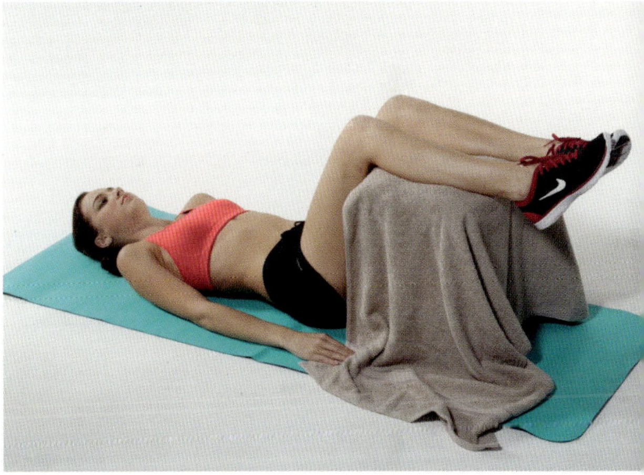

Hochlegen der Beine in gebeugter Position gegen Rückenschmerzen.

Tipp Beinhochlegen zur Entspannung und bei Rückenschmerzen

Sie können sich daheim entspannen, indem Sie die Beine für einige Minuten hochlegen. Bringen Sie die Beine auf ein Sofa, einen Stuhl oder einen Getränkekasten. Legen Sie eine Decke über die Kanten, damit kein unangenehmer Druck die Entspannung und Blutzirkulation stört. Wenn Sie viel Zeit stehend verbracht haben, wird dies eine gute Ausgleichsübung gegen schmerzende und geschwollene Beine darstellen. Sie können dabei entspannende Musik hören und eine Atemübung ausführen (siehe Seiten 41–42). Auch bei Rückenschmerzen und einem Hexenschuss ist das Beinhochlegen eine erste Maßnahme zur Reduzierung der Schmerzen. Legen Sie die Beine gebeugt ab, was als Stufenlagerung bezeichnet wird. Wichtig ist, dass Sie die gewählte Position als angenehm empfinden und so entspannen können. Verbleiben Sie in dieser Position für mindestens 30 Minuten. Danach rollen Sie sich über die Seitenlage vorsichtig in den Vierfüßlerstand und drücken sich über diesen langsam in den Stand.

2. Mobilisieren

Beim Mobilisieren üben Sie, die Wirbelsäule in alle Richtungen kontrolliert zu bewegen. Wenn Sie häufig einseitige Bewegungen ausführen, wie stundenlang am Schreibtisch zu sitzen, dann gewöhnt sich der Körper Schonhaltungen an. Eine ruckartige Drehung kann dann zu einer Verletzung wie einem »Hexenschuss« führen. Durch regelmäßige Mobilisierungsbewegungen vermindern Sie diese Gefahren.

Einzelne Mobilisierungsübungen können Sie immer wieder machen, beispielsweise in einer Arbeitspause. Auch können Sie vor und nach dem Krafttraining eine oder mehrere Übungen ausführen. Wenn Ihre Rückenmuskulatur stark verspannt ist, kann dies dazu führen, dass es immer wieder in der Muskulatur »sticht«. Kontrollierte Mobilisierungsbewegungen sind in diesem Fall sehr hilfreich und ermöglichen es, trotzdem ein Fitnesstraining beschwerdefrei auszuführen.

Tipp **Durchführung der folgenden Übungen**

Beim Mobilisieren bewegen Sie sich langsam und kontrolliert von einer zur anderen Position und wieder zurück. Halten Sie die Endpositionen nur für ein bis zwei Sekunden. Es geht nicht darum, besonderes tief in eine Position zu kommen, sondern sich kontrolliert und rhythmisch zu bewegen. Führen Sie fünf bis zehn Wiederholungen je Übung aus.

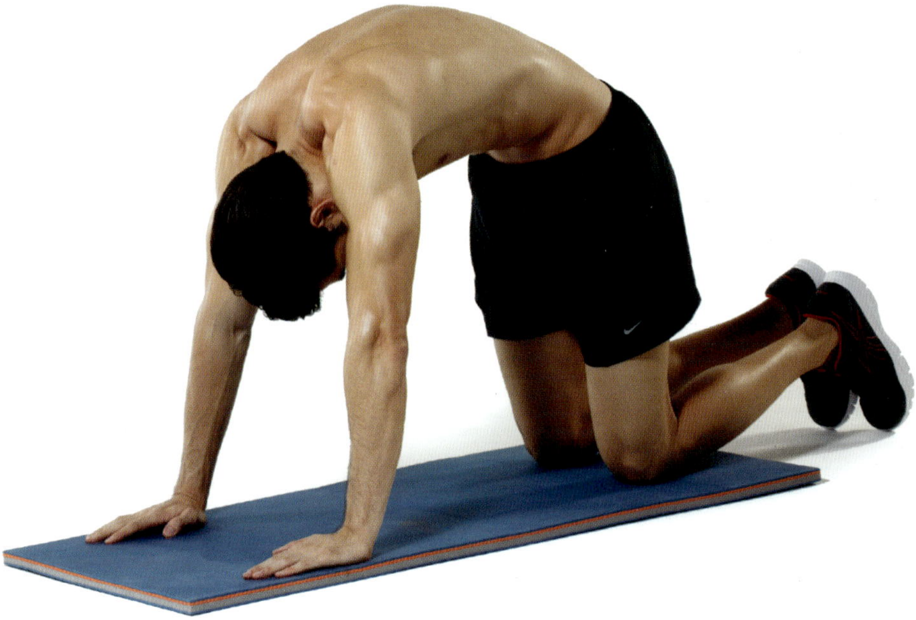

M 1: Beckenschaukel

Mit dieser Übung mobilisieren Sie die Lendenwirbelsäule und das Becken.

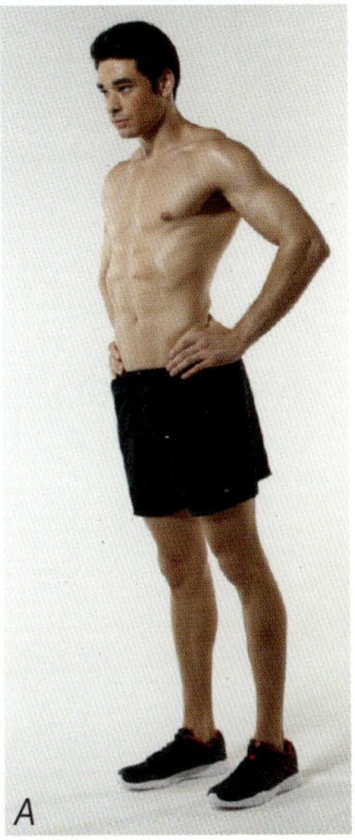

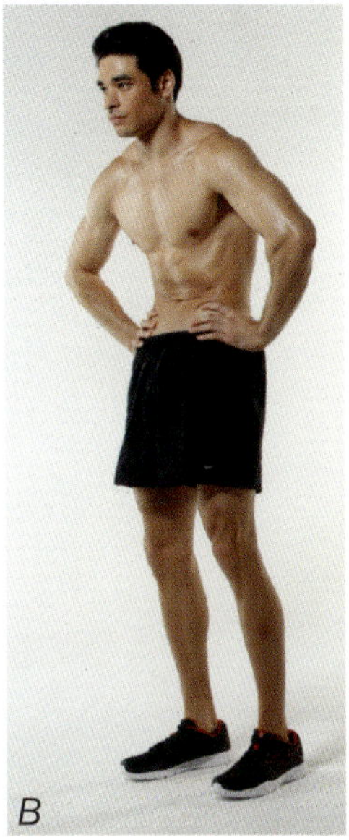

Sie stehen aufrecht, die Füße sind etwa hüftbreit auseinander, und die Hände sind an die Beckenknochen gelegt. Kippen Sie das Becken vor und wieder zurück, wobei die Hände die Bewegung etwas steuern können. Machen Sie die Bewegungen langsam und gleichmäßig. Bei der Bewegung aus dem Hohlkreuz zurück spannen Sie bewusst die Bauch- und Gesäßmuskulatur an.
Sie können die Übung auch in Rückenlage mit angestellten Beinen ausführen. Pressen Sie bei der Bewegung aus dem Hohlkreuz zurück den unteren Rücken gegen den Boden.

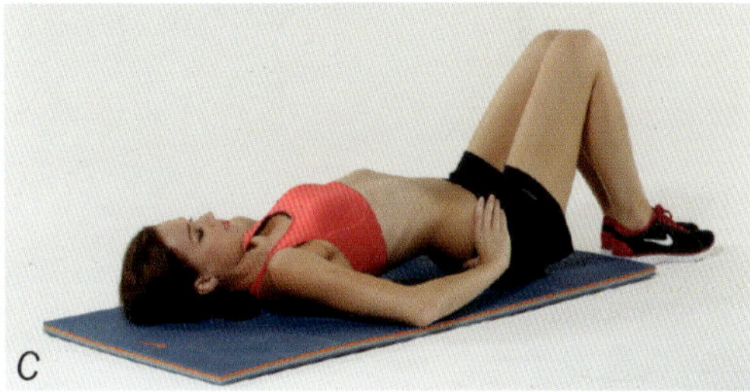

M 2: Körper einrollen und aufrichten

Mit dieser Übung mobilisieren Sie die Halswirbelsäule. Sie können sich bei fortschreitenden Wiederholungen jedes Mal etwas weiter einrollen, um einen größeren Abschnitt der Wirbelsäule zu erreichen.
Sie stehen aufrecht, die Füße sind etwa hüftbreit auseinander, und die Hände sind locker am Hinterkopf. Rollen Sie sich ein, wobei Sie den Kopf senken, das Kinn zur Brust ziehen und die Ellbogen aufeinander zu bewegen. Dann richten Sie sich wieder auf und nehmen die Ellbogen nach außen und das Kinn hoch, allerdings nicht zu weit nach hinten. Führen Sie langsame Bewegungen aus und verbleiben Sie nur kurz in den Endpositionen. Beim Einsenken atmen Sie aus und beim Aufrichten ein.

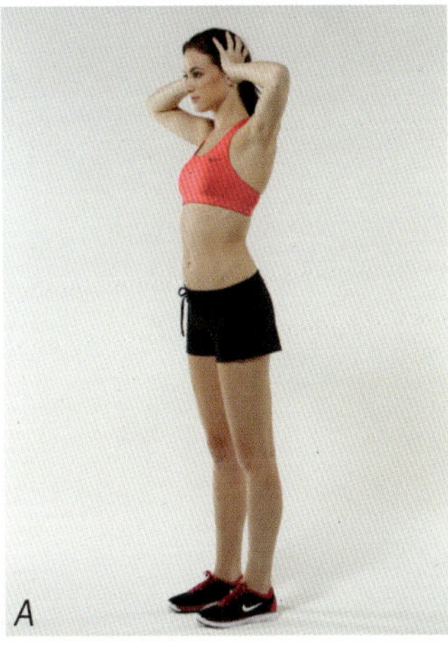

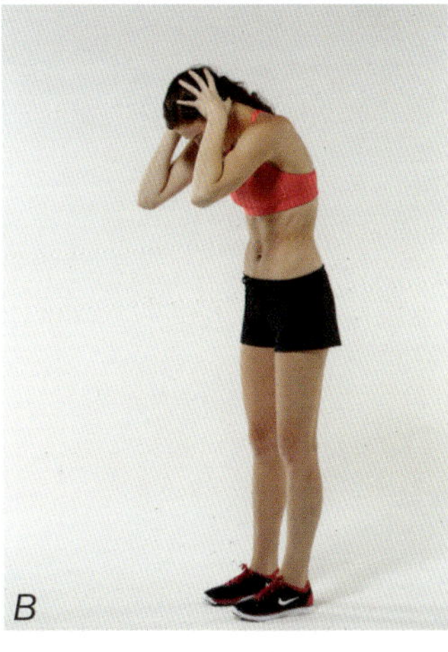

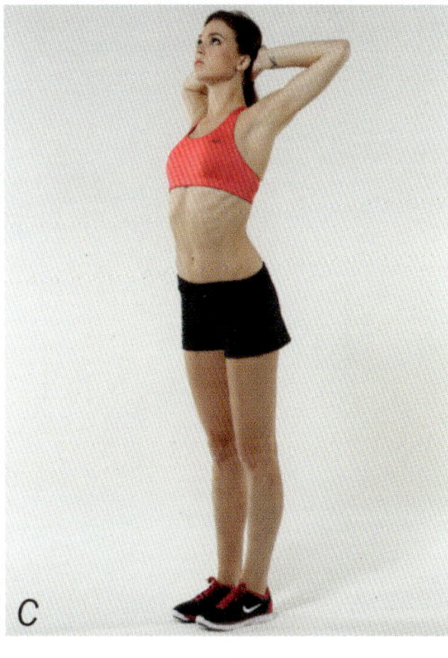

M 3: Rücken runden und senken im Vierfüßlerstand

Diese Übung mobilisiert den Rücken und das Becken.

Nehmen Sie den Vierfüßlerstand ein, die Hände befinden sich unter den Schultern, und die Zehen sind aufgestellt. Beim Ausatmen wölben Sie den Oberkörper nach oben und ziehen gleichzeitig das Kinn zur Brust. Dann senken Sie den unteren Rücken und schieben dabei das Becken nach hinten. Führen Sie langsame Bewegungen nach oben und unten aus.

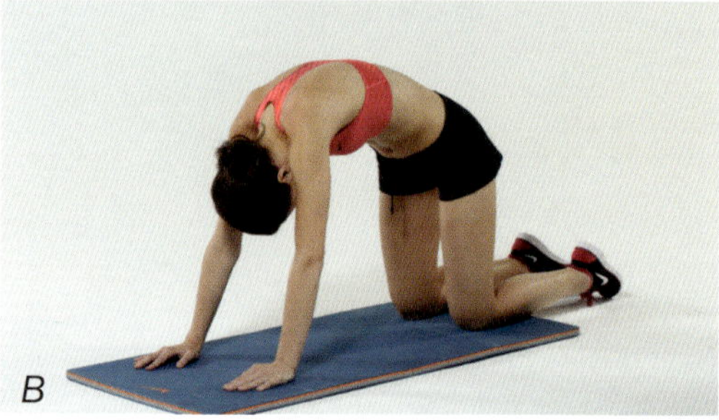
B

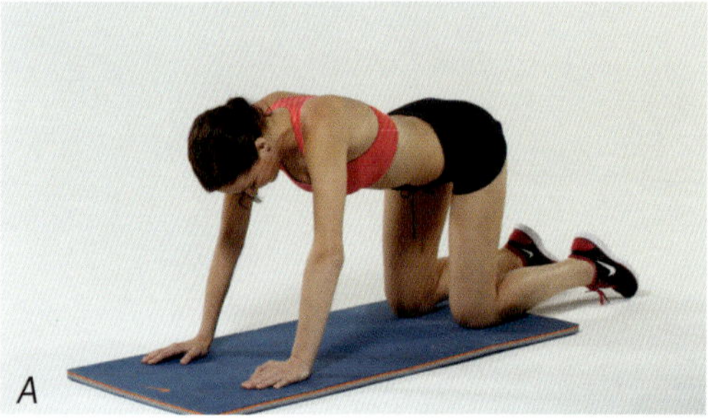
A

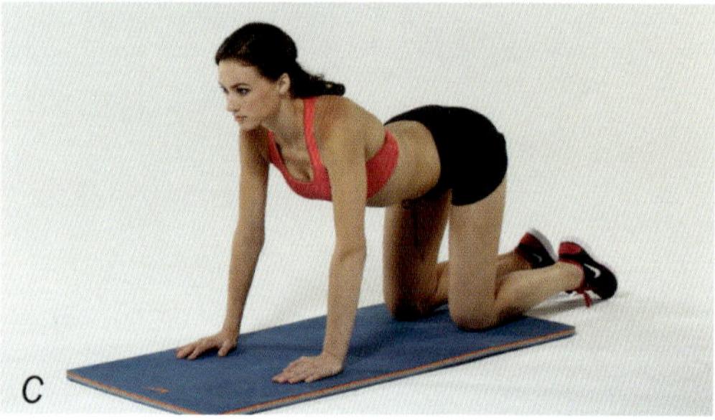
C

M 4: Kniependeln in Rückenlage

Mit dieser Übung mobilisieren Sie den Rumpf. Sie befinden sich in Rückenlage, die Knie sind angezogen und die Fersen aufgestellt. Spannen Sie die queren Bauchmuskeln, indem Sie den Nabel in Richtung Wirbelsäule ziehen. Bewegen Sie nun die Knie abwechselnd nach rechts und links. Führen Sie langsame Bewegungen aus und verbleiben Sie nur kurz in den Endpositionen.

Als Fortgeschrittener können Sie die Übung intensivieren, indem Sie die Beine gebeugt in der Luft halten und in einer weiteren Steigerung die Übung mit gestreckten Beinen ausführen.

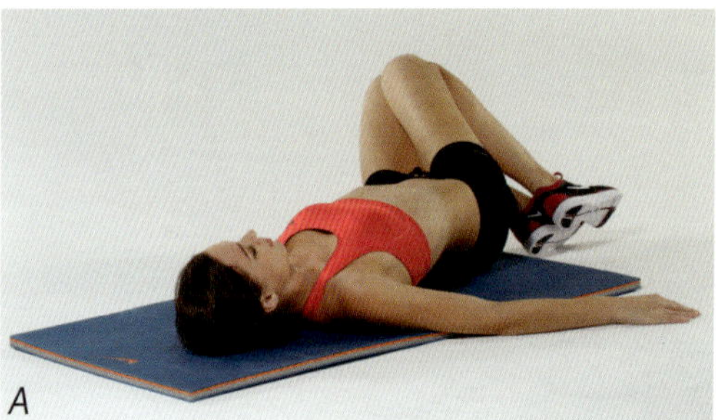
A

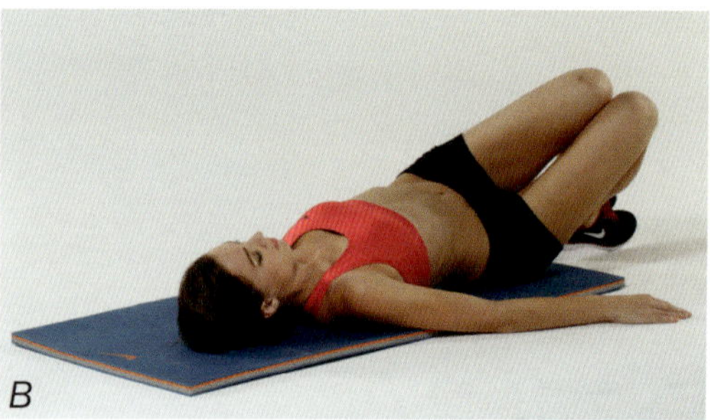
B

3. Dehnen

Unser Leben ist darauf ausgerichtet, Leistung zu erbringen. Wir konzentrieren uns darauf, die vielfältigen Anforderungen zu erfüllen. Durch ständigen Stress und Leistungsdruck werden Körpersignale wie Müdigkeit und Muskelverspannungen unterdrückt, bis starke Schmerzen, Krankheit oder Verletzungen auftreten. Wenn Sie die Dehnübungen mit den hier beschriebenen Methoden ausführen, hilft Ihnen dies, zu entspannen und zu regenerieren, und fördert so Ihr allgemeines Wohlbefinden. Ihre Körperhaltung verbessert sich, und Sie entwickeln ein besseres Körpergefühl und können so Körpersignale und Warnzeichen frühzeitig wahrnehmen. Außerdem können Sie die Muskulatur bei den Kraftübungen besser aktivieren.

Schmerzen und Verspannungen resultieren oftmals aus einem Ungleichgewicht zwischen einem Muskel und seinem Gegenspieler oder zwischen rechter und linker Körperseite. Solche Problematiken können sich infolge einseitiger Bewegungen sowie aufgrund von Verletzungen entwickeln. Dies führt zu verspannten Muskelgruppen und Schmerzen, was die körperliche Leistungsfähigkeit einschränkt und die Verletzungsanfälligkeit erhöht.

Zur Beseitigung eines Ungleichgewichts der Muskulatur ist es nicht ausreichend, ausschließlich die verspannten Muskeln zu dehnen. Oftmals besteht eine Schutzreaktion des Körpers auf eine Störung eines Gelenksystems, es ist also keine tatsächliche Muskelverkürzung gegeben. Sie sollten dann vorrangig den Muskel-Gegenspieler kräftigen. Am besten gehen Sie so vor, dass Sie Muskel und Gegenspieler kräftigen und vorsichtig dehnen, sich bei der Kräftigung aber intensiv dem Gegenspieler widmen.

Info **Dehnen**

Unter dem Begriff »Dehnen« wird das gezielte Ausführen von Übungen zur Verbesserung der Beweglichkeit verstanden. Dehnen Sie sich regelmäßig, damit Sie die täglichen Bewegungen im optimalen Bewegungsumfang ausführen können. Durch regelmäßiges Ausführen von Dehnübungen entwickeln Sie auch ein besseres Muskelgefühl und können leichter entspannen.

Häufig gestellte Fragen zum Dehnen

- **Gibt es ein optimales Dehnprogramm?**

Jeder Fitnesssportler hat unterschiedliche Anforderungen an die Beweglichkeit, denen bei der Zusammenstellung des Dehnprogramms zu entsprechen ist. Auch sind bei der Zusammenstellung des Programms Ihre körperlichen Voraussetzungen zu beachten. Das Dehnprogramm ist außerdem davon abhängig, ob Sie in der Aufwärm- oder in der Abwärmphase dehnen oder ein gezieltes Beweglichkeitstraining ausführen. Aufgrund dessen kann es kein optimales Dehnprogramm für alle Zwecke geben, sondern es gilt, das Programm an Ihre jeweiligen Erfordernisse anzupassen. Dieses Buch stellt Ihnen Grundlagenprogramme vor, die Sie an Ihre individuellen Bedürfnisse anpassen können. Wichtig ist es, dass Sie sich bei dem Dehnprogramm wohlfühlen. Es gibt viele Methoden und Handlungsempfehlungen, deren Erfolge sich zum Teil nicht nachweisen lassen. Testen Sie die verschiedenen Möglichkeiten und nutzen Sie die Methoden und Übungen, die sich für Ihre momentane körperliche Verfassung und Ihre Trainingsziele am besten eignen.

• Welche Muskelgruppen soll ich dehnen?
Die Auswahl der zu dehnenden Muskelgruppen ist abhängig von der Zielsetzung des Dehnens sowie davon, in welcher Trainingsphase Sie sich dehnen. In der Aufwärm- und in der Abwärmphase sollten Sie Ihre Schwachstellen und die Muskelgruppen dehnen, die im Trainingshauptteil vorrangig beansprucht werden. Grundsätzlich ist es empfehlenswert, dass Sie mindestens einmal pro Woche ein Ganzkörper-Dehnprogramm ausführen. So bewahren Sie ein gutes Muskelgefühl und verhindern, dass sich Muskelverkürzungen entwickeln.

• Welche ist die optimale Dehnposition?
Sie müssen ein leichtes Ziehen im Muskel, eine so genannte Dehnspannung spüren. Diese darf aber nicht schmerzen, da Sie ansonsten nicht die Muskulatur entspannen, sondern verspannen. Beim Aufwärmen und Abwärmen sollten Sie sehr intensive Dehnpositionen vermeiden. Beim Dehntraining, d. h. wenn Dehnübungen den Trainingshauptteil darstellen, müssen Sie eine deutliche Spannung spüren, denn nur mit Dehnreizen können Sie Ihre Beweglichkeit gezielt verbessern. Mit regelmäßigem Training werden Sie recht schnell lernen, welche Dehnspannung sich für Ihr Dehnen eignet. Wenn Sie am nächsten Tag in den gedehnten Muskelgruppen Schmerzen verspüren, dann haben Sie eine zu intensive Dehnposition eingenommen.

• Wie lange dauert es, bis Dehneffekte deutlich werden?
Innerhalb von ein bis zwei Monaten ist eine deutliche Verbesserung der Beweglichkeit erkennbar, vorausgesetzt, dass Sie mindestens zweimal pro Woche Dehntraining ausführen. Die Erfolge sind umso größer, desto intensivere Dehnpositionen Sie einnehmen und halten können. Sie müssen aber in jeder Dehnposition die Muskulatur entspannen können, und Sie dürfen weder Schmerzen verspüren noch Ausweichbewegungen ausführen. Ansonsten werden Sie keine Dehnerfolge erreichen, sondern Ihre Muskulatur verhärtet sich.

• Wie viele Wiederholungen der Dehnübungen soll ich ausführen?
Sowohl beim Aufwärmen als auch beim Abwärmen genügt es, für jede Dehnübung einen Durchgang auszuführen. Die Dehnposition kann einmal erweitert werden, was jedoch nicht zwingend erforderlich ist. Im Dehntraining mit dem Ziel, die Beweglichkeit deutlich zu verbessern, können Sie zwei bis drei Durchgänge für jede Übung ausführen. Jeder Durchgang wird dabei solange fortgeführt, bis keine Erweiterung der Dehnposition mehr erkennbar ist.

Anwendungsmöglichkeiten

Sie können Dehnübungen grundsätzlich immer dann ausführen, wenn Sie eine Verspannung fühlen. Beispielsweise können Sie eine kurze Pause während der Arbeit am Computer einlegen, wenn Sie eine Verspannung der Nackenmuskulatur fühlen, und diese mit ein bis zwei Dehnübungen beseitigen.
Bei Dehnübungen im Fitnesstraining gilt es zwischen der Aufwärmphase, der Abwärmphase und dem Dehnen als Haupttrainingsteil zur gezielten Beweglichkeitsverbesserung zu unterscheiden.

Dehnen in der Aufwärmphase (Andehnen)

Jedes Fitnesstraining wird mit einem Aufwärmprogramm begonnen, das darauf abzielt, die Durchblutung des Körpers zu steigern, die Konzentration zu erhöhen und auf die sportliche Belastung vorzubereiten. Dazu führen Sie eine Aufwärmübung über einen Zeitraum von fünf bis zehn Minuten aus, wie langsames Laufen oder Seilspringen. Wenn Sie leichte Verspannungen spüren, können Sie nun die Muskulatur andehnen, um sicherzustellen, dass Sie die Fitnessübungen im vollständigen Bewegungsradius ausführen können. Mit Andehnen ist das Halten einer Dehnposition für fünf bis zehn Sekunden gemeint. Von längerem Halten ist abzuraten, da sich dann der Muskeltonus deutlich vermindert und somit

die Leistungsfähigkeit abnimmt und die Verletzungsgefahr erhöht wird.
Es wird vielfach diskutiert, ob es überhaupt sinnvoll ist, statische Dehnübungen im Aufwärmprogramm einzusetzen, da deren Wirkung zur Verletzungsvorbeugung zweifelhaft ist. Denn oftmals treten Verletzungen auf, wenn die Muskulatur ermüdet ist, oder bei ungeübten komplexen Bewegungsabläufen. Allerdings müssen Sie die Übungen mit vollem Bewegungsumfang ausführen können, und Ihre Bewegungen dürfen nicht durch Verspannungen eingeschränkt sein. Fühlt sich beispielsweise Ihre Nackenmuskulatur deutlich verspannt an, dann können Dehnübungen durchaus als Verletzungsvorbeugung angesehen werden. Außerdem neigen die Brustmuskulatur, die innere und die hintere Beinmuskulatur sowie die Wadenmuskulatur zur Verkürzung und sind deshalb verletzungsanfällig. Auch bei diesen Muskeln kann ein kurzes Andehnen hilfreich sein.

Dehnen nach dem Fitnesstraining (Nachdehnen)

Beim Nachdehnen werden zwei Phasen unterschieden: das Dehnen zur Leistungsverbesserung und das Dehnen im Anschluss an das Abwärmen, welches der Regeneration und dem Erhalt der Beweglichkeit dient.
Beim Dehnen zur Leistungsverbesserung, ausgeführt nach den Kräftigungsübungen, können Sie einige Dehnübungen zur gezielten Verbesserung der Beweglichkeit ausführen. Dehnen Sie sich dazu im noch aufgewärmten Zustand, wobei Sie sich am besten auf ein bis zwei Muskelgruppen konzentrieren. Führen Sie die Übungen nach den in diesem Buch vorgestellten Methoden aus. Wenn Sie jedoch sehr intensiv Ihre Kraft trainiert haben, sollten Sie auf das Ausführen von Dehnübungen zur Leistungsverbesserung verzichten. Dies folgt daraus, dass der Körper zu Krämpfen neigt, eine größere Verletzungsgefahr besteht und die Regenerationsprozesse verlängert werden.
Beim Dehnen am Ende des Trainings empfiehlt es sich, eine Übung mit geringer und gleichmäßiger Intensität, etwa langsames Laufen, fünf Minuten lang auszuführen. Im Anschluss daran können Sie noch solche Muskelgruppen andehnen, die Sie im Krafttraining vorrangig aktiviert haben und die sich deutlich gespannt anfühlen. Dieses Vorgehen hilft, vom Training abzuschalten, und verhindert, dass Muskelverkürzungen entstehen. Außerdem berichten Sportler, dass sie sich nach den Dehnübungen wohler fühlen und sich ihre Muskulatur deutlich entspannt. Gemäß dem aktuellen Stand der Trainingswissenschaft wird empfohlen, in der abschließenden Trainingsphase maximal zehn Sekunden in der Dehnposition zu verbleiben, um die ablaufenden Regenerationsprozesse nicht zu verlangsamen. Führen Sie außerdem jede Übung nur einmal aus und verzichten Sie auf eine zweite Dehnphase mit Erweiterung der Dehnposition.

Dehnen als Haupttrainingszweck (Dehntraining)

Sie können eigenständige Trainingseinheiten zur gezielten Verbesserung der Beweglichkeit ausführen – das bedeutet, dass Sie sich im Hauptteil des Trainings dem Dehnen widmen. Mit dem Dehntraining entwickeln Sie ein besseres Muskelgefühl und können Muskelverkürzungen beseitigen, die sich beispielsweise durch einseitige Tätigkeiten oder nach Verletzungen entwickelt haben. Sie müssen jedoch keine extremen Dehnpositionen einnehmen können, denn eine zu große Beweglichkeit erhöht sogar die Verletzungsanfälligkeit.
Beginnen Sie das gezielte Beweglichkeitstraining mit einer Aufwärmübung, die Sie für fünf bis zehn Minuten mit gemäßigter Intensität ausführen. Nur mit einem aufgewärmten Körper lassen sich intensive Dehnpositionen einnehmen. Im Hauptteil des Trainings widmen Sie sich nun dem Dehnen, wozu Sie alle Muskelgruppen dehnen, die Schwachstellen aber besonders intensiv. Dehnen Sie die Muskelgruppen intensiv und halten Sie dazu Dehnpositionen für etwa 20 Sekunden. (Fortgeschrittene können das Dehntraining intensivieren, indem Sie die Dehnungen, insbesondere die der großen Muskelgruppen, bis zu 60 Sekunden halten.) Vermeiden Sie

es aber, im Schmerzbereich zu trainieren. Beenden Sie das Dehntraining am besten mit einer Abwärmübung (fünf Minuten mit geringer Intensität), um so die Regenerationsprozesse zu beschleunigen. Planen Sie für das vollständige Dehntraining einschließlich Auf- und Abwärmphase eine Länge von 60–90 Minuten ein. Sie erreichen schnell deutliche Erfolge in Ihrem Beweglichkeitstraining, wenn Sie sich mindestens zweimal wöchentlich intensiv dehnen.

Dehnprogramme

Machen Sie den Aufbau eines Dehnprogramms davon abhängig, ob Sie es im Rahmen des Aufwärmens, des Abwärmens oder für ein spezielles Dehntraining nutzen wollen. Grundsätzlich sind die Anforderungen an ein Dehnprogramm immer abhängig von Muskelspannung, Trainingsziel und Trainingsintensität. Sie können ein Grundlagenprogramm nutzen oder ein individuelles Programm entwerfen. Dabei müssen Sie überlegen, welche Ihrer Muskelgruppen verspannt und verkürzt sind. Generell sollten Sie Ihre Schwachstellen intensiv dehnen, aber nicht einseitig. Ist beispielsweise die rückwärtige Beinmuskulatur der rechten Seite weniger beweglich als die der linken Seite, dann dehnen Sie beide Seiten, für die rechte führen Sie aber einen Durchgang mehr aus. Auch sollten Sie bei einer Verspannung die Muskulatur so lange dehnen, bis sich die Verspannung löst. Ansonsten besteht Verletzungsgefahr aufgrund der eingeschränkten Beweglichkeit. Im vierten Teil dieses Buches lernen Sie zwei Programme kennen. Nutzen Sie die Programme als Anregung und passen Sie diese mit fortschreitender Dehnerfahrung an Ihre individuellen Anforderungen an.

Dehnmethoden

Die beiden folgenden Methoden haben sich bei vielen Menschen als besonders wirksam gezeigt.

Methode »Entspannen – Erweitern« (Leichtes und fortschreitendes Dehnen)

In der **ersten Dehnphase** nehmen Sie vorsichtig eine Position ein, in der Sie einen leichten Dehnreiz spüren. Halten Sie diese Stellung im Dehntraining für etwa 20 Sekunden und entspannen Sie bewusst den Muskel (im Vor- und Nachdehnen halten Sie die Position maximal zehn Sekunden). Mit fortschreitender Dehnerfahrung orientieren Sie sich an dem eigenen Körperempfinden und nicht mehr an der Zeitdauer. Die Dehnspannung sollte nach kurzer Zeit etwas nachlassen. Auch wenn Sie das nicht spüren, sollten Sie sich in der Position wohlfühlen und entspannen können. Ist dies nicht der Fall, müssen Sie etwas nachgeben und die Spannung verringern.

In der **zweiten Dehnphase** intensivieren Sie die Position, bis Sie einen erneuten Reiz spüren. Anschließend halten Sie diese Stellung für etwa 20 Sekunden (Im Vor- und Nachdehnen halten Sie die Position maximal zehn Sekunden). Auch die erweiterte Position müssen Sie als angenehm empfinden, ansonsten müssen Sie diese korrigieren. Zum Abschluss bewegen Sie sich vorsichtig aus der Dehnposition heraus.

Info **Dehnungsdurchführung**

- Bringen Sie den Muskel langsam in eine Position, in der Sie einen leichten Dehnreiz spüren.
- Halten Sie ihn etwa 20 Sekunden in dieser Stellung (erste Phase). Beim Auf- und Abwärmen erfolgt die Dehnung für maximal zehn Sekunden.
- Erweitern Sie die Dehnung, bis Sie eine erneute Spannung spüren. Halten Sie auch diese Position etwa 20 Sekunden (zweite Phase). Beim Auf- und Abwärmen kann auf die zweite Phase verzichtet werden.
- Lösen Sie sich vorsichtig aus der Dehnung.

Tipp **Andehnen**

Wenn Sie sich in der Aufwärm- oder der Abwärmphase statisch dehnen, sollten Sie die Dehnposition nicht länger als zehn Sekunden halten. Auch ist es dann nicht unbedingt notwendig, eine zweite Dehnphase auszuführen.

Methode »Anspannen – Entspannen – Erweitern«

In der **ersten Dehnphase** bewegen Sie sich langsam in eine Position, in der Sie einen leichten Dehnreiz spüren. Spannen Sie den zu dehnenden Muskel mit mittlerer Intensität gegen einen Widerstand, ohne die Position zu verändern. Je nach Ausgangsstellung kann es sich beispielsweise um eine Wand, einen Boden oder einen Trainingspartner handeln. Die Spannung kann aber auch gegen einen imaginären Widerstand erfolgen. Es gibt unterschiedliche Auffassungen darüber, wie lange und mit welcher Intensität das Anspannen ausgeführt werden soll. Beispielsweise wird die Meinung vertreten, dass die Anspannung über ein bis zwei Sekunden mit voller Intensität auszuführen ist. Dies führt aber zu hoher Verletzungsgefahr, und außerdem ist es schwierig, in so kurzer Zeit den Muskel vollständig zu aktivieren. Es empfiehlt sich deshalb eine Anspannungsdauer von etwa fünf Sekunden mit mittlerer Intensität. Anschließend entspannen Sie den aktivierten Muskel für ein bis drei Sekunden, wobei die genaue Dauer davon abhängig ist, wie schnell Ihnen die Entspannung gelingt.

In der **zweiten Dehnphase** intensivieren Sie die Position, bis Sie einen erneuten Reiz spüren. Dann halten Sie kurz diese Stellung, bevor Sie den zu dehnenden Muskel wieder anspannen und entspannen und die Position erweitern. Dieser Vorgang sollte mindestens einmal, kann aber auch häufiger ausgeführt werden. Bei jedem Durchgang wird die mögliche anschließende Erweiterung der Dehnposition geringer, bis schließlich nahezu keine mehr erkennbar ist.

Grundsätzlich wird angenommen, dass umso intensiver und länger die Dehnspannung erfolgt, desto größer die Entspannung und effektiver die nachfolgende Dehnung ist.

Info **Dehnungsdurchführung**

- Bringen Sie den Muskel langsam in eine Position, in der Sie einen leichten Dehnreiz spüren.
- Spannen Sie den zu dehnenden Muskel etwa fünf Sekunden lang mit mittlerer Intensität gegen einen realen oder imaginären Widerstand, ohne die Gelenkstellung zu verändern (erste Phase).
- Entspannen Sie den Muskel ein bis drei Sekunden, ohne die Position zu verlassen.
- Erweitern Sie die Dehnung, bis Sie einen erneuten Reiz spüren, und halten diese Stellung für wenige Sekunden (zweite Phase).
- Anschließend führen Sie erneut die erste Phase aus.
- Lösen Sie sich vorsichtig aus der Dehnung.

Tipp **Anspannen der Muskelgruppe**

Machen Sie sich bewusst, wo genau der Dehnreiz erfolgt. Spannen Sie nun die gereizte Muskelgruppe an. Die Spannung erfolgt entgegen der Richtung, in welcher Sie Ihren Körper bewegen. Eine tatsächliche Bewegung des Gelenks erfolgt aber nicht. Wenn Sie stattdessen beim Anspannen den Körper in Richtung der Ausgangsposition zurückbewegen, ist es anschließend nicht möglich, eine Erweiterung der Dehnposition vorzunehmen.

Info **Richtlinien für Dehnübungen**

- **Stabile Ausgangsposition und langsame Bewegungen:** Nehmen Sie eine stabile Ausgangsposition ein, damit Sie sich vollständig auf die Dehnung konzentrieren können. Besonders bei einer hohen Dehnintensität kann ein unsicherer Stand dazu führen, dass Sie die optimale Position überschreiten und sich verletzen. Bewegen Sie sich langsam, um die richtige Dehnposition zu finden. Ruckartige Bewegungen können zu Verletzungen führen. Lösen Sie sich anschließend ebenso vorsichtig wieder aus der Dehnposition.
- **Korrekte Dehnposition:** Das eigene Leistungsvermögen entscheidet über die Dehnposition. Versuchen Sie nicht, die gleiche Position wie der Darsteller einzunehmen, denn jeder hat andere körperliche Voraussetzungen. Auch stellt sich die Muskelspannung von Tag zu Tag unterschiedlich dar. Vermeiden Sie deshalb, eine Dehnposition mit Gewalt zu erreichen. Bei Schmerzen müssen Sie umgehend die Dehnposition verringern, da sich der Muskel ansonsten verhärtet. Nur wenn Sie den entspannten Muskel langsam an die neue Position gewöhnen und dies regelmäßig üben, wird sich die Beweglichkeit deutlich verbessern.
- **Gleichmäßig Atmen:** Wenn Sie die richtige Dehnposition gefunden haben, konzentrieren Sie sich auf den zu dehnenden Muskel. Atmen Sie gleichmäßig und nehmen Sie wahr, wie die Muskelspannung nachlässt. Eine Erweiterung der Position wird während des Ausatmens vorgenommen.

Dehnübungen

Hier finden Sie die wichtigsten Dehnübungen für das Beweglichkeitstraining. Sie können einzelne Übungen nutzen, um eine Verspannung zu beseitigen, oder Sie setzen Programme ein, um die Muskulatur des Körpers ausgeglichen zu dehnen und sich zu entspannen.

Info **Durchführung der folgenden Übungen**

Die Pfeile auf den Übungsbildern zeigen die Bewegungsrichtung. In der Ausgangsposition nehmen Sie die Position ein, in der Sie einen leichten Dehnreiz spüren. Wenden Sie nun die Dehnmethode »Entspannen – Erweitern« oder »Anspannen – Entspannen – Erweitern« an.
Auch wenn eine Übung nur zu einer Seite beschrieben ist, dehnen Sie immer beide Körperseiten.

D 1: Kopf zur Seite neigen

Diese Übung dehnt die Hals- und Nackenmuskulatur.
Sie stehen aufrecht, und der Kopf ist zur linken Seite abgelegt. Schieben Sie langsam den rechten Arm eng am Körper nach unten, bis Sie einen leichten Dehnreiz in der Nackenmuskulatur spüren. Wenn die Dehnspannung nach einigen Sekunden nachlässt, greifen Sie mit dem linken Arm über den Kopf und ziehen ihn weiter nach unten, bis Sie einen erneuten Reiz spüren.
Indem Sie den gebeugten Arm hinter dem Rücken zur Seite schieben, erreichen Sie etwas andere Anteile der Muskulatur.

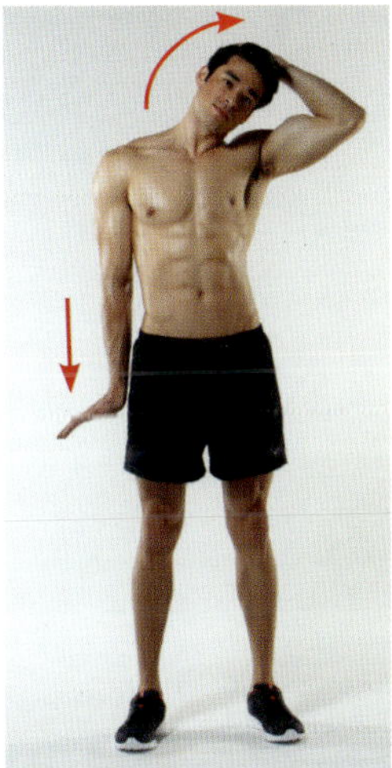

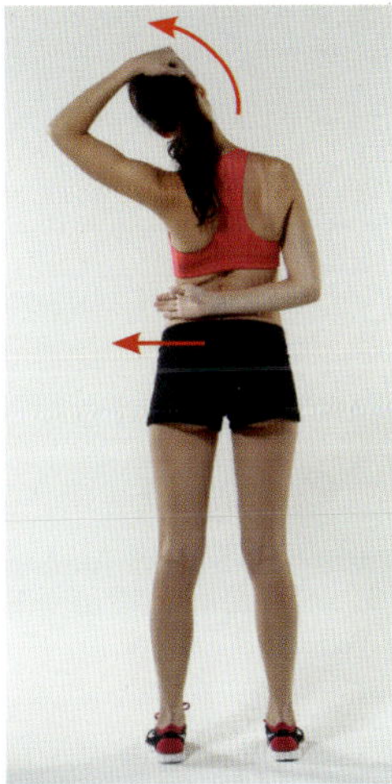

D 2: Arme abspreizen

Diese Übung dehnt die Brust- und die vordere Schultermuskulatur.
Sie stehen im Ausfallschritt mit nach außen gespreizten Armen. Sie können die Arme u-förmig halten oder aber gestreckt, um auch den Bizeps mitzudehnen. Schieben Sie den Brustkorb vor und bewegen Sie die Arme nach hinten, bis Sie einen leichten Dehnreiz spüren.
Sie können diese Muskulatur auch einseitig dehnen, indem Sie einen Arm an einen Gegenstand legen und dann den Oberkörper davon wegdrehen.

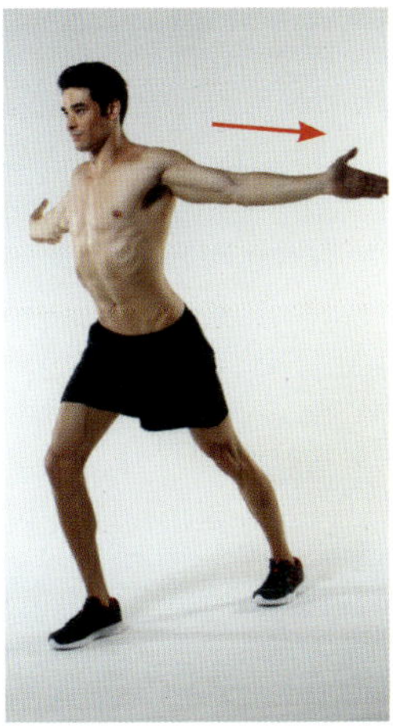

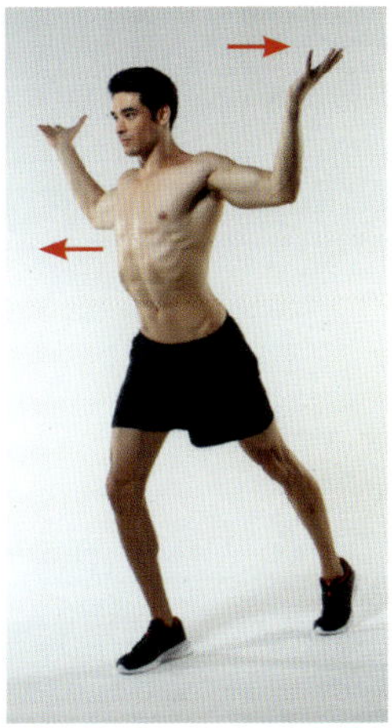

D 3: Schulterblätter greifen
Diese Übung dehnt die Schulter- und die obere Rückenmuskulatur.
Sie stehen aufrecht und führen die Hände gekreuzt in Richtung der Schulterblätter, bis Sie einen leichten Dehnreiz spüren. Die Oberarme bleiben dabei in waagrechter Position. Geübte halten sich an den Schulterblatträndern fest. Die Dehnung für die Rückenmuskulatur wird intensiviert, wenn Sie den Schultergürtel etwas nach vorne unten ziehen.
Sie können die Muskulatur auch einseitig dehnen, indem Sie einen Arm seitlich am Kopf vorbei nach hinten schieben.

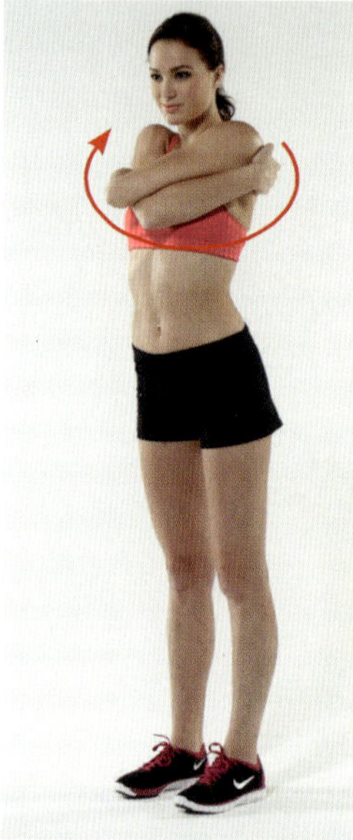

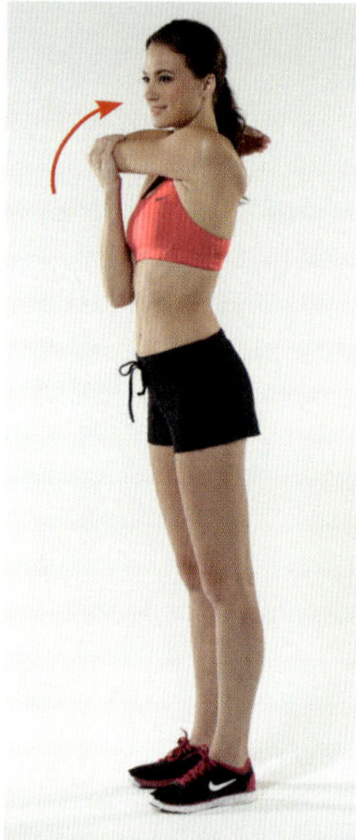

D 4: Hände greifen hinter dem Rücken
Diese Übung dehnt die Schulter-, die Arm-, die Brust- und die obere Rückenmuskulatur.
Sie stehen aufrecht, der linke Unterarm hängt hinter dem Kopf nach unten, wobei sich der Oberarm etwa in senkrechter Position befindet. Schieben Sie mit der rechten Hand den linken Ellbogen gerade nach unten.
Nachdem Sie in der ersten Position gedehnt haben, halten Sie den linken Arm in dieser Stellung. Die rechte Hand führen Sie hinter dem Rücken von unten nach oben, bis Sie einen erneuten Dehnreiz spüren. Fortgeschrittenen gelingt es, dass sich beide Hände greifen. Einsteiger können die Hände an einem Handtuch entlang aufeinander zu bewegen.

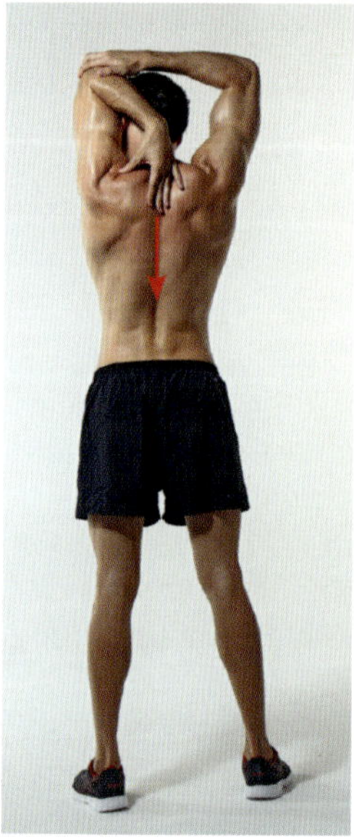

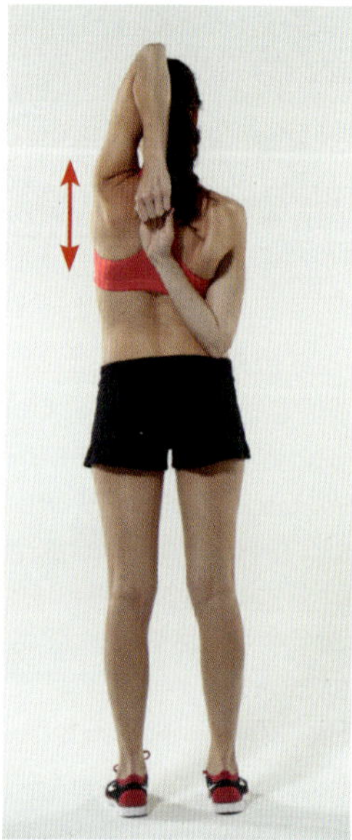

D 5: Oberkörper einrollen/vorbeugen

Diese Übung dehnt die Rücken-, die Schulter-, die Nacken- und die Gesäßmuskulatur.
Sie sitzen mit nach außen weisenden Beinen auf einem Stuhl. Bewegen Sie den Oberkörper nach vorne und schieben Sie dabei das Becken vor. Dazu können Sie mit den Armen von unten die Unterschenkel umfassen und sich mit den Händen vorziehen.

Die Übung kann auch im Stand mit gebeugten Beinen ausgeführt werden. Fortgeschrittene können die Beine strecken und so auch die Waden- und hintere Beinmuskulatur mitdehnen.

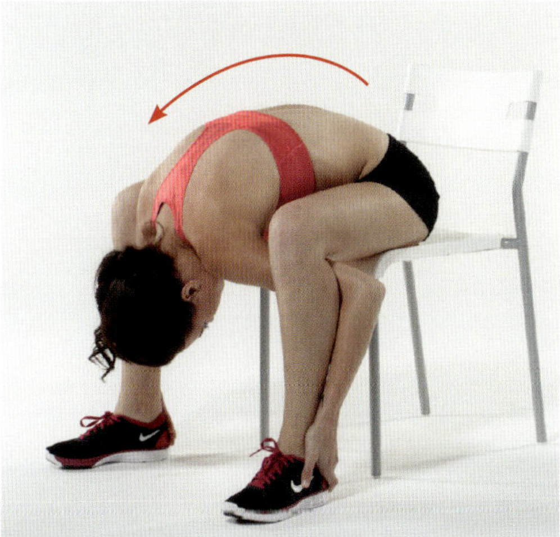

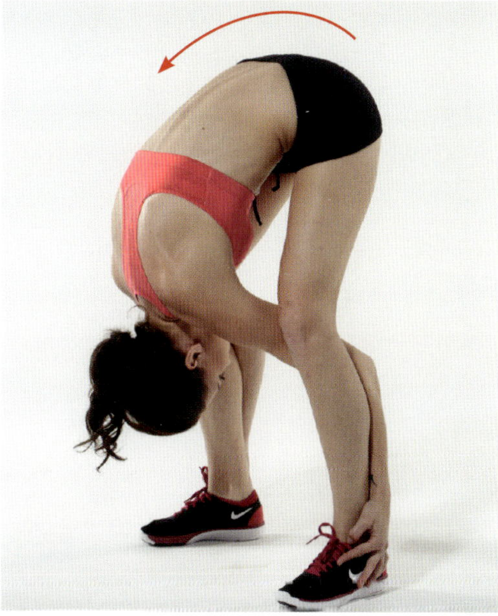

D 6: Wadendehnung abwechselnd

Sie befinden sich im kleinen Ausfallschritt, wobei zuerst die hintere Ferse angehoben ist. Strecken Sie das hintere Bein langsam durch und schieben Sie gleichzeitig die Ferse in Richtung Boden. Wenn Sie bereits den Boden erreichen, dann verlagern Sie das Gewicht nach vorne, bis Sie die Dehnspannung spüren.
Sie können die Waden auch gleichzeitig dehnen. Begeben Sie sich dazu in den Vierfüßlerstand mit gebeugten Beinen und angehobenen Fersen. Schieben Sie nun die Fersen nach unten und strecken die Beine durch, bis Sie den Dehnreiz spüren.

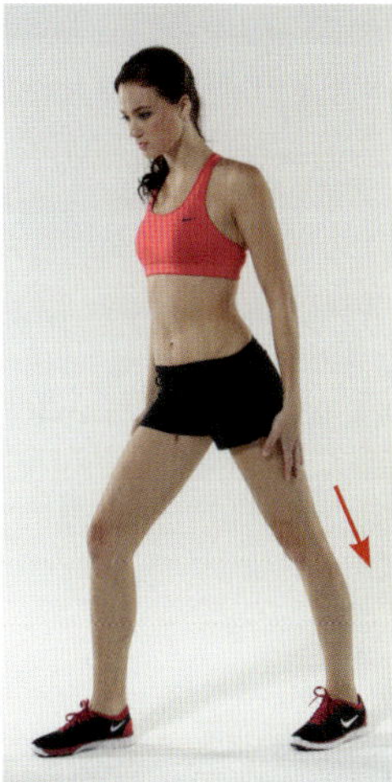

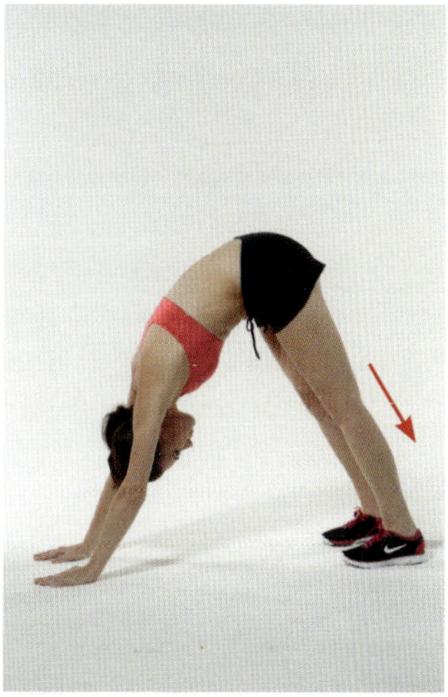

D 7: Bein anheben in Rückenlage

Diese Übung dehnt die hintere Oberschenkel-, Waden-, Rücken- und Gesäßmuskulatur. In Rückenlage ziehen Sie zuerst ein Knie zum Körper. Danach geben Sie etwas nach, fassen um die Beinrückseite und strecken das Bein durch. Ziehen Sie nun das Bein zu sich, bis Sie eine erneute Dehnspannung spüren. In einem dritten Dehnschritt ziehen Sie die Fußzehen des gestreckten Beines zu sich, um die Dehnung der Wadenmuskulatur zu intensivieren.

Sie können das gestreckte Bein auch mit einem Handtuch oder Seil heranziehen.

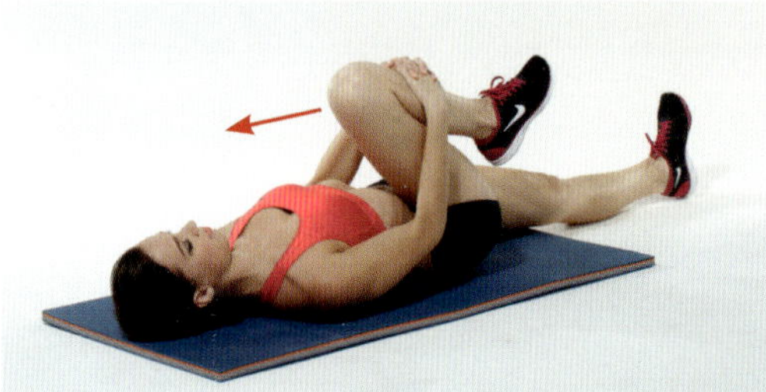

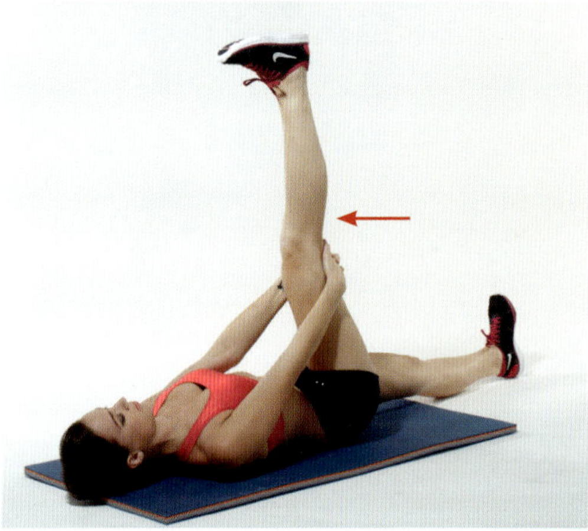

D 8: Körperdrehung

Diese Übung dehnt die Rumpf- und die Brustmuskulatur.

Sie befinden sich in Rückenlage mit angezogenen Beinen. Lassen Sie die Beine so weit zur Seite sinken, bis Sie eine leichte Dehnspannung spüren. Im Unterschied zur Mobilisationsübung M 4 lassen Sie sich nun in Dehnung sinken. Anschließend führen Sie die Drehung zur anderen Seite aus.

Alternativ legen Sie sich auf eine Seite; das obere Bein ist angezogen und das untere Bein gestreckt abgelegt. Fixieren Sie das obere Bein mit der unteren Hand. Drehen Sie nun den Rumpf zur anderen Seite, wobei Sie den oberen Arm und den Kopf mitbewegen. Geübte können die obere Schulter und den oberen Arm auf dem Boden ablegen.

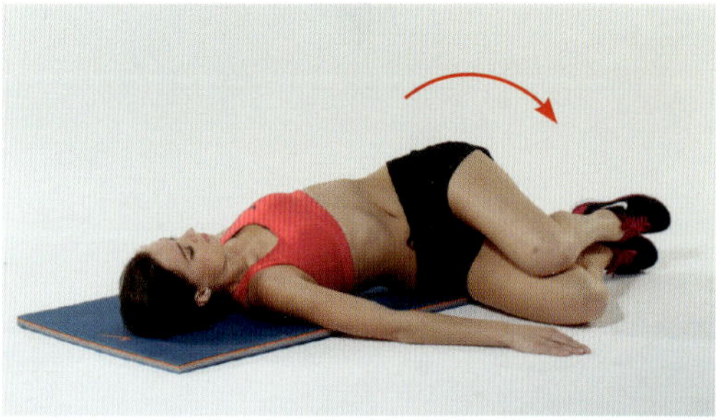

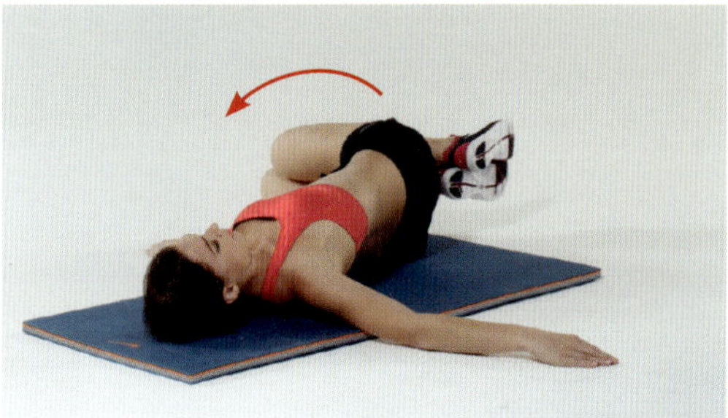

D 9: Unterschenkel anziehen

Diese Übung dehnt die Oberschenkel- und die Hüftmuskulatur.
In Bauchlage bringen Sie einen Fuß soweit wie möglich zum Gesäß. Greifen Sie den Fuß mit einer Hand oder nutzen Sie ein Seil oder ein Handtuch. Ziehen Sie den Fuß zum Gesäß und drücken Sie dabei bewusst die Hüfte nach unten.
Sie können die Muskulatur auch in Seitenlage oder im Stand dehnen. Achten Sie darauf, dass Sie die Hüfte einsetzen und so mitdehnen.

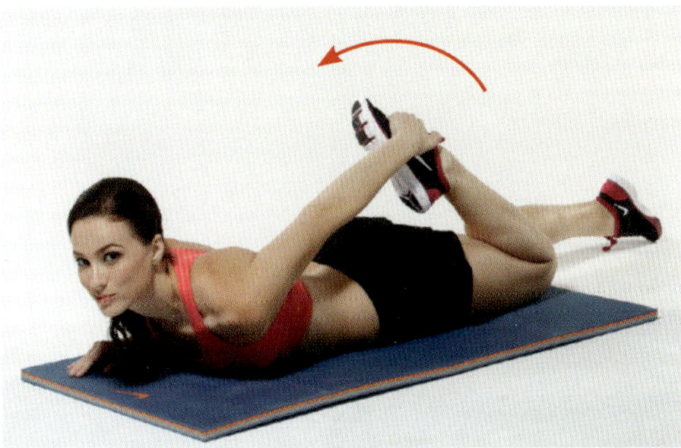

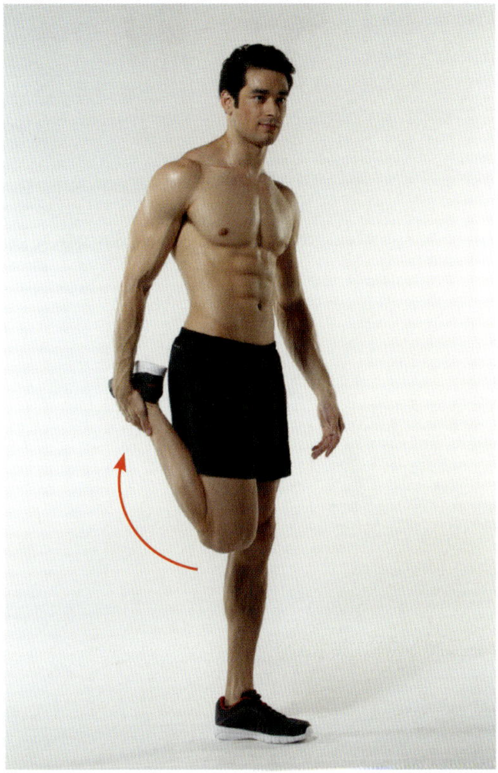

D 10: Hüfte vorbeugen im Ausfallschritt

Diese Übung dehnt die Hüft- und vordere Oberschenkelmuskulatur.
Sie stehen im Ausfallschritt, das hintere Bein ist auf dem Boden abgelegt. Entspannen Sie die Hüfte und lassen Sie diese nach vorne unten sinken. Zur Stabilisierung können Sie die Hände innen auf dem Boden abstützen.
Nach der Dehnung in der ersten Position geben Sie etwas nach und ziehen den Unterschenkel in Richtung Gesäß.

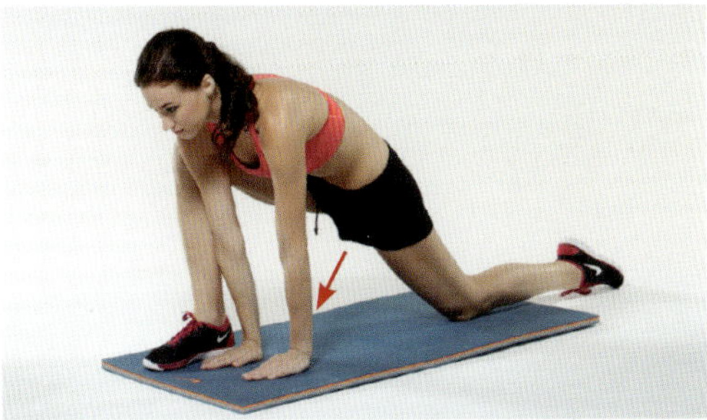

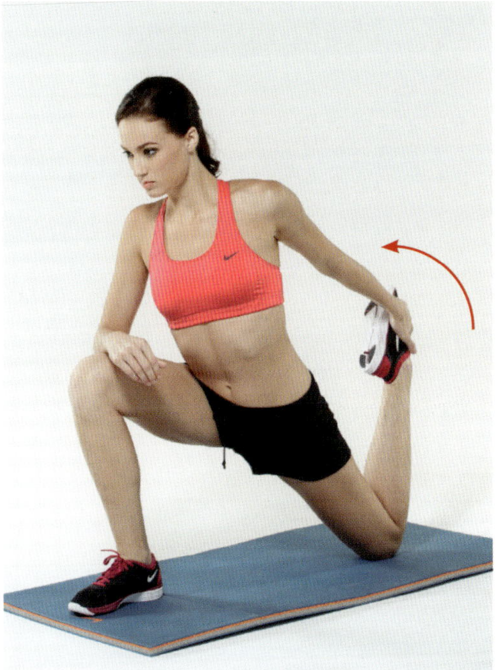

D 11: Knie abspreizen

Diese Übung dehnt die innere Oberschenkelmuskulatur.

Sie sitzen aufrecht; die Fußsohlen liegen aneinander, und die Knie weisen nach außen. Ziehen Sie die Beine so weit wie möglich zu sich und schieben Sie die Hüfte vor. Lassen Sie die Knie nach außen sinken. Mit den Armen können Sie den Druck nach unten intensivieren.

Sie können die Übung auch in Rückenlage ausführen – Einsteiger mit gebeugten Beinen, Fortgeschrittene halten die Beine gebeugt oder gestreckt in der Luft.

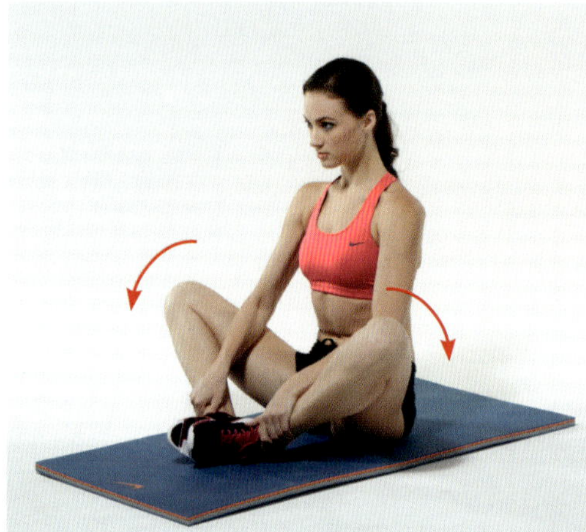

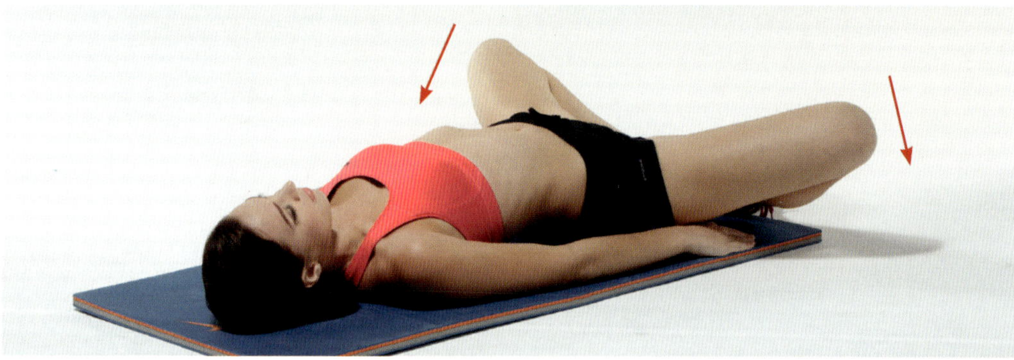

D 12: Fuß anziehen

Diese Übung dehnt die Gesäß- und die äußere Oberschenkelmuskulatur.

Im Sitz nehmen Sie den rechten Fuß in die Hände, das linke Bein ist nach vorne gestreckt. Ziehen Sie den Fuß zu sich, bis Sie eine leichte Dehnspannung spüren. Das Knie bewegt sich dabei nach außen.

Sie können die Muskulatur auch in Rückenlage dehnen. Dazu legen Sie den rechten Fuß vor das linke Knie und ziehen dann das linke Bein heran.

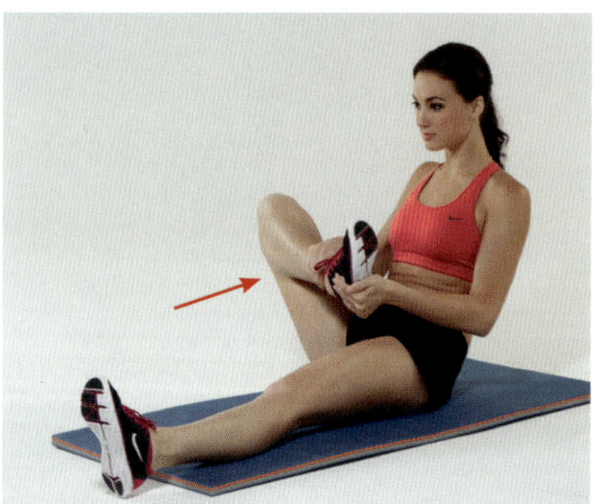

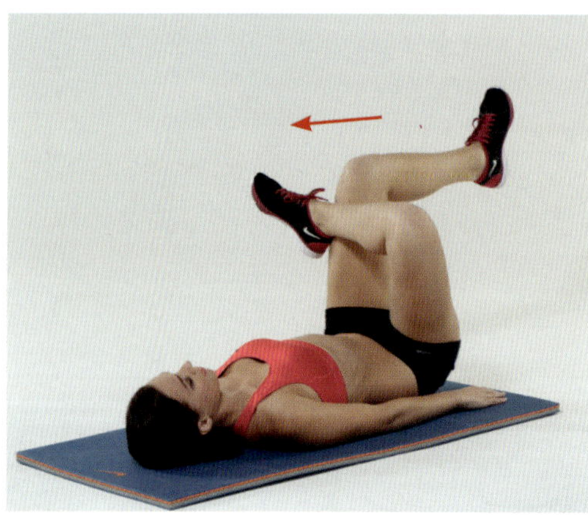

4. Massage mit der Hartschaumrolle

Mit der Hartschaumrolle können Sie Ihren Körper selbstständig und sehr wirkungsvoll massieren. Die tiefe Druckeinwirkung setzt einen Nervenreiz, der den Muskel entspannen lässt. Sie fördern damit intensiv die Durchblutung Ihres Körpers, können Verspannungen lösen und beschleunigen die Regeneration nach einer körperlichen Belastung. Testen Sie die Massage langsam und vorsichtig. Die Übungen sind einfach zu erlernen, und Sie werden bereits nach wenigen Anwendungen deutliche Verbesserungen spüren. Auch eine starke Verspannung, die sich über eine lange Zeit entwickelt hat, werden Sie mit dieser Massage lösen können. Bei den ersten Anwendungen werden Sie möglicherweise spüren, dass eine Körperseite deutlich verspannter ist als die andere. Ist beispielsweise die rechte Oberkörperseite sehr verspannt, kann dies zu Stechen im Arm führen und das Auftreten einer Ellbogenentzündung fördern. Machen Sie dort die Massage langsam und vorsichtig und achten Sie auf die Reaktion Ihres Körpers. Nach einigen Tagen können Sie die nächste Massage durchführen und werden schon eine leichte Verbesserung feststellen. Sie können die Massage so oft einsetzen, wie Sie das Bedürfnis dazu haben – gleich ob direkt nach dem Training oder zu einem späteren Zeitpunkt. Wichtig ist, dass Sie nicht mit Gewalt vorgehen, sondern auf die Signale des Körpers achten.
Hier wird die Massage der Körperregionen

Info **Durchführung der Massage**

Hier werden zwei Programme vorgestellt: Mit Programm 1 wird im Stand der Oberkörper massiert. Das Programm 2 massiert in Bodenlage den ganzen Körper.
Sie können diese Übungsfolgen so wie vorgestellt nutzen oder die Programme an Ihre Bedürfnisse anpassen. Sie können aber auch nur gezielt verspannte Muskelgruppen massieren.
Machen Sie eine Massage, solange diese Ihnen guttut. Empfehlenswert sind zumindest fünf bis zehn langsame Rollbewegungen. Beginnen Sie an einem Muskelansatz und rollen Sie zum Ende des Muskels. Bei manchen Übungen müssen Sie die Rolle dazu etwas umsetzen. Führen Sie langsame Rollbewegungen vor und zurück durch. Wenn Sie eine verspannte Stelle erreichen, verlagern Sie das Gewicht etwas davon weg und rollen sehr langsam hierüber. Alternativ können Sie einige Sekunden auf dieser Stelle verbleiben und dabei den Druck vorsichtig erhöhen. Danach rollen Sie wieder großflächig über die ganze Region. Vermeiden Sie möglichst, über Knochen und Gelenke zu rollen. Auch wenn eine Massage nur für eine Körperseite beschrieben ist, massieren Sie immer beide Seiten. Einsteiger können die Übungen für den Oberkörper zuerst im Stand ausführen, um den Körper langsam an den Druck zu gewöhnen.
Sie können den Druck der Rolle durch Abstützen mit den Armen oder den Beinen variieren. Es ist wichtig, dass Sie sich langsam an die Härte sowie die Tiefenwirkung der Massage gewöhnen. Nach einigen Trainingseinheiten werden Sie spüren, wie das Bindegewebe weicher und elastischer wird und die Übungen somit wohltun.
Beachten Sie, dass in diesem Buch davon ausgegangen wird, dass Sie Muskelverspannungen haben und Ihr Wohlbefinden verbessern wollen, nicht jedoch, dass eine ernsthafte Verletzung des Rückens besteht. Sollte eine solche Verletzung vorliegen, müssen Sie sich vor dem Anwenden einer Selbstmassage mit Ihrem Orthopäden absprechen.

vorgestellt, die oft deutlich verspannt sind, die die Blutzirkulation hemmen und deren Verspannung zu Rückenbeschwerden führen kann. Grundsätzlich können Sie die Massage für alle Körperbereiche einsetzen; das Prinzip des langsamen Rollens ist dasselbe. Je öfter Sie die Massage einsetzen und ein Gefühl für den geeigneten Druck entwickeln, umso mehr werden Sie die wohltuende Wirkung schätzen lernen.

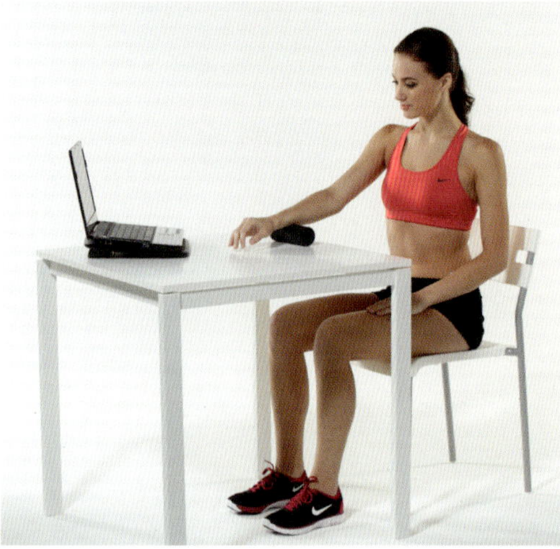

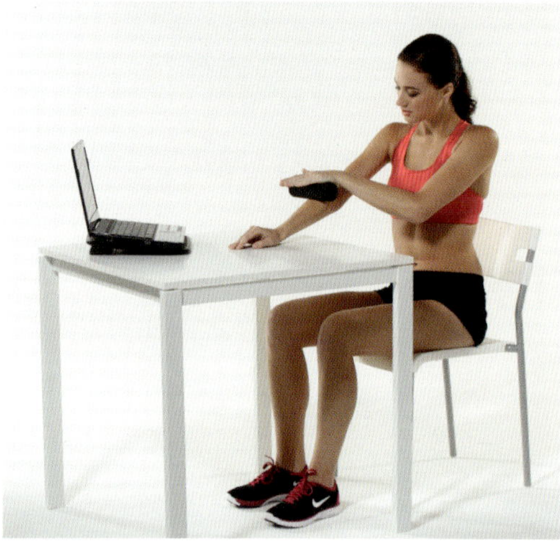

Zusätzlich zu dem folgenden Programm können Sie von hinten und von oben über den Nacken rollen. Auch das Rollen von unten und oben über die Unterarme ist bei Verspannungen sinnvoll. Für solche kleinen Muskeln empfiehlt es sich, eine kleine Rolle zu nutzen. Auf die kleine Rolle können Sie sich auch stellen und so über die Fußsohlen rollen.

Programm 1: Oberkörpermassage im Stand

M 1: Senkrechtes und waagrechtes Rollen über den oberen Rücken

Stellen Sie sich mit dem Rücken zur Wand; die Füße sind etwa schulterbreit auseinander. Legen Sie die Rolle horizontal an Ihren oberen Rücken. Wichtig ist beim Rollen, dass Sie das Gesäß an der Wand entlang nach hinten unten bewegen. Die Knie dürfen nicht nach vorne über die Füße bewegt werden.
Zusätzlich können Sie vorsichtig von einer Seite zur anderen Seite rollen. Minimieren Sie den Druck, wenn Sie sich über der Wirbelsäule und den Schulterblättern befinden.

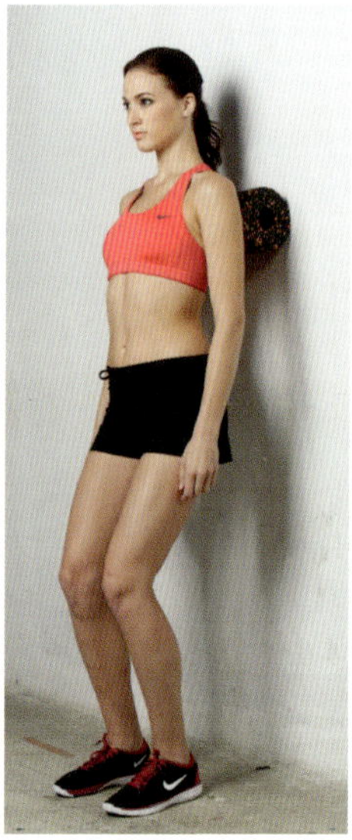

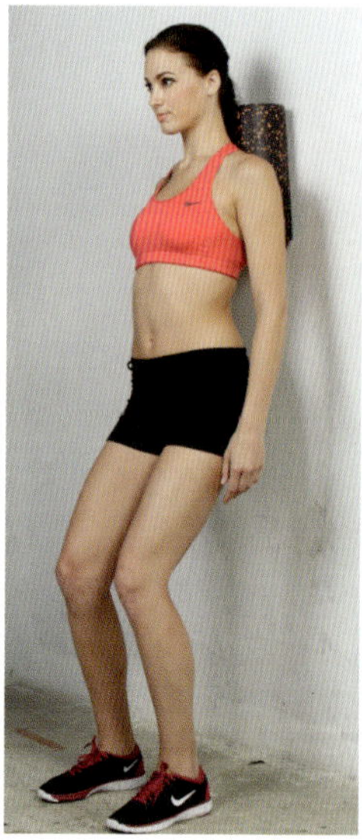

M 2: Rollen über den unteren Rücken

Legen Sie die Rolle an Ihren unteren Rücken und drücken Sie dagegen. Die Füße sind etwa schulterbreit auseinander und nach vorne gestellt. Wichtig ist beim Rollen, dass Sie das Gesäß an der Wand entlang nach hinten unten bewegen.

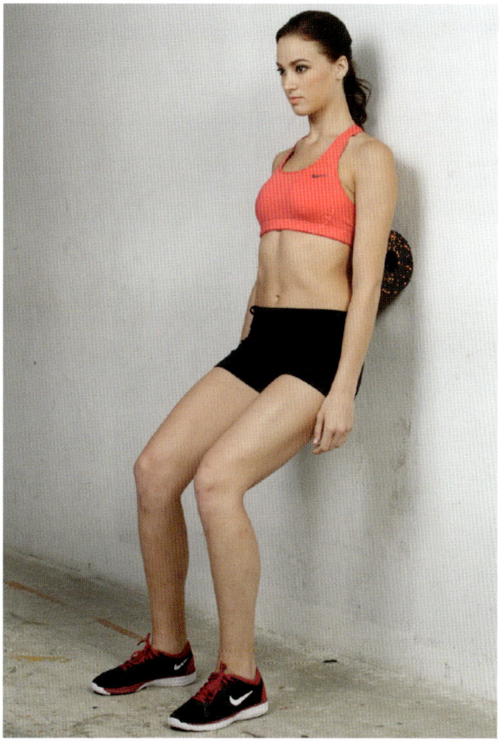

M 3: Rollen über Schultern und Oberarme

Rollen Sie an den Schultern und Armen, dort wo Sie Verspannungen fühlen. Rollen Sie über die Schulteraußenseiten im seitlichen Stand zur Wand. Die hinteren Oberarme massieren Sie mit dem Rücken zur Wand und die vorderen Oberarme mit dem Gesicht zur Wand. Bewegen Sie das Gesäß beim Rollen nach hinten unten; hingegen nicht die Knie über die Füße hinaus.

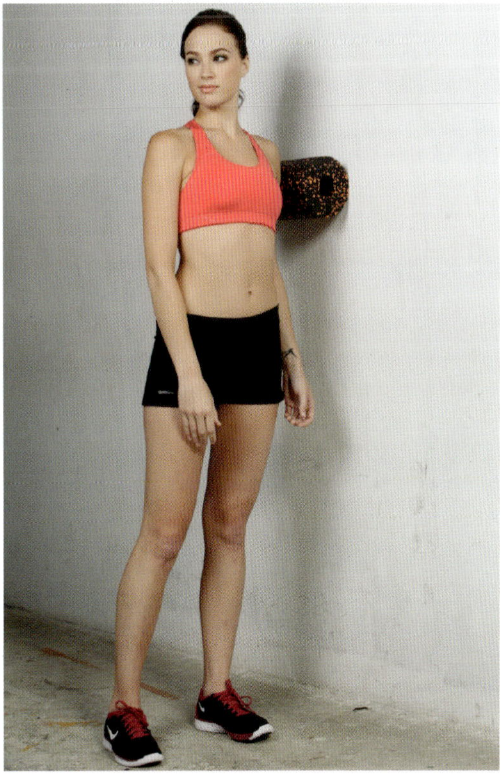

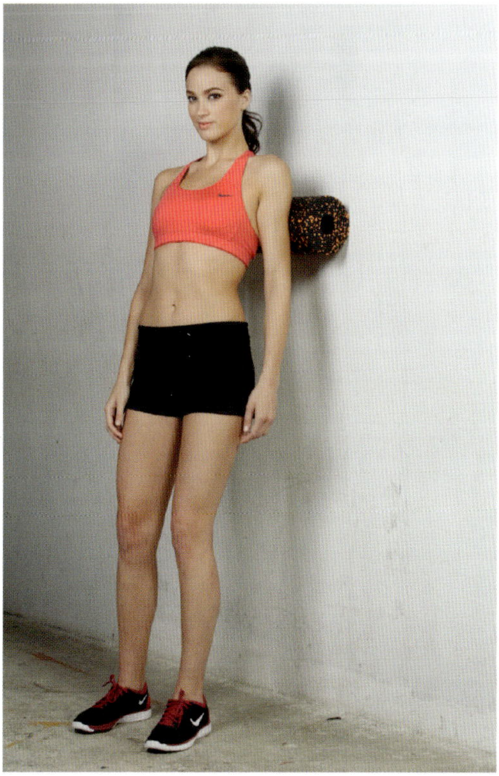

M 4: Rollen über Körperseiten

Rollen Sie im seitlichen Stand zur Wand; die Füße sind etwa schulterbreit auseinander, und der Arm der Übungsseite ist angehoben. Bewegen Sie das Gesäß beim Rollen nach hinten unten. Es ist wichtig, die Region um die Achseln abzurollen. Wenn Sie über die ganze Körperseite rollen wollen, müssen Sie die Rolle mehrfach umpositionieren.

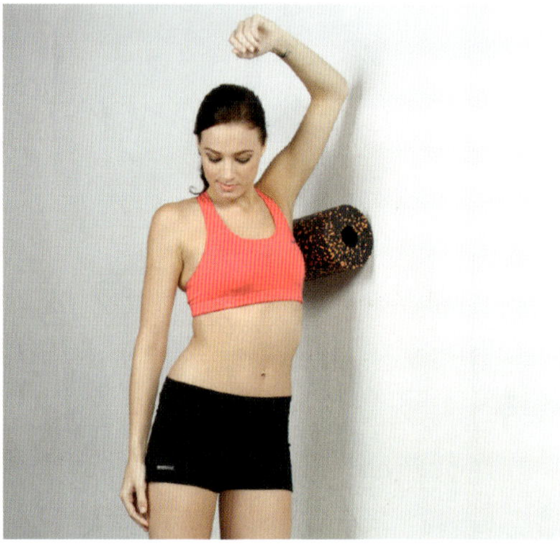

Programm 2: Ganzkörpermassage am Boden

M 1: Rollen über die Waden

Sie sitzen auf dem Boden und haben das Übungsbein nach vorne gestreckt. Stützen Sie sich mit den Händen und dem Fuß der anderen Seite ab. Zum Einstieg kann sich das Gesäß am Boden befinden. Nach dem Rollen über den einen Unterschenkel wechseln Sie die Seiten. Zur Intensivierung heben Sie das Gesäß an. Fortgeschrittene legen die Beine übereinander, um den Druck zu erhöhen.

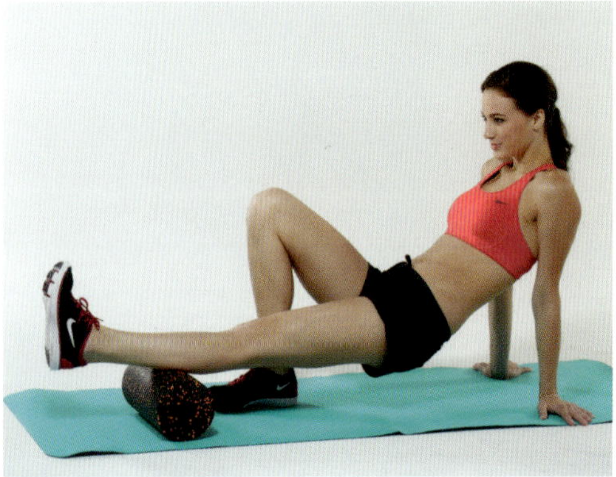

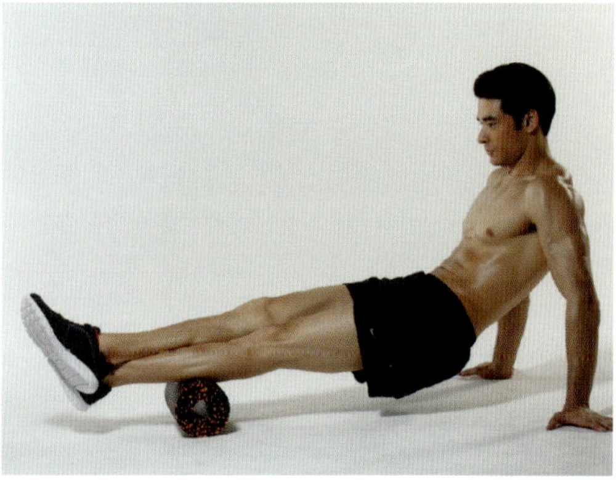

M 2: Rollen über die Oberschenkelrückseiten

Beim Rollen über die Oberschenkelrückseiten stützen Sie Ihr Körpergewicht mit den Händen und dem freien Fuß. Fortgeschrittene halten die Beine übereinandergelegt in der Luft.

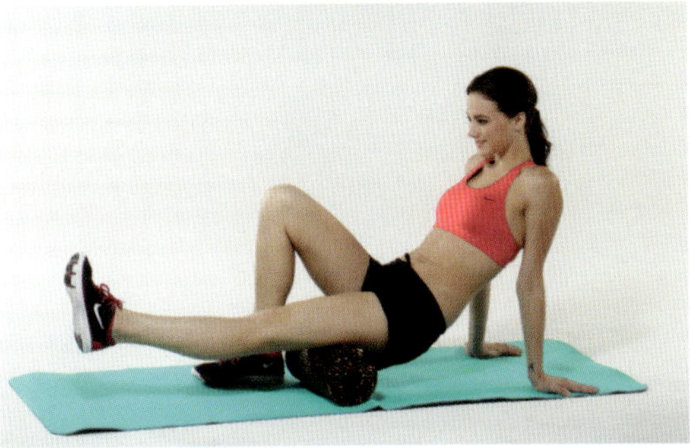

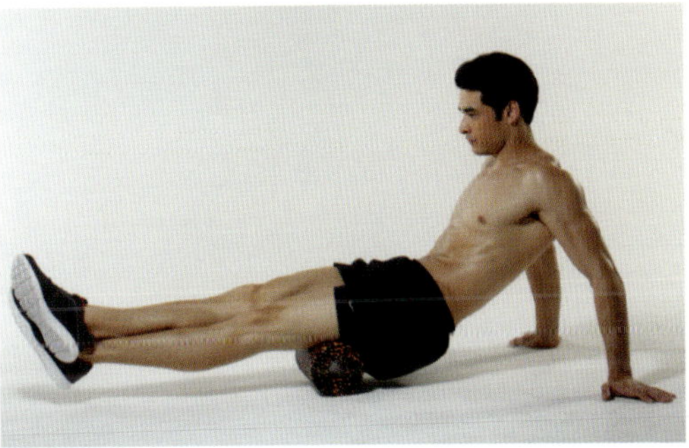

M 3: Rollen über die Oberschenkelaußenseiten

Bei dieser Übung befinden Sie sich im Seitstütz mit gestrecktem unteren Bein. Stützen Sie sich mit der oberen Hand und dem oberen Fuß vor dem Körper ab. Fortgeschrittene können den Druck erhöhen, indem Sie beide Beine gestreckt in der Luft halten.

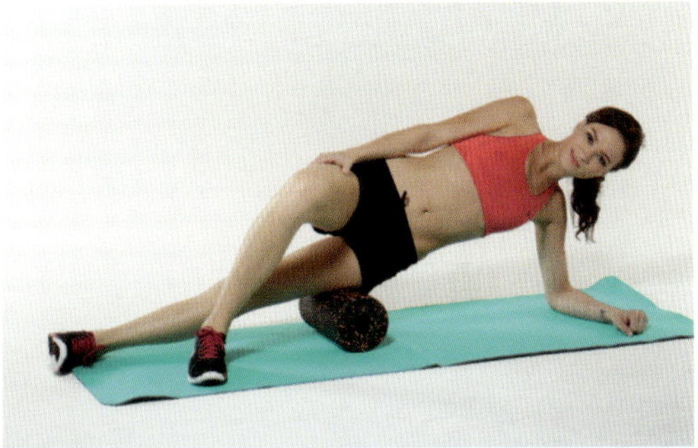

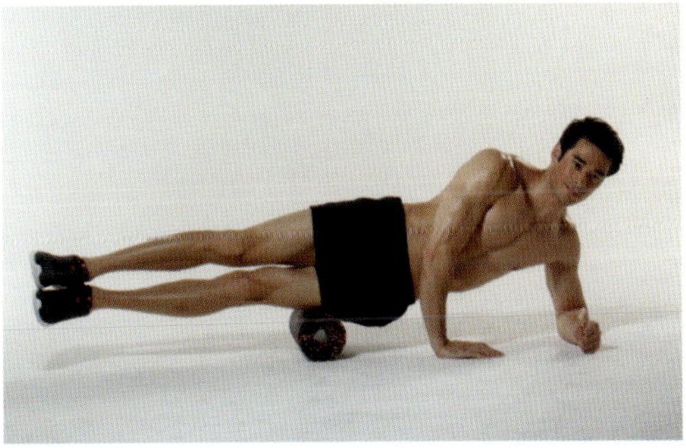

M 4: Rollen über die Oberschenkelvorderseiten

Bei dieser Übung befinden Sie sich im Unterarmstütz und rollen über die Oberschenkel.

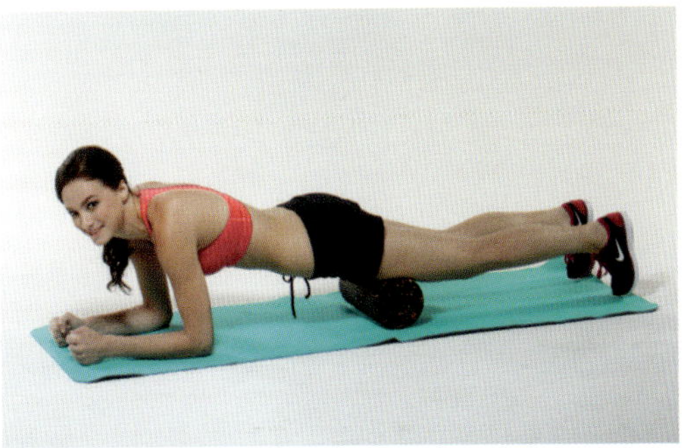

Einsteiger können die Fußspitzen am Boden lassen; Fortgeschrittene halten die Beine in der Luft.

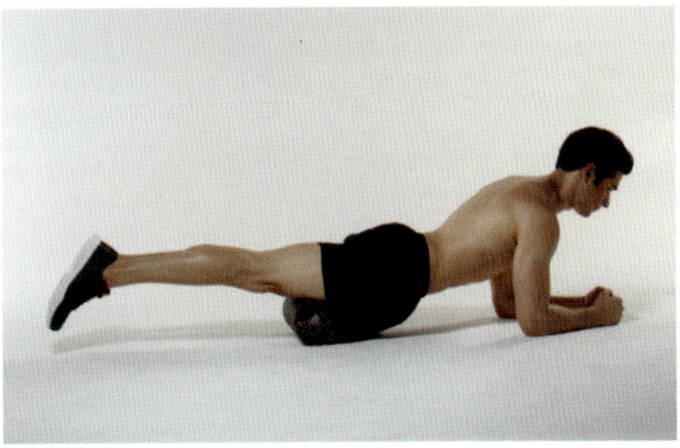

M 5: Rollen über die Oberschenkelinnenseiten

Stützen Sie sich mit den Unterarmen und dem freien Fuß ab. Der Bauch ist angespannt, und der Rücken ist gerade. Rollen Sie über die Innenseite des angewinkelten Beins. Sie können die Massage intensivieren, indem Sie das Übungsbein gestreckt seitlich abspreizen und beide Beine in der Luft halten.

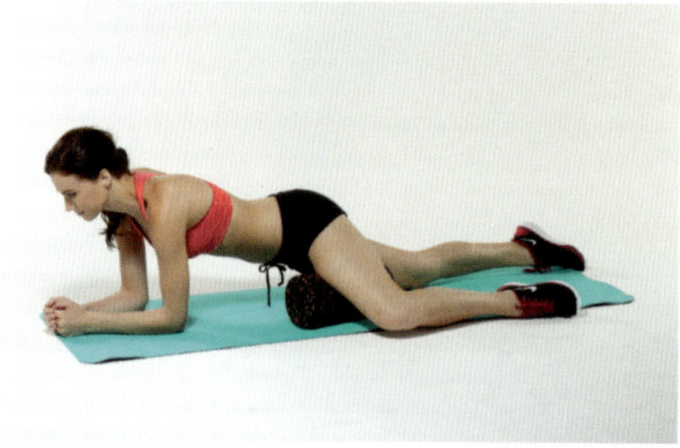

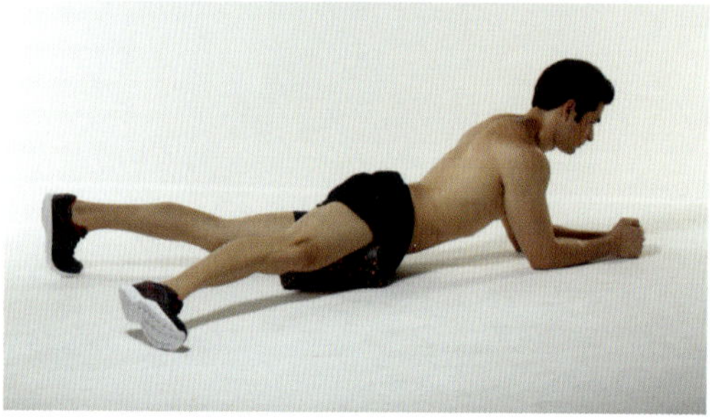

M 6: Rollen über das Gesäß

Setzen Sie sich auf die Rolle. Einsteiger stützen sich mit den Füßen und den hinten abgestellten Händen ab; Fortgeschrittene halten die Hände oder die Beine in der Luft.

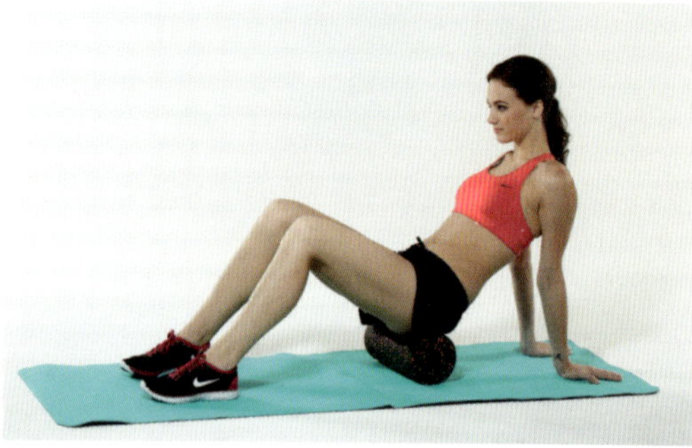

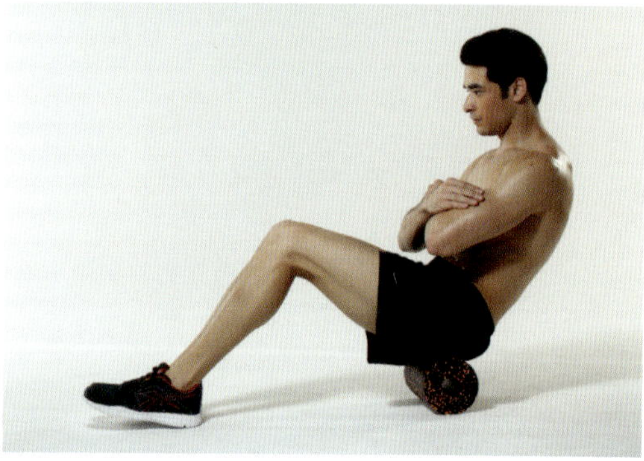

M 7: Rollen über den Rücken

Lassen Sie die Rolle über den Rücken gleiten. Halten Sie den Rücken gerade und dazu die Bauchmuskulatur in Spannung. Einsteiger stützen sich mit den Händen beziehungsweise Unterarmen ab; Fortgeschrittene halten die Hände vor dem Körper oder hinter dem Kopf. Wenn Ihnen der Druck zu intensiv ist, dann üben Sie vorerst im Stand oder wählen Sie eine weichere Rolle.

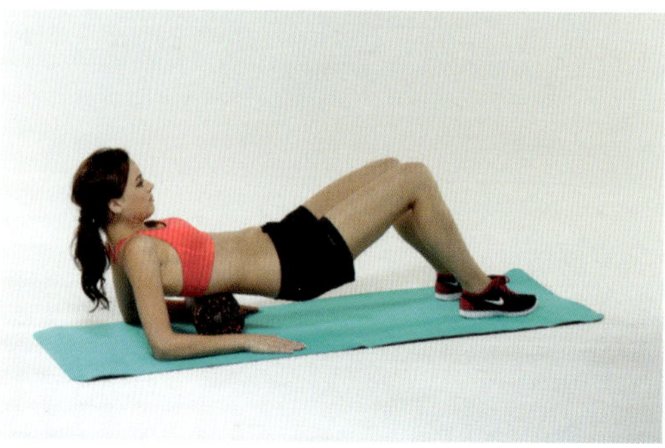

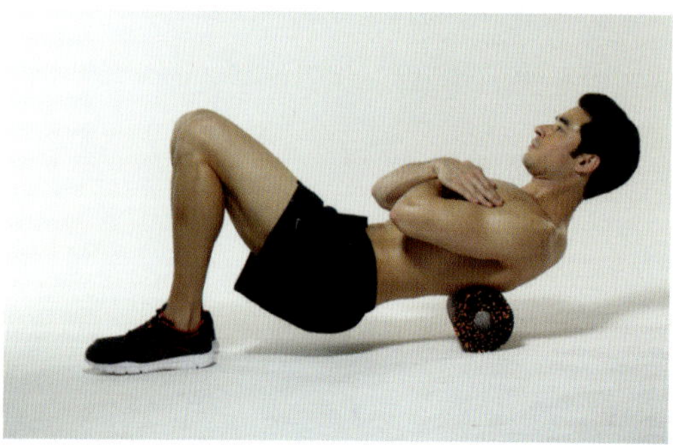

M 8: Rollen über die Oberkörperseiten
Rollen Sie in Seitenlage; der untere Arm ist nach oben gestreckt, und der vordere Arm stützt vor dem Körper. Um den Druck zu intensivieren, können Sie die Hüfte bei der Übung in der Luft halten. Achten Sie darauf, dass Sie die Bauchmuskulatur in Spannung sowie den Körper gerade halten.

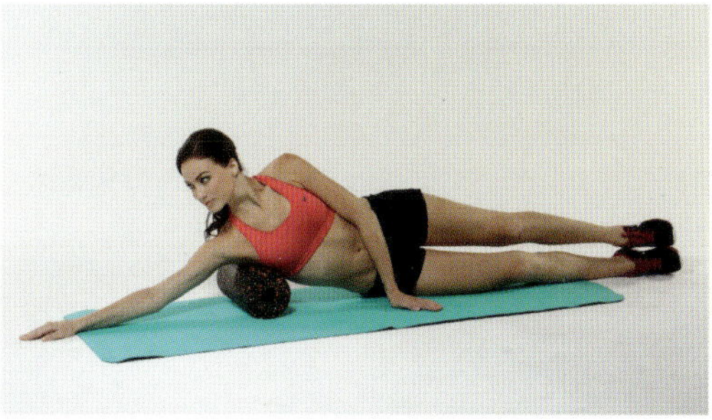

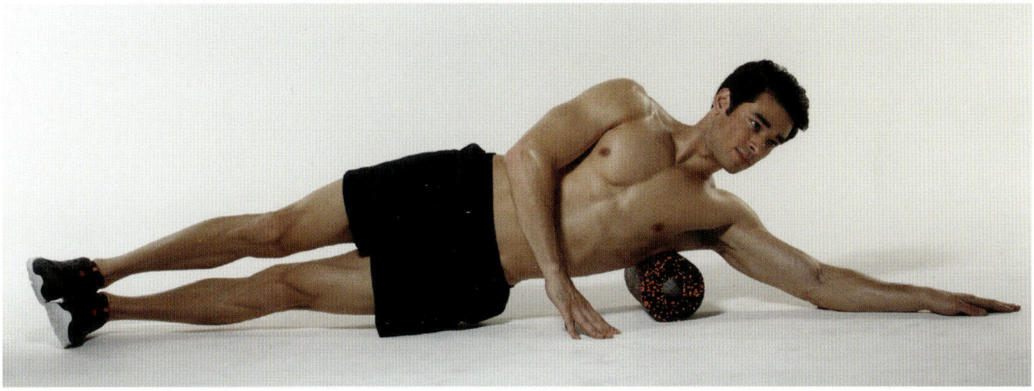

5. Entspannungstechnik

Die Konzentration auf eine tiefe Atmung für einige wenige Minuten ermöglicht es, vom Alltagsstress abzuschalten. Indem Sie bewusst Ihre Atmung steuern, können Sie diese ruhig und gleichmäßig werden lassen und sich erholen. Nehmen Sie sich für Ihre ersten Übungseinheiten etwa fünf Minuten Zeit; später genügen bereits zehn tiefe Atemzüge zum Erreichen der positiven Effekte. Wählen Sie einen ruhigen Ort aus. Wenn möglich, öffnen Sie ein Fenster oder führen Sie die Übung im Freien aus.
Beabsichtigen Sie, die bewusste Entspannung zu vertiefen, dann testen Sie die progressive Muskelentspannung. Bei dieser Methode spannen Sie einzelne Muskelgruppen kurz an und lösen schnell die Spannung wieder. Diese Methode ist mit Hilfe einer Übungs-CD einfach auszuführen. Solche CDs mit gesprochener Anleitung werden im Fachhandel ab 10 EUR angeboten.

Vorgehen bei der Atemübung

- Nehmen Sie eine entspannte Position in Rückenlage ein. Den Nacken und die Knie können Sie unterpolstern; die Füße weisen leicht nach außen. Alternativ ist die Stufenlagerung möglich, oder Sie stellen die Beine gebeugt auf. Geübte können die Atemübung auch im Sitz oder Stand ausführen.
- Legen Sie die Handflächen auf den Brustkorb, so dass sich bei Ausatmung die Mittelfinger berühren. Bei der Einatmung spüren Sie, wie sich die Finger auseinanderbewegen. Oder Sie legen eine Hand über den Bauchnabel und eine Hand darunter und fühlen so, wie sich der gesamte Bauch hebt und senkt.
- Atmen Sie durch die Nase tief in den Bauch ein und nehmen Sie wahr, wie sich der Brustkorb weitet. Wenn Sie vollständig eingeatmet haben, halten Sie kurz die Luft an, bevor Sie diese

dann langsam durch den Mund fließen lassen. Beim Ausatmen können Sie kurz stoppen und dann die Luft weiterfließen lassen. Am Ende der Ausatmung spannen Sie die Bauchmuskulatur an, um die Luft vollständig herauszupressen. Konzentrieren Sie sich vollständig auf die Atmung und nehmen Sie wahr, wie sich der Zwischenraum zwischen Ihren Finger weiter vergrößert, umso länger Sie üben, und der Körper sich immer weiter entspannt.

- Zählen Sie innerlich bis drei, und lösen Sie dann die Entspannung bewusst auf. Ballen Sie die Fäuste und machen Sie einige Streckbewegungen. Wenn Sie diese Atmung jedoch vor dem Schlafen ausführen, dann verzichten Sie darauf.

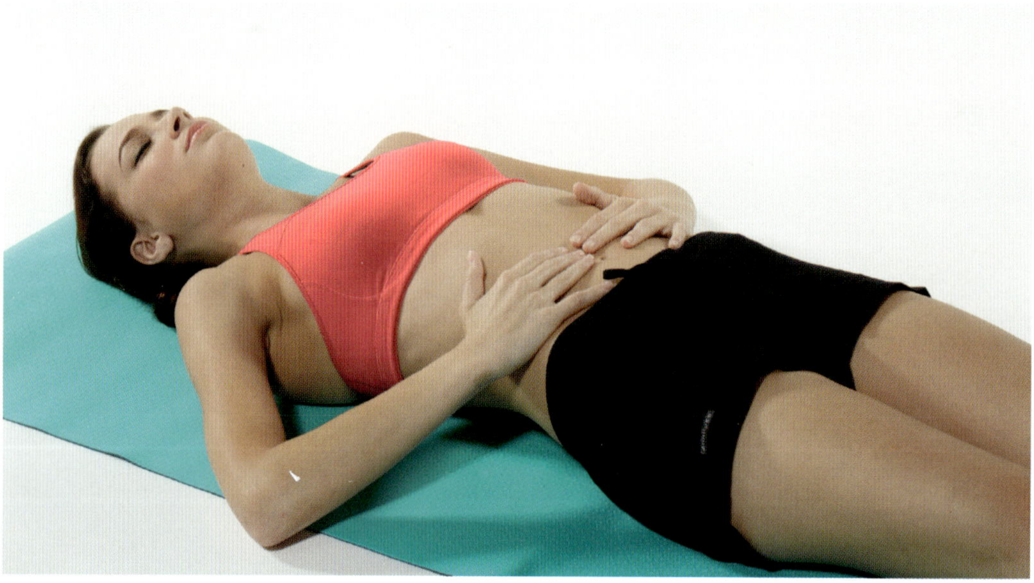

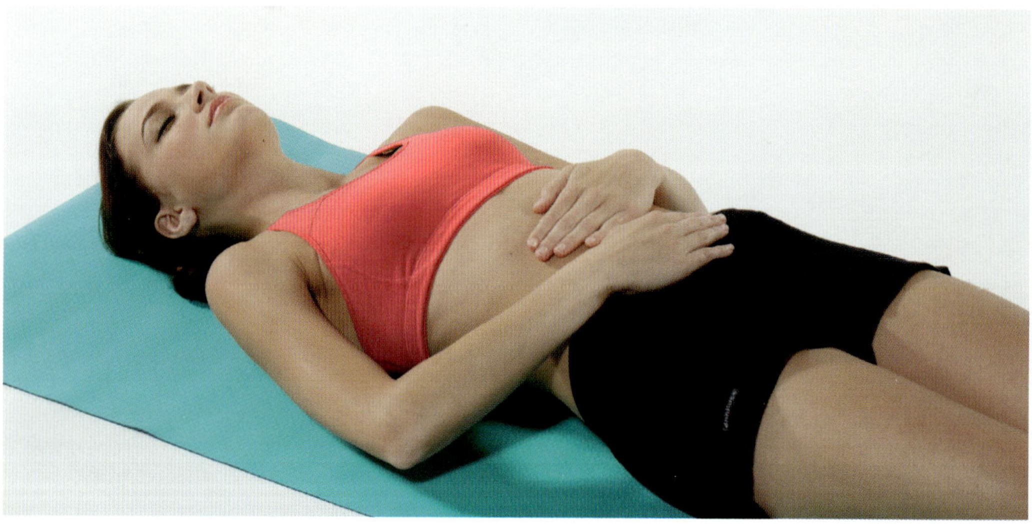

Die Atemübung in Bodenlage mit den unterschiedlichen Handpositionen.

III. Krafttraining

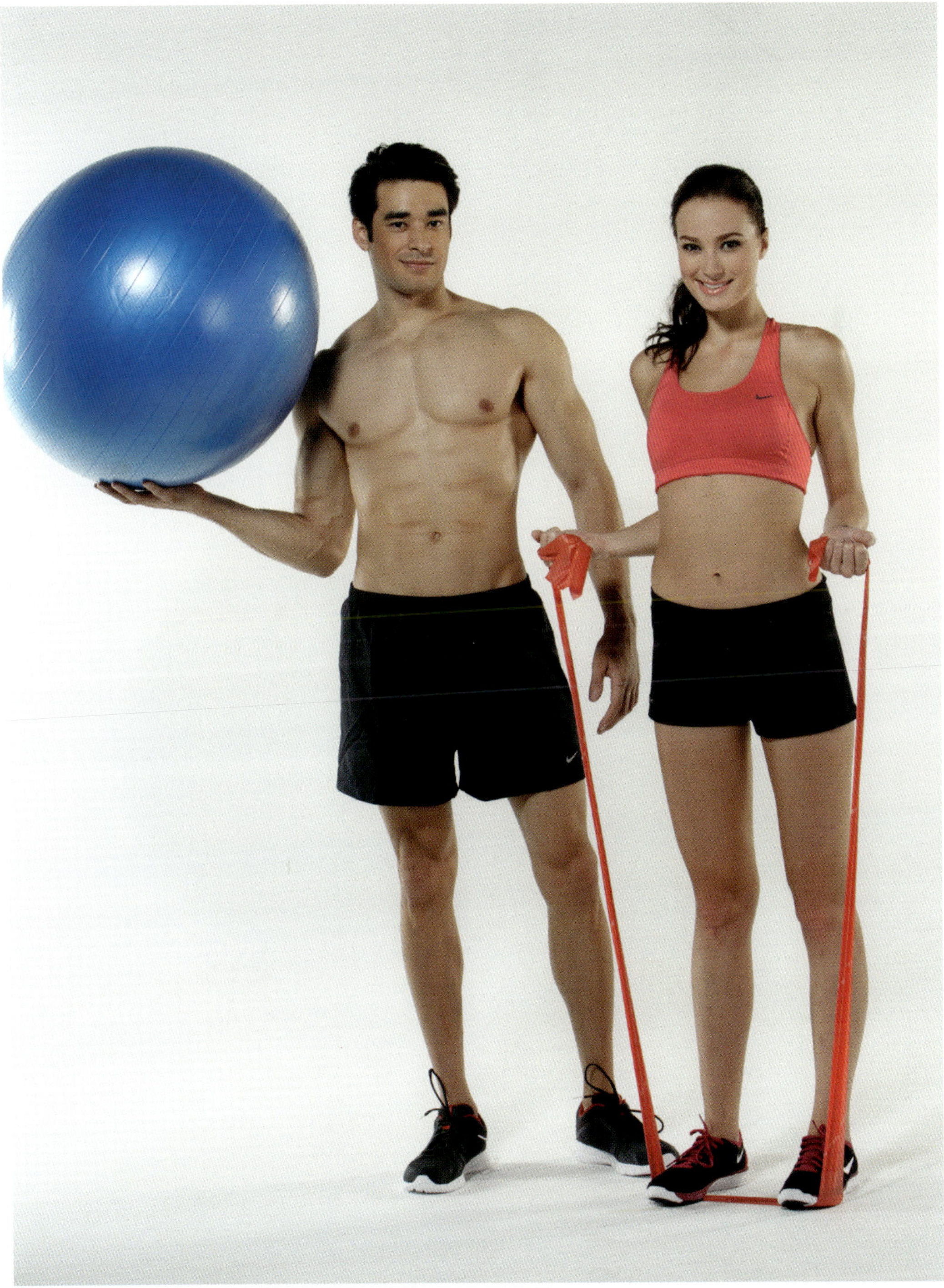

1. Zur Trainingsmethodik

Dieses Buch hat zum Ziel, eine optimale Kräftigung der Körpermitte zu erreichen. Hierzu wird insbesondere die tieferliegende Muskulatur von Bauch und Rücken, auch als Core-Muskulatur bekannt, trainiert. Diese Muskelgruppen sind die Voraussetzung für eine aufrechte und beschwerdefreie Körperhaltung ebenso wie für sportliche Höchstleistungen. Gleichzeitig ist aber auch sicherzustellen, dass sich der gesamte Körper in einem muskulösen Gleichgewicht befindet. Deshalb sind hier auch ergänzende Übungen für den Oberkörper, die Beine und das Gesäß zu finden.
Sie bekommen Übungen mit Körpergewicht, Gymnastikball, Stretchband, Kurzhanteln und Therapiekreisel vorgestellt. Mit diesen Übungen können Sie den gesamten Körper im Training daheim effektiv kräftigen. Wählen Sie möglichst oft Übungsvarianten mit beweglichem Untergrund, denn diese sind koordinativ besonders anspruchsvoll. Durch diese Übungen lernen Sie, die Muskulatur bei Alltagsbewegungen und sportlicher Aktivität besser einzusetzen. Außerdem wird die Muskulatur intensiv gekräftigt, insbesondere die stabilisierenden Muskelgruppen des Rumpfes. Trainieren Sie regelmäßig und nutzen Sie die folgenden Trainingsprinzipien, um ein wirkungsvolles Training sicherzustellen.

Trainingsreize

Im Krafttraining müssen Sie Ihrem Körper Trainingsreize setzen, um kontinuierlich Leistungsverbesserungen zu erreichen. Unser Körper reagiert auf körperliche Belastung mit Anpassungsvorgängen. Wenn Sie im Training einen überschwelligen Reiz setzen, also eine größere Leistung abrufen als in der vorherigen Trainingseinheit, stellt der Organismus nach der Regenerationsphase ein größeres Leistungsniveau her. Dieser Vorgang, der zur Verbesserung des Ausgangsniveaus führt, wird **Superkompensation** genannt.

Entscheidend für die Anpassungsvorgänge und die Leistungsverbesserungen ist, mit welcher Intensität und nach welcher Methode Sie Ihren Körper fordern. Außerdem sind die Gestaltung der Regeneration sowie eine gesunde, eiweißhaltige Ernährung wichtige Faktoren für ein erfolgreiches Krafttraining.

Trainingshäufigkeit

Nur durch **regelmäßiges Training** können Sie Ihre Körperformen deutlich verändern und die Muskulatur kräftigen. Einmal wöchentliches Krafttraining gilt als Maßstab zum Krafterhalt. Zur Leistungsverbesserung muss hingegen jede Muskelgruppe mindestens zweimal pro Woche trainiert werden. Wenn Sie ein Ganzkörper-Workout nutzen, können Sie dieses Workout an zwei oder drei Tagen pro Woche ausführen. Splitt-Programme ermöglichen Ihnen, dass Sie Ihre Muskulatur noch häufiger trainieren. Es empfiehlt sich jedoch, an zumindest einem Tag pro Woche vollständig zu pausieren, damit sich der Körper regenerieren kann.
Pausieren Sie hingegen für längere Zeit, baut sich die Muskulatur langsam wieder ab. Versuchen Sie deshalb, auch in Phasen, in denen Ihnen wenig Zeit zur Verfügung steht, jede Muskelgruppe mindestens einmal pro Woche zu trainieren. Wenn Sie allerdings krank sind, dann müssen Sie auf das Training verzichten, da ansonsten der Heilungsprozess gefährdet ist.

Regenerationsphase

Wie lange Ihr Körper zur Regeneration und Anpassung benötigt, hängt von der Reizintensität, dem Trainingszustand und der ausgeführten Trainingsmethode ab. Durch eine sinnvolle Regenerationsgestaltung wie Auslaufen, Massagen und ausreichend Schlaf können Sie die Erholungsdauer beschleunigen.
Einen **optimalen Trainingseffekt** erzielen Sie,

wenn Sie die Pause zwischen zwei Trainingseinheiten richtig setzen. Wird dem Körper nicht genug Zeit zur Regeneration gewährt, kann dies zu einem Zustand von Übertraining führen, was eine Verschlechterung des Leistungsniveaus zur Folge hat. Pausieren Sie hingegen zwischen zwei Trainingseinheiten zu lange, dann baut der Körper seine Leistungsfähigkeit wieder ab, und es wird keine Verbesserung des Leistungsniveaus erreicht.

Viele Komponenten wirken auf die Dauer der Regenerationsphase ein, weshalb sich keine exakte Idealdauer bestimmen lässt. Normalerweise werden als **Regenerationszeit** ein bis drei Tage angegeben. Ziel eines Sportlers muss es sein, das Verhalten seines Körper immer besser zu verstehen, um so die Trainingsplanung optimal gestalten zu können.

Achten Sie auf die Signale Ihres Körpers. Wenn Sie sich kräftig und leistungsbereit fühlen, können Sie Krafttraining machen. Fühlen Sie sich hingegen schlapp und müde, trainieren Sie besser andere Muskelgruppen oder setzen mit einer Trainingseinheit aus. Erstes Zeichen für ein **Übertraining** ist, dass Sie sich müde und kraftlos fühlen. Ebenso typisch sind schlechter Schlaf, Schwitzen und eine leichte Temperaturerhöhung. Wenn Sie dauerhaft Ihren Körper überfordern, kann dies dazu führen, dass er geschwächt sowie verletzungs- und infektanfällig wird, so dass Sie eine längere Trainingspause benötigen. Ein solcher Zustand tritt aber nicht bei Fitnesseinsteigern auf, sondern nur bei Leistungssportlern, und auch bei diesen sehr selten.

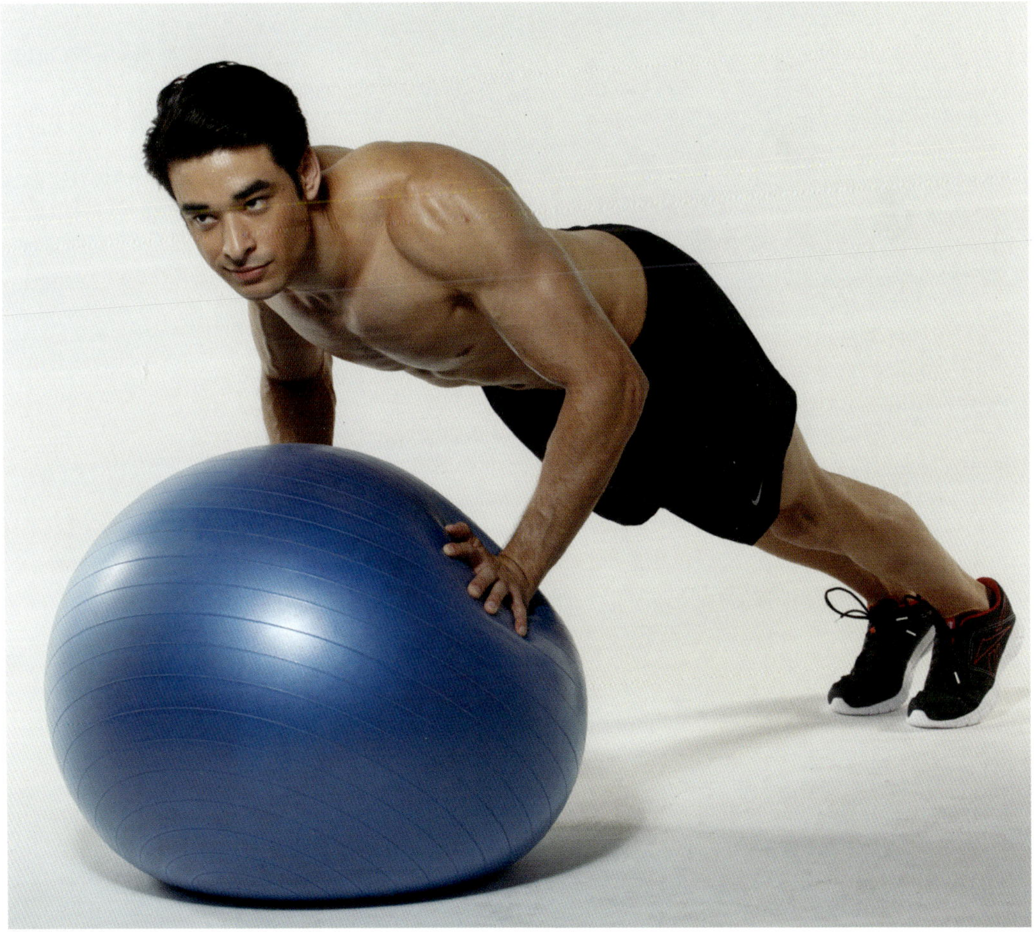

Auswahl der Übungen und des Programms

In diesem Buch werden Übungen vorgestellt, mit denen Sie alle Muskelgruppen des Körpers in unterschiedlicher Intensität trainieren können. Nutzen Sie nur solche **Übungsvarianten**, die Sie technisch korrekt ausführen können und mit denen Sie die beabsichtigte Trainingsintensität erreichen.

Es werden zahlreiche **intensive Trainingsvarianten** vorgestellt. Nutzen Sie Intensivierungen nur, wenn Sie die Grundübung mindestens einige Wochen lang technisch perfekt ausgeführt haben. Je länger Sie die Übungen machen, desto mehr werden Sie auf Intensivierungen zurückgreifen und auch neue Übungen mit beweglichem Untergrund nutzen. Bedenken Sie allerdings bei Trainingsintensivierungen: Je extremer die Übungen werden, desto mehr sind sie auch mit Überlastungs- und Verletzungsrisiko verbunden.

In diesem Buch werden **Core-Workouts** und **Ganzkörper-Workouts** vorgestellt, damit Sie mehrfach wöchentlich Ihre Kraft trainieren können. Beachten Sie dabei, dass Sie das gleiche Workout nicht an zwei Tagen hintereinander ausführen sollten und dass Sie jede Muskelgruppe mindestens einmal wöchentlich intensiv kräftigen müssen.

Übungsintensität und Anzahl der Wiederholungen

Trainingseinsteiger führen die Übungen mit geringer Belastung aus. Wählen Sie die Intensitäten lieber zu niedrig als zu hoch. Die Muskulatur gewöhnt sich schneller an neue Anforderungen als die Sehnen und die Bänder. Der Körper muss deshalb langsam auf eine Übungsintensivierung vorbereitet werden. Erhöhen Sie zuerst die Länge eines Übungssatzes, bevor Sie die Belastung steigern. Wenn die Beanspruchung zu schnell vergrößert wird, besteht die Gefahr, dass der Körper Schaden nimmt.

Einsteiger wählen für jeden dynamischen Übungssatz eine Intensität, mit der es ihnen gelingt, 30 Sekunden zu üben. Wenn es Ihnen gelingt, länger zu trainieren, dann können Sie die Intensität steigern. Die Steigerung darf aber nur soweit erfolgen, dass Sie noch mindestens 30 Sekunden in einem Satz die Belastung ausführen können. Wenn Sie es bevorzugen, mit Wiederholungsangaben zu trainieren, dann können Sie die Kraftausdauer-Methode nutzen. Bei dieser Methode gilt es für Einsteiger, 15–30 Wiederholungen zu erreichen.

Fortgeschrittene führen einen Satz 45–60 Sekunden lang mit intensiver Belastung aus. Es geht darum, die Muskulatur wirkungsvoll zu belasten, nicht jedoch darum, möglichst viele Wiederholungen zu schaffen. Führen Sie langsame, kontrollierte Bewegungen aus und nutzen Sie Übungsintensivierungen wie das Halten von Positionen mit maximaler Muskelanspannung. Als Variante können Fortgeschrittene auf die Kraftausdauer-Methode mit 15–30 Wiederholungen oder auf die Muskelaufbau-Methode mit acht bis zwölf Wiederholungen zurückgreifen. Für alle Methoden gilt, dass der Schwierigkeitsgrad der Übung erst gesteigert wird, wenn es gelingt, die obere Grenze der Zeitdauer oder der Wiederholungszahl in einem Satz zu überschreiten.

Übungsintensivierung

Sie können die Muskelbeanspruchung bei den Übungen intensivieren, indem Sie eine dynamische und eine statische Ausführung kombinieren. Bei der Übung kann die Endposition mit maximaler Kontraktion oder mehrere Positionen auf dem Weg zur Endposition gehalten werden. Ebenso können Sie Teilbewegungen in der Endposition ausführen.

- Das **Halten der Endposition** bedeutet, dass Sie in der Endposition für etwa drei Sekunden verbleiben und dabei die Muskulatur mit maximaler Kraft anspannen. Halten Sie dabei nicht die Luft an, sondern atmen Sie gleichmäßig weiter.

- Das **Halten mehrerer Positionen** für drei bis zehn Sekunden im Übungsverlauf ist eine weitere Möglichkeit, eine Übung zu intensivieren. Es bietet sich beispielsweise an, jeweils eine Position am Anfang, in der Mitte und am Ende der Bewegung zu halten. Atmen Sie in jeder Halteposition gleichmäßig weiter.
- Auch **Teilbewegungen** sind eine sinnvolle Variante zur Steigerung der Muskelaktivität. Damit ist gemeint, dass Sie sich in die Endposition bewegen und von dort kleine, langsame Bewegungen nach oben und unten machen. Durch die Ausführung der Wiederholungen im Bereich höchster Muskelaktivität wird ein besseres Trainingsergebnis erreicht. Achten Sie auch hier darauf, gleichmäßig zu atmen.

Anzahl der Sätze und Pause zwischen den Übungen

Ein Satz bezeichnet die Ausführung einer Übung ohne Unterbrechung. Üblicherweise werden zwei bis drei Sätze von jeder Übung ausgeführt. Die genaue Zahl hängt von der Gesamtzahl der Übungen ab, da das Workout nicht zu lange dauern darf, um eine Überlastung des Körpers zu vermeiden. Außerdem sind die gesamte Trainingsplanung und das Leistungsniveau des Aktiven entscheidend. Am besten machen Einsteiger zwei Sätze für Workouts mit fünf bis zehn Übungen; Fortgeschrittene führen abhängig von ihrer Trainingsplanung zwei bis drei Sätze aus.

Für das Training daheim bietet sich das sehr wirkungsvolle Zirkeltraining an, das auch bei den Workouts in diesem Buch genutzt wird. Beim Zirkeltraining machen Sie einen Satz einer Übung, worauf direkt ein Satz der nächsten Übung folgt. Wenn Sie einen Intervall-Timer nutzen (siehe Seite 16), dann geben Sie als Zwischenzeit eine Pause von zehn oder fünfzehn Sekunden ein. Nachdem Sie für alle Übungen einen Satz ausgeführt haben, machen Sie eine Pause von zwei bis fünf Minuten und beginnen schließlich wieder mit der ersten Übung. Wenn Sie selbstständig Workouts mit Zirkeltraining planen, machen Sie dies möglichst so, dass Sie nach dem Training einer Muskelgruppe den Muskel-Gegenspieler kräftigen. Als Alternative zum Zirkeltraining können Sie auch erst alle Sätze einer Übung machen, bevor Sie mit der nächsten Übung beginnen. Da Sie aber ein bis drei Minuten zwischen zwei Sätzen pausieren müssen, verlängert sich die Übungszeit für das Workout deutlich.

Wichtige Regeln zur Übungsdurchführung

Nehmen Sie eine stabile Ausgangsposition ein, damit Sie sich vollständig auf die Übungsdurchführung konzentrieren können. Spannen Sie die quere Bauchmuskulatur an, indem Sie den Bauchnabel in Richtung der Wirbelsäule nach hinten oben ziehen, und aktivieren Sie die Gesäßmuskulatur. Ziehen Sie die Schultermuskulatur nach hinten unten und achten Sie auf einen geraden Rucken. Kontrollieren Sie regelmäßig die Ausgangsposition und die Übungsdurchführung vor einem Spiegel. Achten Sie darauf, dass die Schultern auf gleicher Höhe bleiben, und vermeiden Sie ein Abknicken der Handgelenke.

Konzentrieren Sie sich bei jeder Übung auf die Zielmuskulatur und machen Sie sich deren Aktivität bewusst. Dadurch werden die besten Ergebnisse erzielt. Ungeübten fällt die konzentrierte Trainingsausführung zu Anfang noch etwas schwer, doch werden sie sich diese mit fortschreitender Praxis aneignen.

Führen Sie die Übungen in gleichmäßigen, eher langsamen Bewegungen aus. Achten Sie auf eine technisch korrekte Ausführung. Ziel des Fitnesstrainings ist es, die Muskulatur effektiv zu trainieren. Vermeiden Sie es, Schwung zu holen und Ausweichbewegungen unter Einsatz anderer Muskelgruppen zu machen. Durch ruckartige Bewegungen, Verdrehen der Schulter und Anheben des

Nackens gelingt es Ihnen vielleicht, eine Wiederholung einer Übung mehr auszuführen. Dadurch wird der Körper aber nicht besser trainiert, sondern die Übung mit Fehlstellungen bewältigt.
Die Zielmuskulatur muss während der gesamten Übungsdurchführung aktiviert bleiben. Sie dürfen beispielsweise bei »K 1: Crunch« den Oberkörper beim Absenken nicht ablegen, sondern müssen ihn auch in unterer Position noch leicht angehoben lassen und somit in Spannung halten. Die Muskelaktivität nimmt während der Bewegung zu und ist in der Endposition am größten; deshalb kann die Übung auch durch Halten der Endposition und Teilbewegungen intensiviert werden.
Sie dürfen sich bei den Übungen anstrengen und verausgaben. Wenn jedoch Schmerzen auftreten, muss die Übung unterbrochen werden. Lassen die Schmerzen im Ruhezustand nach, überlegen Sie, was die Ursache war, beispielsweise eine fehlerhafte Körperhaltung, und versuchen die Ausführung erneut. Tritt der gleiche Schmerz wieder auf, stoppen Sie die Übung und machen die nächste Übung in Ihrem Trainingsplan. Lassen die Schmerzen auch im Ruhezustand nicht nach, beenden Sie das Training und kontaktieren Ihren Arzt.
Führen Sie Übungen für die linke und die rechte Körperseite immer mit gleicher Intensität aus. Achten Sie darauf, dass Sie Ihren Körper ausgeglichen trainieren. Sie müssen in Ihr Trainingsprogramm alle großen Muskelgruppen integrieren.
Intensive und mehrmals wöchentlich angesetzte Trainingseinheiten können ebenso wie zeitliche Einschränkungen dazu führen, dass die Workouts nach Muskelgruppen aufgeteilt werden müssen.

Atmung

Am besten führen Sie die Übungen eher langsam aus und atmen dabei durchgehend gleichmäßig. Dagegen dürfen Sie nicht den Atemrhythmus unterbrechen, denn dann würde der Körper ungenügend mit Sauerstoff versorgt, was ein erhebliches Gesundheitsrisiko darstellt. Wenn Sie Übungen schnell und mit hohen Intensitäten ausführen, atmen Sie beim Absenken ein, und in der Anstrengungsphase beim Strecken oder Aufrichten atmen Sie aus. Behalten Sie den Atemrhythmus während aller Wiederholungen bei. Wenn Sie zur Intensivierung die Endposition einige Sekunden lang halten, atmen Sie währenddessen bewusst ein und aus.

Info **Durchführung der folgenden Übungen**

Nehmen Sie die Ausgangsposition ein und führen Sie die Übung entsprechend der Übungsbeschreibung durch. Wiederholen Sie die Übung so lange, wie dies Ihrem Leistungsniveau entspricht und es die von Ihnen genutzte Trainingsmethode verlangt. Beachten Sie, dass es bei dem Training mit Übungszeiten darum geht, den Körper in der Trainingszeit möglichst intensiv zu belasten, nicht jedoch darum, möglichst viele Wiederholungen auszuführen.
Sie müssen eine Intensität wählen, mit der Sie die Wiederholungen technisch korrekt – ohne Fehlstellungen und Ausweichbewegungen – ausführen können. Auch wenn eine Übung nur zu einer Seite beschrieben ist, müssen Sie immer beide Körperseiten kräftigen.

2. Übungen für Bauch und Rücken

K 1: Crunch

Kräftigung:
** Rumpfmuskulatur, insbesondere vordere Bauchmuskulatur

Ausgangsposition:
Sie befinden sich in Rückenlage auf einem Gymnastikball. Die Hände sind an den Schläfen, ohne den Kopf abzustützen, und das Kinn ist leicht zur Brust gezogen. Drücken Sie die Füße auf den Boden und spannen Sie die Bauch- und die Gesäßmuskulatur an, um die Position zu stabilisieren.

Übungsdurchführung:
Heben Sie langsam den Oberkörper an. Die gesamte Bewegung erfolgt aus der Bauchmuskulatur. Die Endposition halten Sie für etwa drei Sekunden, wobei Sie die Bauchmuskulatur mit maximaler Kraft anspannen und gleichmäßig atmen. Dann senken Sie den Oberkörper langsam, ohne ihn nach hinten zu überstrecken, und wiederholen schließlich die Übung. Vermeiden Sie unkontrollierte Bewegungen auf dem Ball.

Variante:
Zur Intensivierung können Sie einen Fuß etwas anheben. Fortgeschrittene können ein Gewicht in den nach oben gestreckten Händen halten. Alternativ können Sie die Arme gestreckt neben dem Kopf halten und ein Stretchband mitziehen.
Wenn Ihnen kein Ball zur Verfügung steht, führen Sie die Übung am Boden aus.

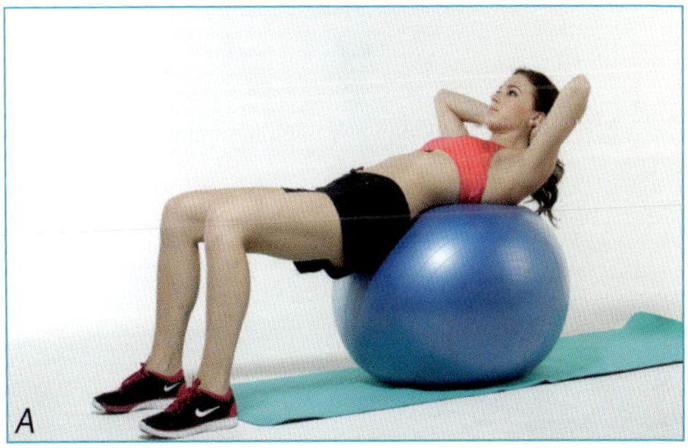

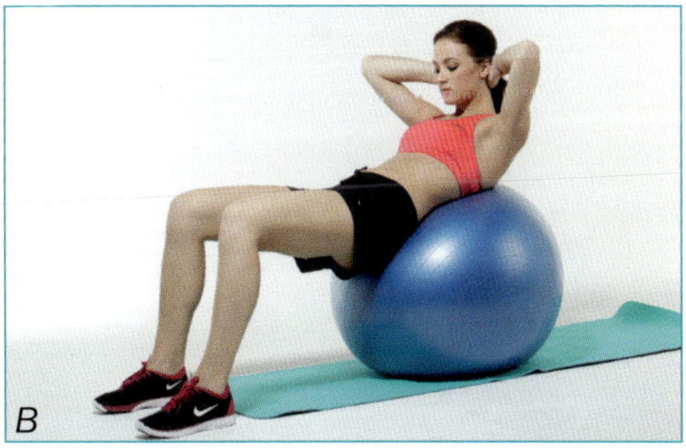

A–B: Die Ausgangs- und die Endposition.

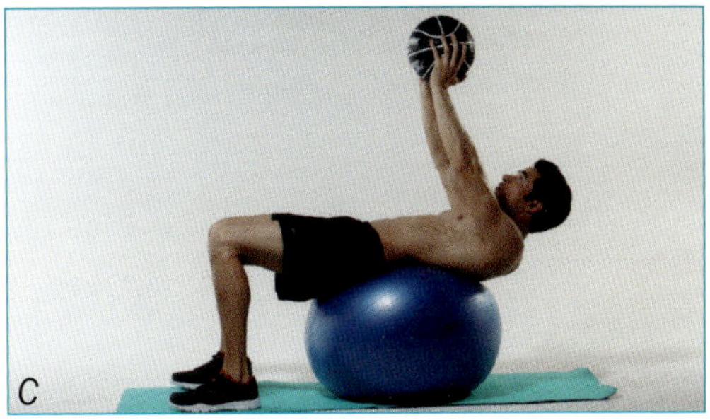

C: Die Intensivierung mit über dem Kopf gehobenen Ball.

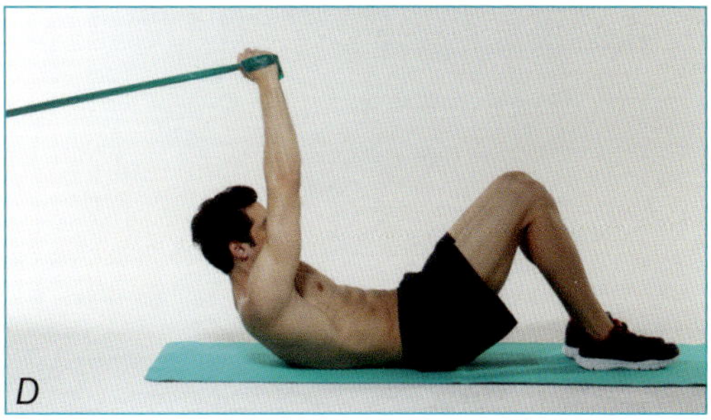

D: Das Mitziehen eines Stretchbandes am Boden.

** *Vorrangige Kräftigung*

K 2: Seitlicher Crunch

Kräftigung:
** Rumpfmuskulatur, insbesondere seitliche Bauchmuskulatur

Ausgangsposition:
Sie befinden sich in Rückenlage auf einem Gymnastikball. Die Hände sind an den Schläfen, ohne den Kopf abzustützen, und das Kinn ist leicht zur Brust gezogen. Drücken Sie die Füße auf den Boden und spannen Sie die Bauch- und die Gesäßmuskulatur an.

Übungsdurchführung:
Heben Sie langsam den Oberkörper zu einer Seite an. Die gesamte Bewegung erfolgt aus der Bauchmuskulatur, ohne Schwung zu holen. Halten Sie kurz die Endposition, wobei Sie die Bauchmuskulatur mit maximaler Kraft anspannen und gleichmäßig atmen. Dann senken Sie den Oberkörper langsam, ohne ihn jedoch nach hinten zu überstrecken, und wiederholen schließlich die Übung. Vermeiden Sie unkontrollierte Bewegungen auf dem Ball.

Variante:
Alternativ können Sie den Oberkörper abwechselnd nach rechts und links anheben. Zur Intensivierung können Sie einen Fuß anheben. Weit Fortgeschrittene ziehen gleichzeitig das Knie an, zu dessen Seite sie den Oberkörper aufrichten.
Fortgeschrittene können die Arme gestreckt neben dem Kopf halten und ein Gewicht mitheben beziehungsweise ein Stretchband mitziehen.
Wenn Ihnen kein Ball zur Verfügung steht, führen Sie die Übung am Boden aus.

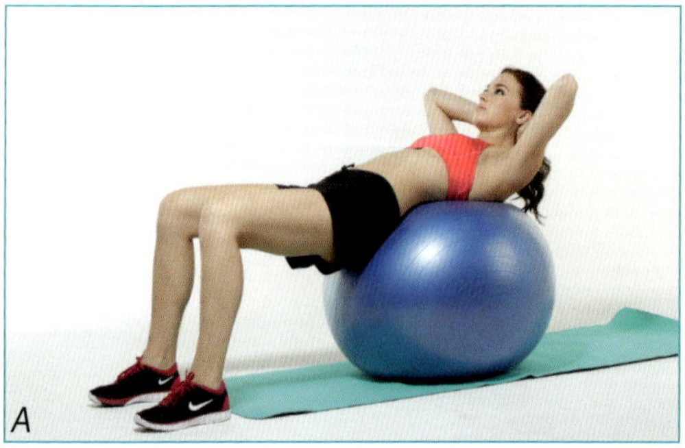

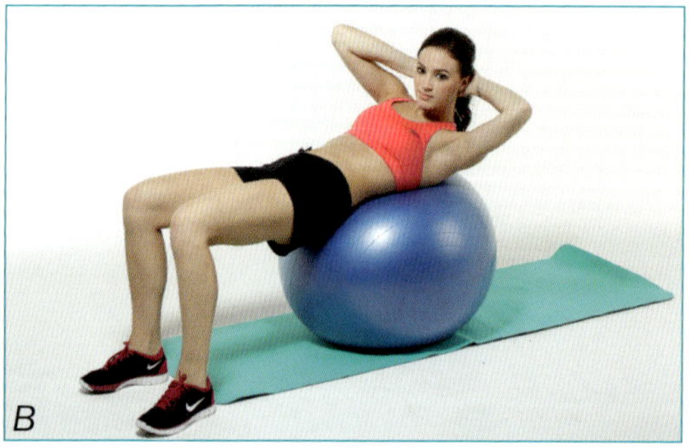

A–B: Die Ausgangs- und die Endposition.

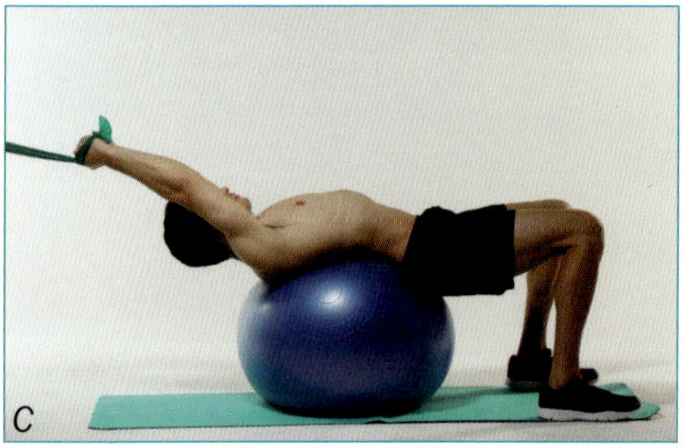

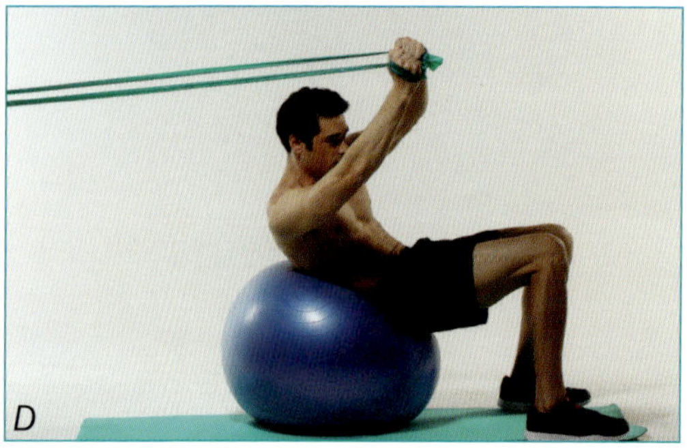

C–D: Das Mitziehen eines Stretchbandes.

*** Vorrangige Kräftigung*

K 3: Beinanheben in Rückenlage (Schwebesitz)

Kräftigung:
** vordere Bauchmuskulatur
* seitliche Bauchmuskulatur

Ausgangsposition:
Sie verknoten ein Stretchband in Kniehöhe an einem schweren Gegenstand und begeben sich auf den Rücken. Legen Sie das Band großflächig um die Füße oder die Unterschenkel und heben Sie die gestreckten Beine so weit vom Boden ab, bis sich das Band in mittlerer Spannung befindet. Der Oberkörper ist etwas angehoben, die Hände liegen auf dem Boden, und das Kinn ist leicht zur Brust gezogen. Spannen Sie die Bauch- und die Gesäßmuskulatur an.

Übungsdurchführung:
Heben Sie die gestreckten Beine gegen den Widerstand des Bandes nach oben. Die Bewegung erfolgt aus der Bauchmuskulatur, ohne Schwung zu holen. Halten Sie diese Position kurz, bevor Sie sich in die Ausgangsposition zurückbewegen. Achten Sie darauf, dass der untere Rücken durchgehend Bodenkontakt behält.

Variante:
Sie können die Beine auch abwechselnd nach links und rechts vorne bewegen.
Einsteiger können das Beinheben im Schwebesitz und ohne Band ausführen und sich dazu mit den Händen hinter dem Körper abstützen. So können Sie Kreisbewegungen mit den Beinen ausführen. Ist diese Variante zu intensiv, dann üben Sie das Beinanheben mit gebeugten Beinen.

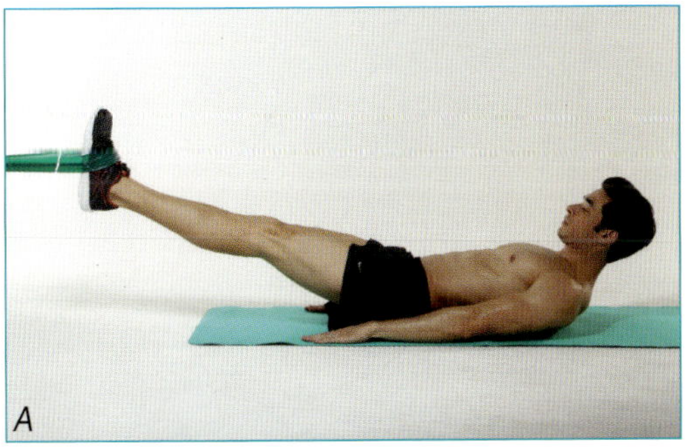
A

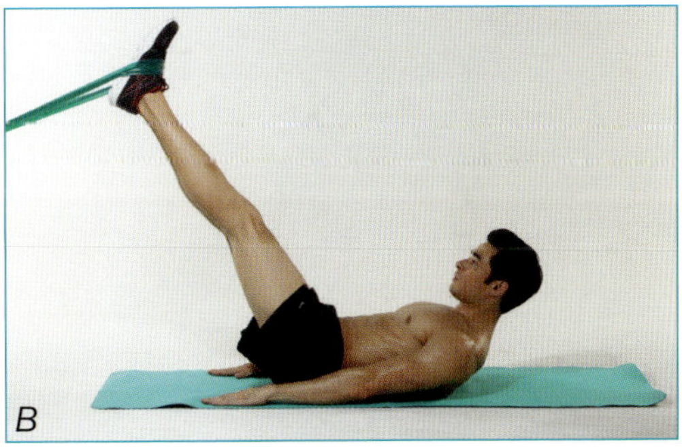
B

A–B: Die Ausgangs- und die Endposition.

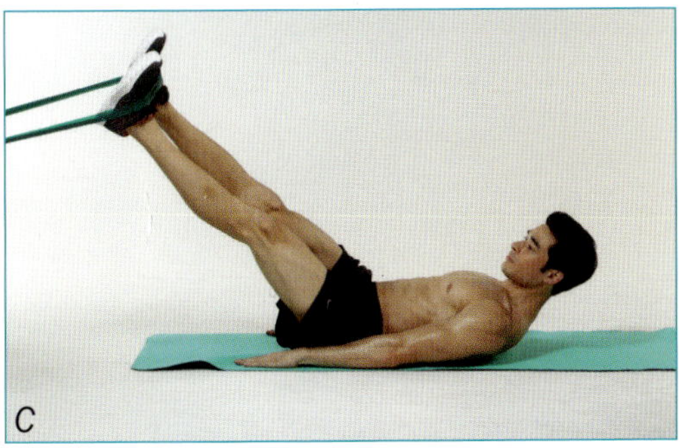
C

C: Das seitliches Anheben der Beine.

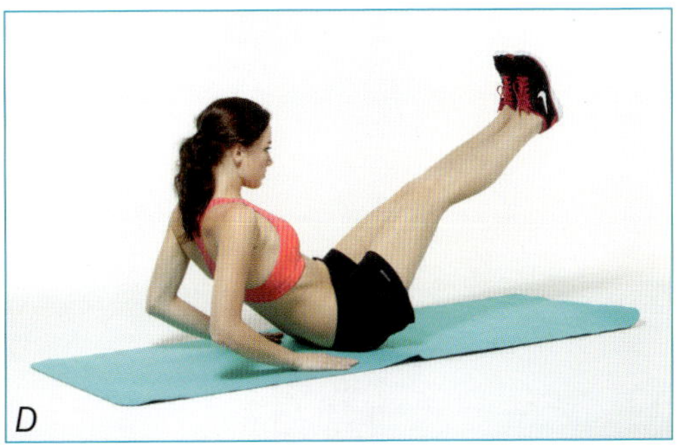
D

D: Die Variante für Einsteiger mit Abstützen und ohne Band.

*** Vorrangige Kräftigung*
** Mitkräftigung der betreffenden Muskulatur*

K 4: Beinanheben im Hang

** Bauchmuskulatur
* Rücken-, Schulter- und vordere Oberarmmuskulatur

Ausgangsposition:
Sie hängen an einer Stange, die Arme sind etwa schulterbreit auseinander, und die Handflächen weisen nach vorne. Halten Sie den Körper gerade, spannen die Bauchmuskulatur an und richten das Becken etwas auf.

Übungsdurchführung:
Ziehen Sie beide Knie zum Oberkörper und heben Sie gleichzeitig das Becken weiter an. Halten Sie kurz diese Position, wobei Sie die Bauchmuskulatur mit maximaler Kraft anspannen und gleichmäßig atmen. Dann bewegen Sie die Beine langsam nach unten und wiederholen die Übung. Achten Sie auf kontrollierte Bewegungen und vermeiden Sie es, Schwung zu holen.

Variante:
Sie können die Knie auch abwechselnd anheben. Sie intensivieren die Übung, indem Sie eine aufgerichtete Kurzhantel zwischen den Füßen halten.
Fortgeschrittene führen die Übung mit gestreckten Beinen aus. Weit Fortgeschrittene heben die gestreckten Beine bis zum Kopf.
Alternativ können Sie die Beine abwechselnd zur linken und zur rechten Körperseite anheben und so die seitliche Rumpfmuskulatur intensiv trainieren.

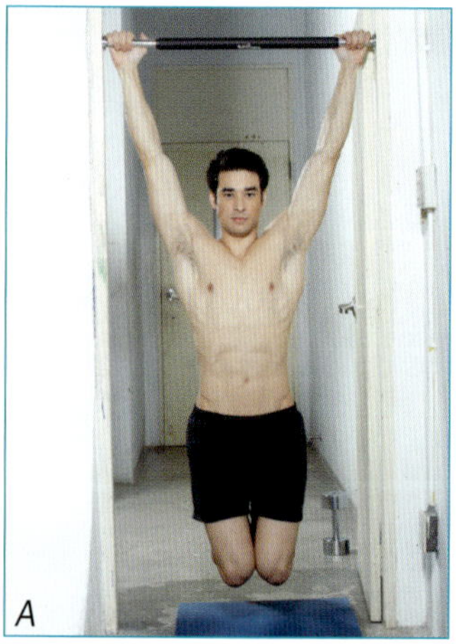
A

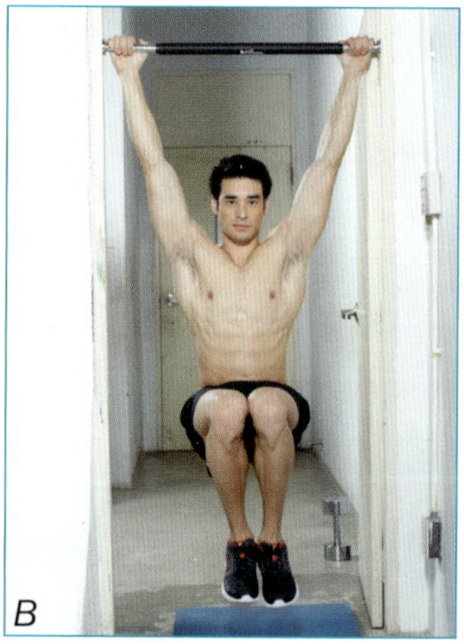
B

A–B: Die Übung mit Anziehen der Knie.

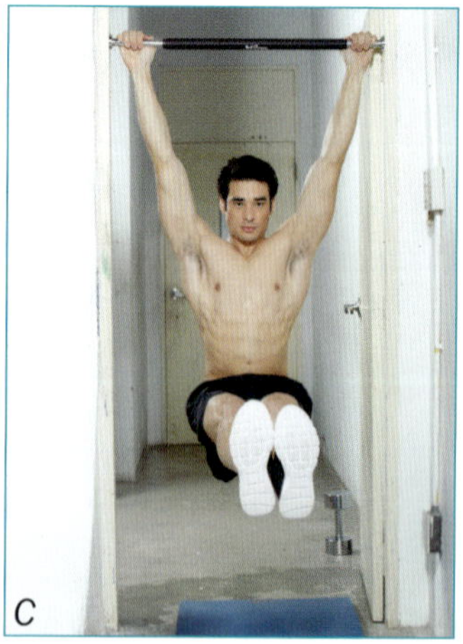
C

C: Das Anheben der gestreckten Beine

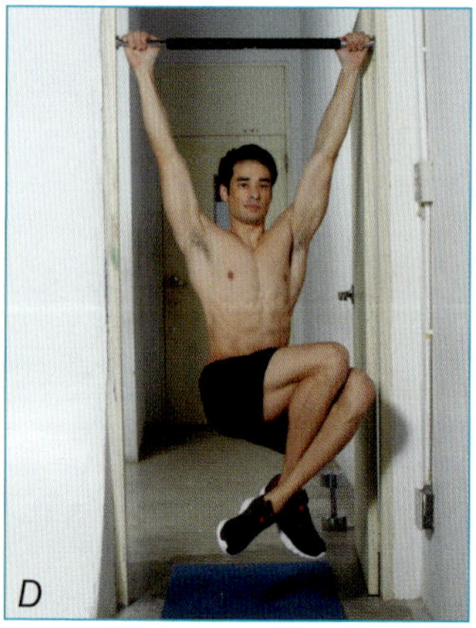
D

D: Das seitliche Anziehen der Knie.

*** Vorrangige Kräftigung*
** Mitkräftigung der betreffenden Muskulatur*

K 5: Crunch mit Knieanziehen

Kräftigung:
** vordere Bauchmuskulatur
* seitliche Bauchmuskulatur

Ausgangsposition:
Sie verknoten ein Stretchband in Kniehöhe an einem schweren Gegenstand und legen sich mit dem Rücken auf den Boden. Heben Sie die Knie an und legen Sie das Band großflächig um die Oberschenkel, so dass sich das Band in mittlerer Spannung befindet. Die Hände sind an den Schläfen, ohne jedoch den Kopf abzustützen, und das Kinn ist leicht zur Brust gezogen. Spannen Sie die Bauch- und die Gesäßmuskulatur an und drücken Sie den unteren Rücken auf den Boden.

Übungsdurchführung:
Heben Sie langsam den Oberkörper an und ziehen Sie gleichzeitig die Knie etwas an. Die Bewegung erfolgt aus der Bauchmuskulatur, ohne Schwung zu holen. Halten Sie kurz diese Position, wobei Sie gleichmäßig weiteratmen. Dann bewegen Sie sich in die Ausgangsposition zurück, jedoch nicht darüber hinaus, damit das Band in Spannung bleibt.

Variante:
Sie vereinfachen die Übung, indem Sie die Beine in der Ausgangsposition lassen.
Sie intensivieren die Übung, indem Sie die Hände gestreckt neben dem Kopf halten. Auch können Sie einen Medizinball oder Kurzhanteln in den Händen halten.
Die Übung ist auch ohne Stretchband möglich, ist dann aber weniger wirkungsvoll.

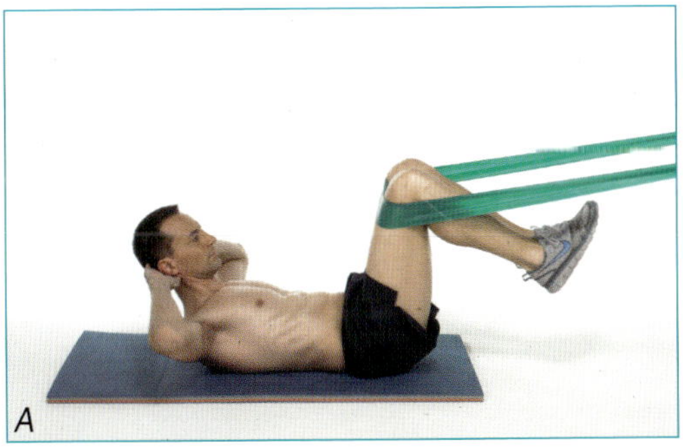

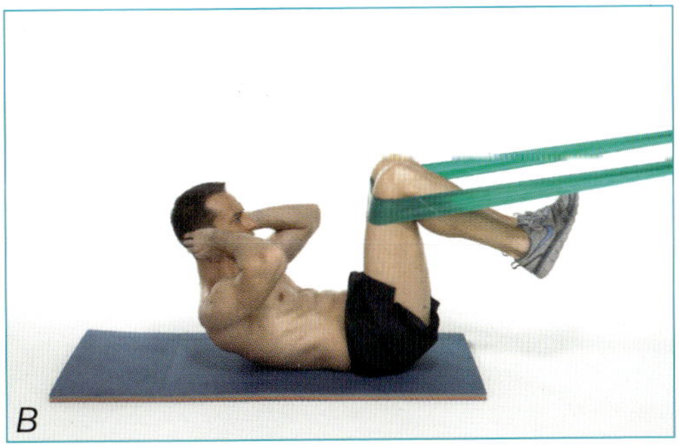

A–B: Die Ausgangs- und die Endposition.

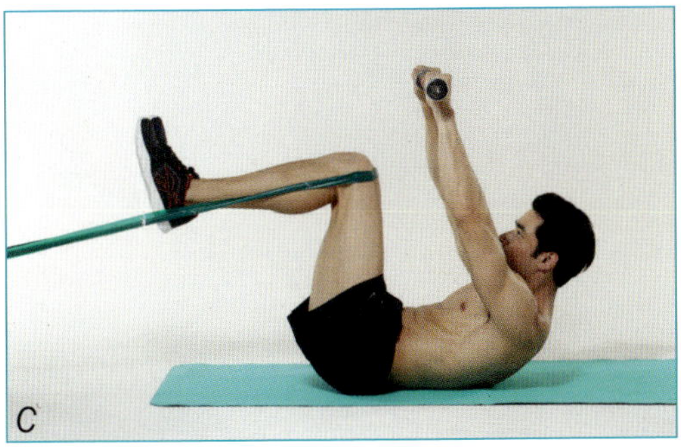

C: Die Intensivierung mit Zusatzgewicht.

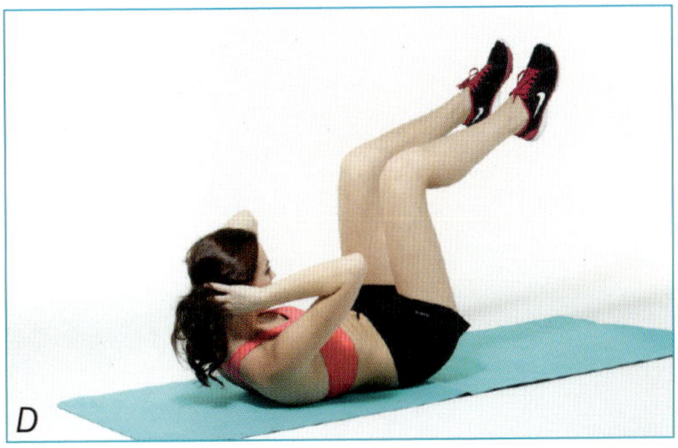

D: Die Einstiegsvariante ohne Stretchband.

*** Vorrangige Kräftigung*
** Mitkräftigung der betreffenden Muskulatur*

K 6: Beinanziehen im Liegestütz (Bauchroller)

Kräftigung:
** vordere Bauchmuskulatur
* seitliche Bauch-, Schulter-, untere Rücken-, hintere Oberarm-, Brust- und vordere Oberschenkelmuskulatur

Ausgangsposition:
Sie befinden sich in der Liegestützposition, wobei die Zehen oder die Unterschenkel auf einem Gymnastikball positioniert sind. Stützen Sie sich mit den Händen so ab, dass sich die Ellbogen unter den Schultergelenken befinden. Spannen Sie die Gesäß- und die Bauchmuskulatur an und halten Sie den Rücken gerade.

Übungsdurchführung:
Ziehen Sie die Knie zur Brust, bis nur noch die Fußspitzen den Ball berühren. Dabei rollen Sie den Ball vorwärts und heben das Gesäß an. Halten Sie kurz diese Position, bevor Sie den Ball zurückrollen. Achten Sie darauf, dass der Rücken gerade oder leicht nach oben gewölbt bleibt.

Variante:
Sie können den Ball auch abwechselnd nach links vorne und rechts vorne rollen.
Fortgeschrittene können die Übung mit gestreckten Beinen machen. Weit Fortgeschrittenen gelingt die Übung einbeinig.
Wenn Ihnen kein Ball zur Verfügung steht, können Sie die Übung mit einem Handtuch auf einem glatten Boden ausführen. Stellen Sie dazu die Fußballen auf das gefaltete Handtuch und lassen Sie es beim Anziehen und Rückbewegen mitrutschen.

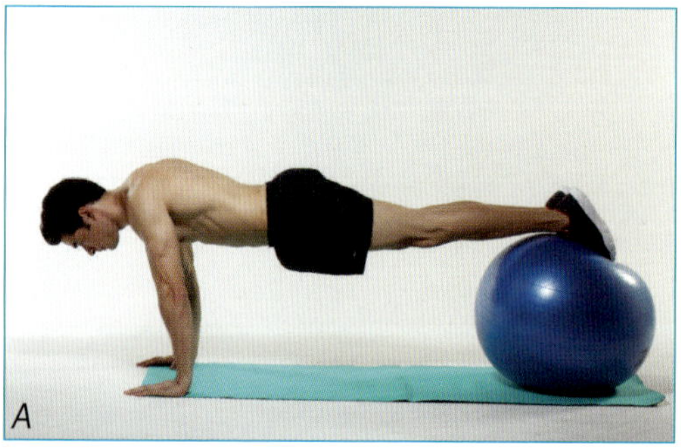

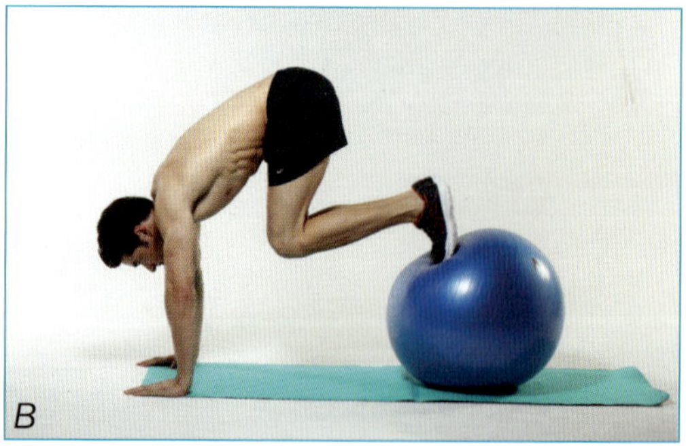

A–B: Die Ausgangs- und die Endposition.

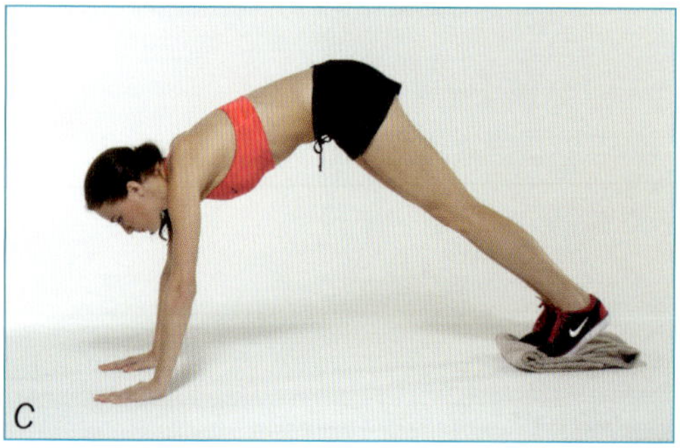

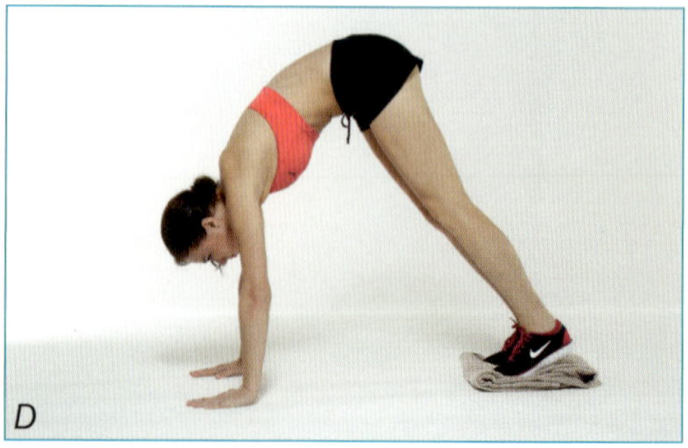

C-D: Die Variante mit gestreckten Beinen und Handtuch.

** *Vorrangige Kräftigung*
* *Mitkräftigung der betreffenden Muskulatur*

K 7: Beinanziehen und Liegestütz

Kräftigung:

** Brust-, hintere Oberarm- und Rumpfmuskulatur

* Schulter- und vordere Oberschenkelmuskulatur

Ausgangsposition:
Sie befinden sich in der Liegestützposition, wobei die Zehen oder die Unterschenkel auf einem Gymnastikball positioniert sind. Stützen Sie sich mit den Händen so ab, dass sich die Ellbogen unter den Schultergelenken befinden. Spannen Sie die Bauch- und die Gesäßmuskulatur an und halten Sie den Rücken gerade.

Übungsdurchführung:
Ziehen Sie die gestreckten Beine zur Brust, bis nur noch die Fußspitzen den Ball berühren. Dabei rollen Sie den Ball vorwärts und heben das Gesäß an. Halten Sie kurz diese Position, bevor Sie den Ball zurückrollen und schließlich einen Liegestütz ausführen. Anschließend wiederholen Sie die Übung. Achten Sie darauf, dass Sie das Anziehen der Beine und den Liegestütz als gleichmäßige Bewegung ausführen und dass der Rücken gerade oder leicht nach oben gewölbt ist.

Variante:
Sie vereinfachen die Übung, indem Sie statt der gestreckten Beine die Knie anziehen.
Sehr intensiv wird die Übung, wenn Sie sie einbeinig ausführen. Das andere Bein wird dann gestreckt in die Luft gehalten.

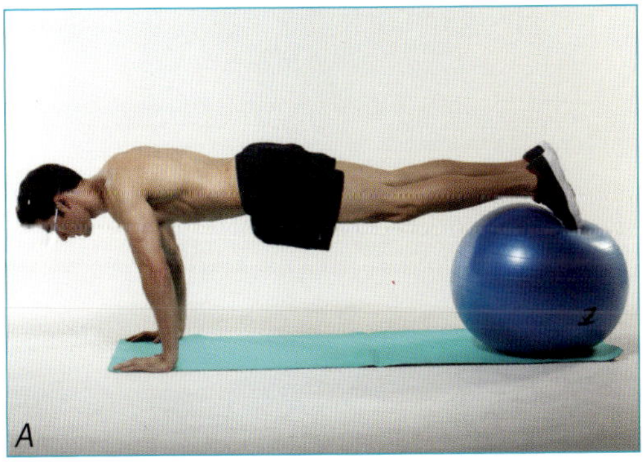

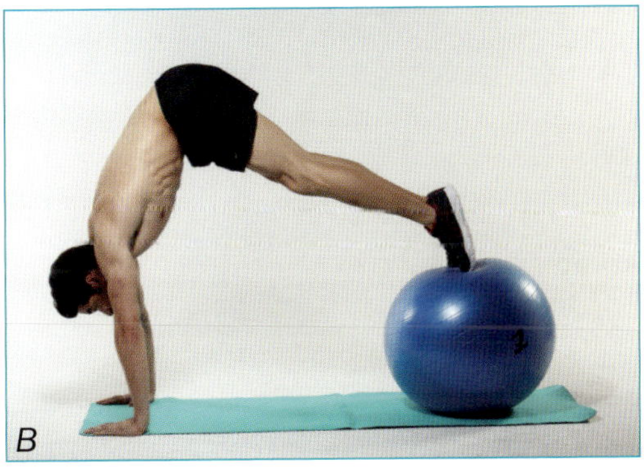

A–C: Der Bewegungsablauf.

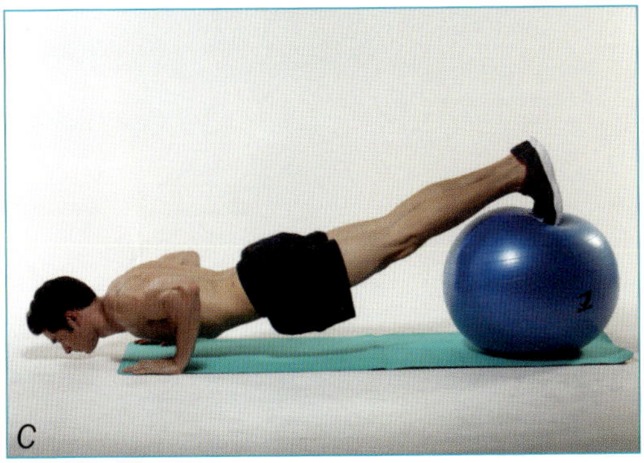

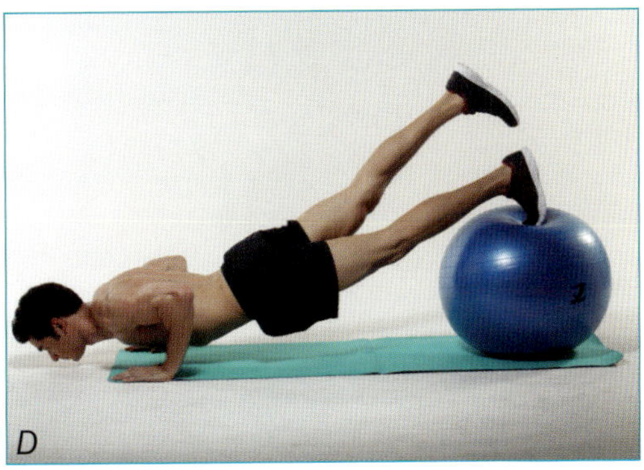

D: Die einbeinige Variante.

** *Vorrangige Kräftigung*

* *Mitkräftigung der betreffenden Muskulatur*

K 8: Vorwärtsrollen

Kräftigung:

** Rumpfmuskulatur, insbesondere vordere Bauchmuskulatur
* Schultermuskulatur

Ausgangsposition:
Knien Sie sich hin und stützen sich mit den Unterarmen auf einem Gymnastikball ab. Der Rücken ist gerade, und die Schultern sind nach hinten unten gezogen. Spannen Sie die Bauch- und Gesäßmuskulatur an, um die Position zu stabilisieren.

Übungsdurchführung:
Rollen Sie den Ball nach vorne, bis Sie sich mit den Ellbogenknöcheln auf dem Ball abstützen können und der Hüftgelenkswinkel mindestens 90 Grad beträgt. Halten Sie kurz diese Position, wobei Sie die Bauchmuskulatur maximal anspannen und gleichmäßig atmen. Dann rollen Sie zurück und wiederholen schließlich die Übung. Achten Sie auf einen geraden Rücken und angespannte Rumpfmuskulatur.

Variante:
Je weiter Sie vorrollen, umso intensiver wird die Übung. Auch können Sie in der Endposition ein Knie anheben. Fortgeschrittene führen die Übung mit gestreckten Beinen aus. Auch ist die Übung mit gestreckten Armen möglich. Alternativ bietet sich das Rollen mit der Langhantelstange an. Greifen Sie dazu etwa schulterbreit und rollen Sie sich langsam nach vorne. Einsteiger nutzen dazu den Kniesitz; Fortgeschrittene machen diese Variante mit gestreckten Beinen und können auch Kurzhanteln einsetzen.

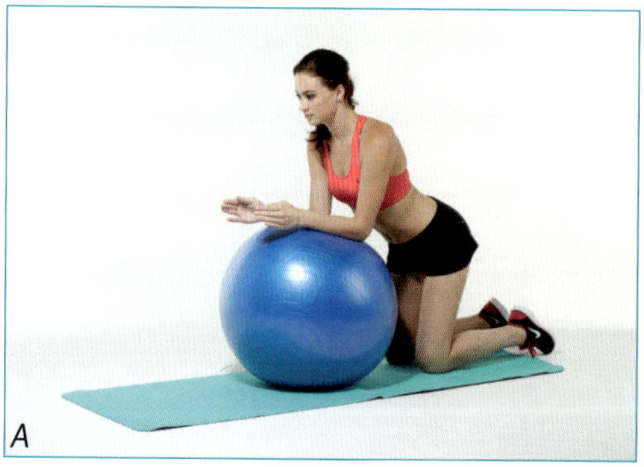

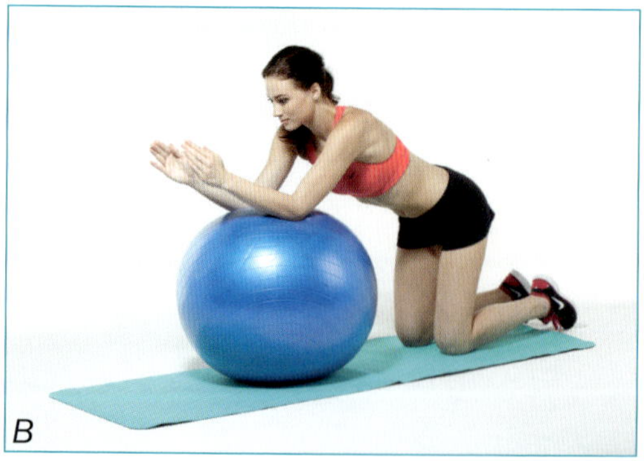

A–B: Die Ausgangs- und die Endposition.

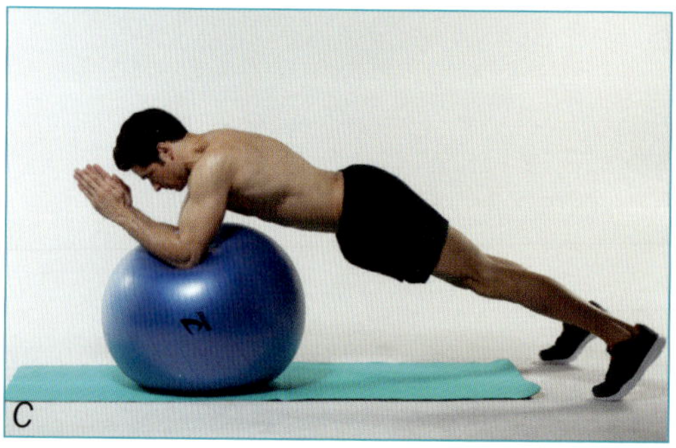

C: Die Übung mit gestreckten Beinen.

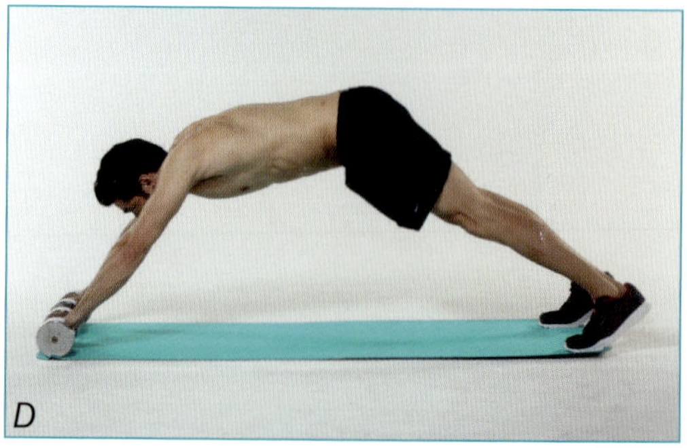

D: Die Variante mit Kurzhanteln. Führen Sie diese Variante nicht auf einem sehr glatten Boden aus, um ein unkontrolliertes Vorrollen und somit eine Verletzung zu vermeiden.

*** Vorrangige Kräftigung*
** Mitkräftigung der betreffenden Muskulatur*

K 9: Beckenanheben

Kräftigung:
** vordere Bauchmuskulatur
* seitliche Bauchmuskulatur

Ausgangsposition:
Sie liegen auf dem Rücken und halten die gebeugten Beine in der Luft. Dabei betragen die Knie- und die Hüftgelenkswinkel etwa 90 Grad. Legen Sie ein Stretchband um die Unterschenkel und halten Sie die Enden so, dass sich das Band in mittlerer Spannung befindet. Die Arme sind auf dem Boden abgelegt, und die Bauch- und die Gesäßmuskulatur sind angespannt.

Übungsdurchführung:
Heben Sie das Becken mit der Kraft der Bauchmuskulatur gerade nach oben. Halten Sie kurz diese Position, wobei Sie die Bauchmuskulatur mit maximaler Kraft anspannen und gleichmäßig atmen. Achten Sie darauf, dass Sie mit den Beinen weder nach vorne noch nach hinten ausweichen, und vermeiden Sie ein Hohlkreuz.

Variante:
Wenn Sie das Becken noch nicht anheben können, aktivieren Sie die entsprechende Muskulatur mit maximaler Kraft. Nach einigen Wochen regelmäßigen Trainings wird es Ihnen möglich sein, die Übung entsprechend der obigen Beschreibung auszuführen.
Alternativ können Sie einen Medizinball mit den Füßen halten. Fortgeschrittene können die Übung mit nach oben gestreckten Beinen ausführen, wofür Sie das Band um die Fußsohlen legen. Stellen Sie sich dabei vor, dass Sie ein Gewicht gerade hochdrücken.

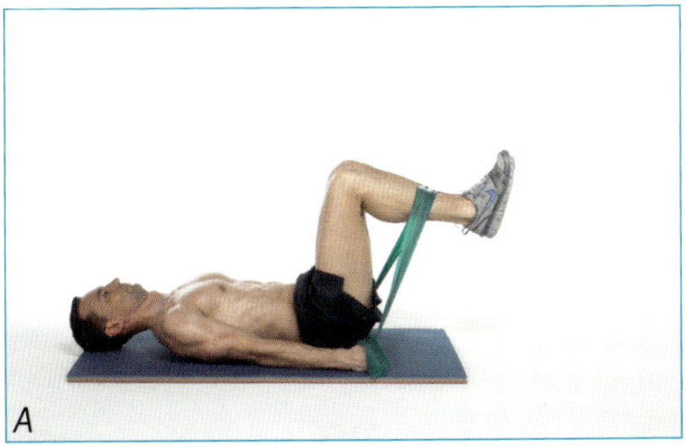

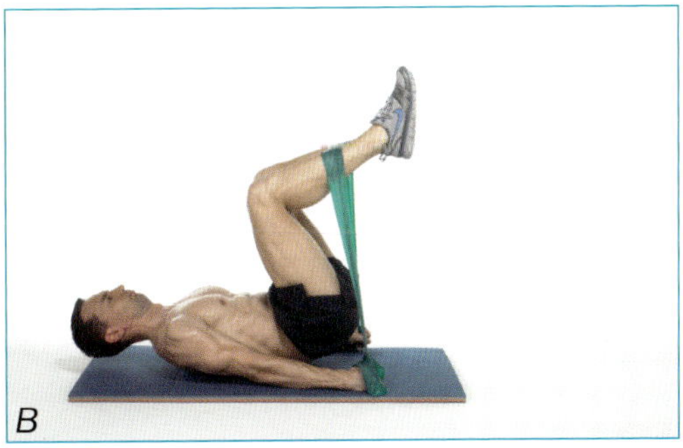

A–B: Die Ausgangs- und die Endposition.

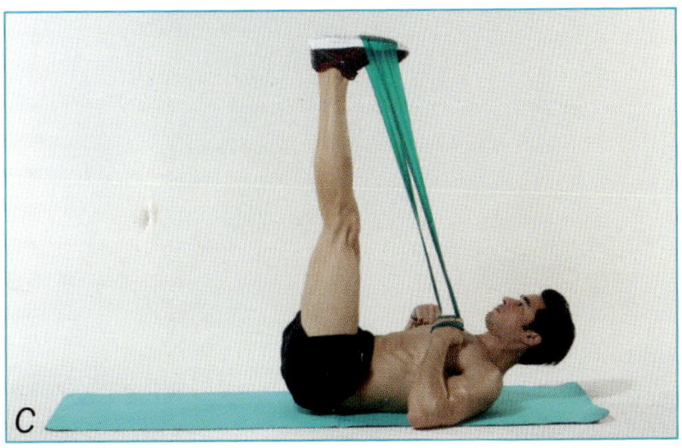

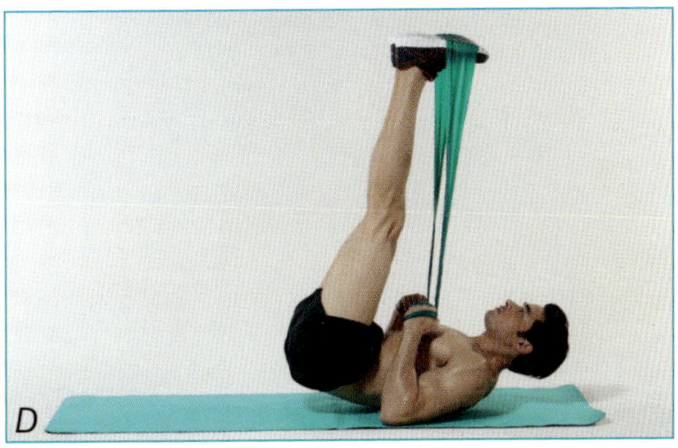

C–D: Die Variante mit gestreckten Beinen.

** *Vorrangige Kräftigung*
* *Mitkräftigung der betreffenden Muskulatur*

K 10: Käfer

Kräftigung:
** vordere Bauchmuskulatur
* seitliche Bauchmuskulatur

Ausgangsposition:
Sie befinden sich in Rückenlage und haben die Arme nach oben gerichtet abgelegt. Aktivieren Sie die Bauchmuskulatur, indem Sie den Bauchnabel in Richtung Wirbelsäule ziehen, und spannen Sie die Gesäßmuskulatur an. Heben Sie nun den Kopf und die gestreckten Arme und Beine vom Boden ab, der untere Rücken behält Bodenkontakt.

Übungsdurchführung:
Heben Sie den Oberkörper zur rechten Seite an. Gleichzeitig ziehen Sie das rechte Knie zum Körper und fassen mit der linken Hand an die rechte Fußinnenseite. Dann bewegen Sie sich langsam in die Ausgangsposition zurück, ohne den Körper abzulegen. Heben Sie den Oberkörper abwechselnd zur rechten und zur linken Seite an. Vermeiden Sie es, die Übung mit Schwung auszuführen und ein Hohlkreuz zu bilden.

Variante:
Sie können auch erst die Hälfte der beabsichtigten Wiederholungszahl zu einer Seite machen, bevor Sie die restlichen Wiederholungen zur anderen Seite ausführen.
Sie intensivieren die Übung, indem Sie kleine Kurzhanteln in den Händen halten.
Wenn Sie bei dieser Ausführung nicht durchgehend den unteren Rücken am Boden halten können, müssen Sie die vereinfachte Variante nutzen. Dabei führen Sie die Übung mit durchgehend angezogenen Knien aus und halten die Hände an den Schläfen.

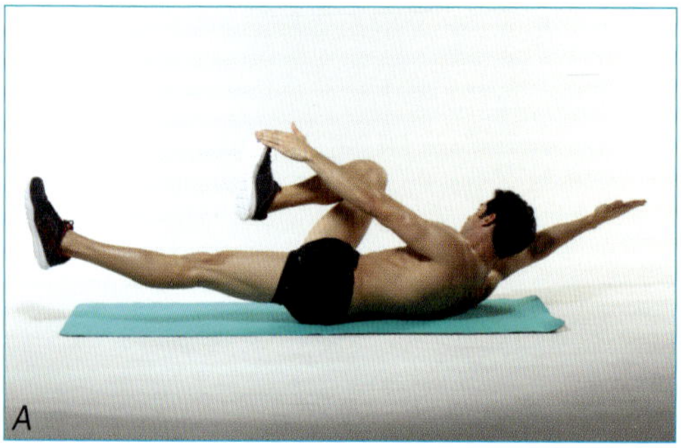

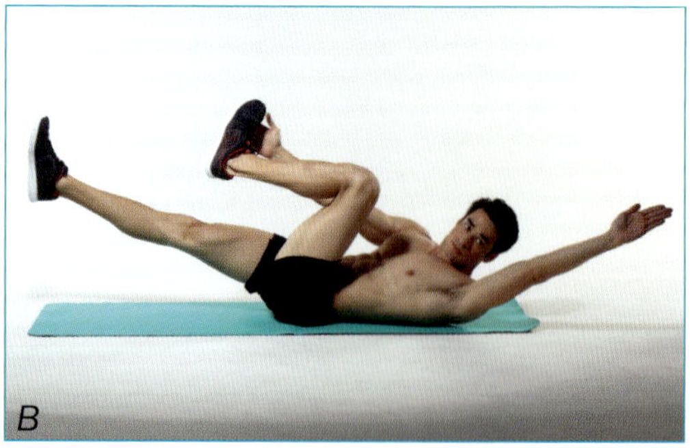

A–B: Der Bewegungsablauf.

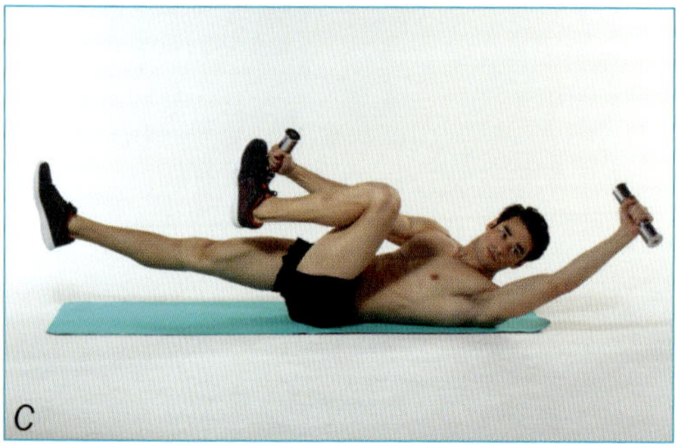

C: Die Intensivierung mit Kurzhantel.

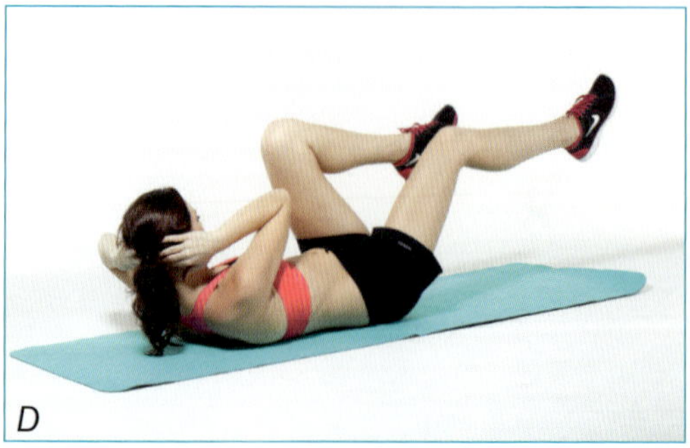

D: Die Variante für Einsteiger.

** *Vorrangige Kräftigung*
* *Mitkräftigung der betreffenden Muskulatur*

K 11: Oberkörpersenken mit Drehungen

Kräftigung:
** vordere Bauchmuskulatur
* seitliche Bauchmuskulatur

Ausgangsposition:
Sie sitzen auf dem Boden, die Beine sind angezogen, und die Fersen sind aufgestellt. Spannen Sie die Bauchmuskulatur an und drücken Sie mit den Fersen auf den Boden, um ein Hohlkreuz während der Übung zu vermeiden. Die Arme sind gestreckt vor dem Körper, und in den Händen halten Sie einen Ball, das Kinn ist leicht zur Brust gezogen.

Übungsdurchführung:
Bewegen Sie den Oberkörper langsam nach unten. Während der Bewegung nach unten halten Sie kurz einige Positionen und machen in diesen langsame Drehungen nach links und rechts. Danach bewegen Sie den Oberkörper weiter nach unten. Die Bewegung bis zum Ablegen des Oberkörpers sollte 30–60 Sekunden dauern. Achten Sie dabei auf eine gleichmäßige Atmung.

Variante:
Sie können bei jeder Drehung mit dem Ball auf den Boden tippen. Um die Übung zu intensivieren, wird der Oberkörper nicht abgelegt, sondern wieder nach oben geführt.
Wenn Sie keinen Ball zur Verfügung haben, dann greifen Sie mit den Händen ineinander. Fortgeschrittene halten eine schwere Hantelscheibe vor dem Brustkorb. Auch ist die Übung auf einem Gymnastikball möglich.

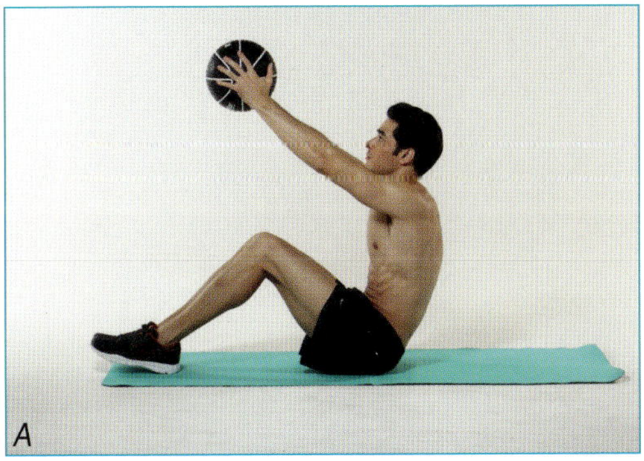
A

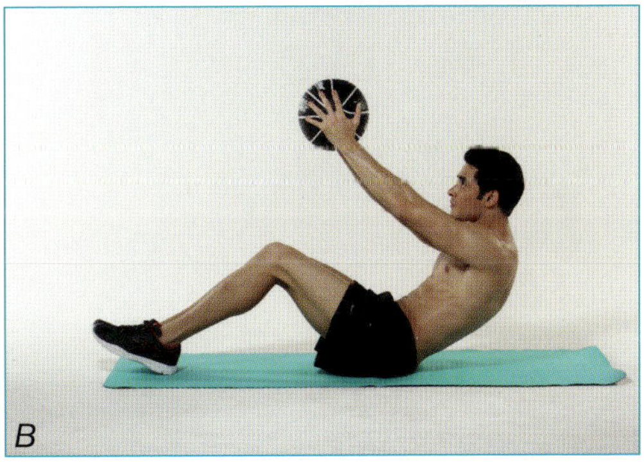
B

A–D: Der Bewegungsablauf.

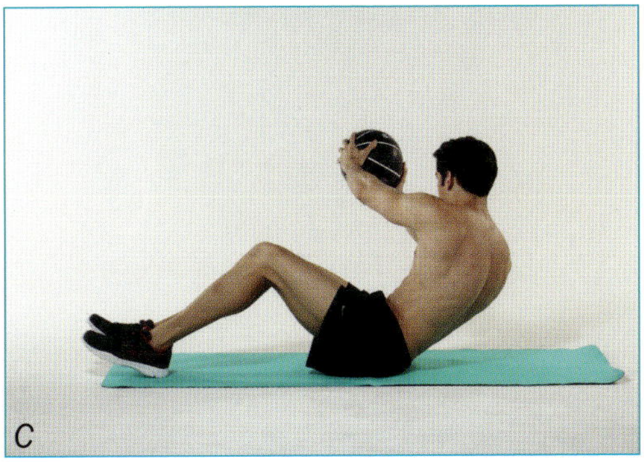
C

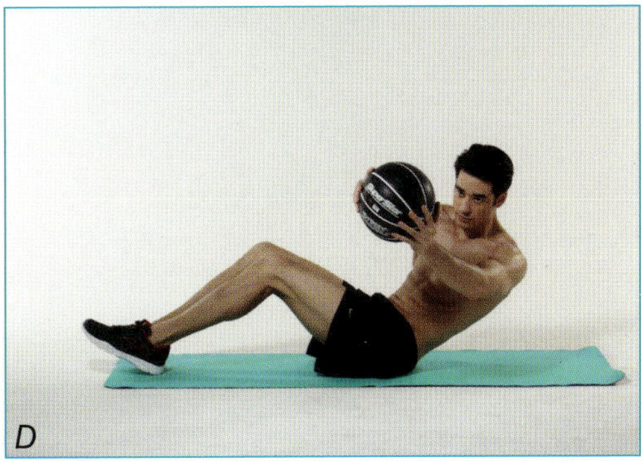
D

** *Vorrangige Kräftigung*
* *Mitkräftigung der betreffenden Muskulatur*

K 12: Unterarmstütz (Frontstütz)

Kräftigung:
** Rumpfmuskulatur, insbesondere vordere Bauchmuskulatur
* Schulter- und vordere Oberschenkelmuskulatur

Ausgangsposition:
Sie befinden sich in Bauchlage und positionieren die Fußspitzen auf einem Gymnastikball. Stützen Sie sich mit den Unterarmen so ab, dass sich die Ellbogen unter den Schultergelenken befinden. Spannen Sie die Bauch- und die Gesäßmuskulatur an, um die Position zu stabilisieren.

Übungsdurchführung:
Drücken Sie den Oberkörper nach oben, bis der Rücken gerade ist und die Beine gestreckt sind. Spannen Sie die Füße und Ellbogen zueinander, ohne diese aber tatsächlich zu bewegen, und konzentrieren Sie sich auf die Aktivität der Bauchmuskulatur. Die Endposition wird abhängig vom Leistungsniveau 30–60 Sekunden gehalten. Achten Sie dabei auf eine gleichmäßige Atmung und darauf, dass der Oberkörper nicht ins Hohlkreuz sinkt. Die statische Ausführung über mehrere Sekunden entspricht der Ausführung eines Satzes bei den dynamischen Übungen.

Variante:
Fortgeschrittene heben abwechselnd ein Bein oder einen Arm gestreckt an. Sie können die Muskelbeanspruchung für die Schultermuskulatur intensivieren, indem Sie sich mit den Unterarmen statt mit den Füßen auf dem Ball abstützen.
Als Alternative können Sie die Füße oder die Arme auf einem Therapiekreisel aufstellen.

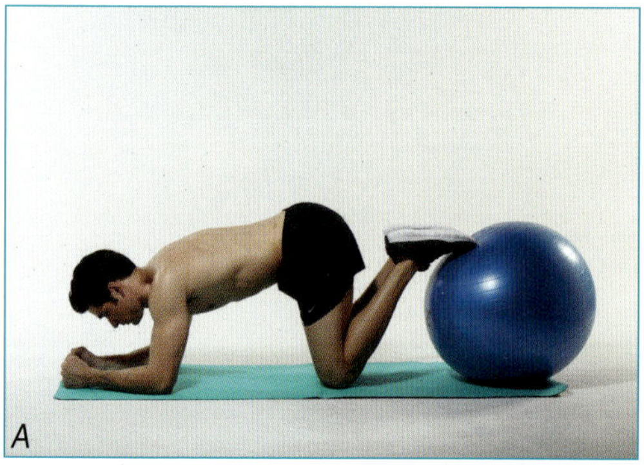

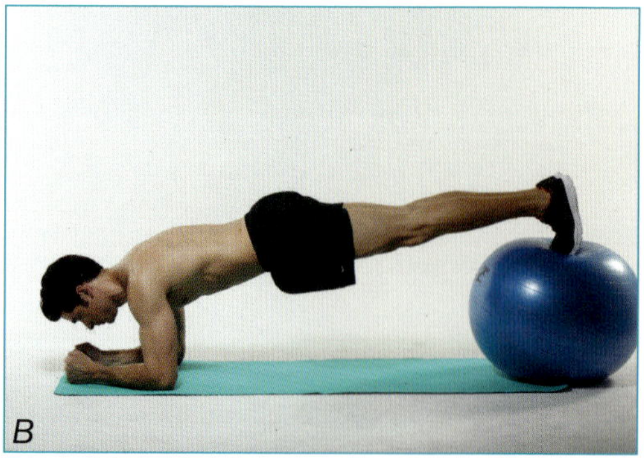

A–B: Die Ausgangs- und die Endposition.

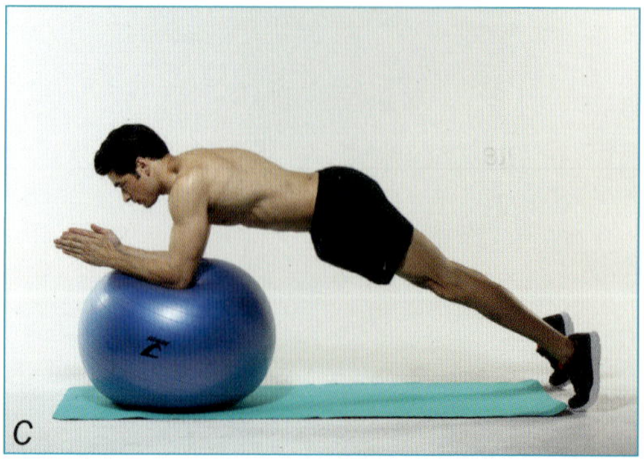

C: Die Variante mit den Unterarmen auf dem Ball.

** *Vorrangige Kräftigung*
* *Mitkräftigung der betreffenden Muskulatur*

Wenn Ihnen kein Ball zur Verfügung steht, dann können Sie die Übung am Boden machen.
Fortgeschrittene können die intensive Variante mit diagonalem Arm- und Beinanheben ausführen. Dies wird sehr anspruchsvoll, wenn Sie den Ellbogen und das Knie aufeinander zu bewegen und gleichzeitig die Zugspannung von dem stützenden Arm und Fuß aufrechterhalten. Achten Sie darauf, dass Sie das Gesäß bei der Bewegung anheben.
Sie intensivieren die Aktivität der Armmuskulatur, wenn Sie dies in Liegestützposition üben. Auch diese Variante können Sie durch Anheben von Arm und Bein intensivieren.

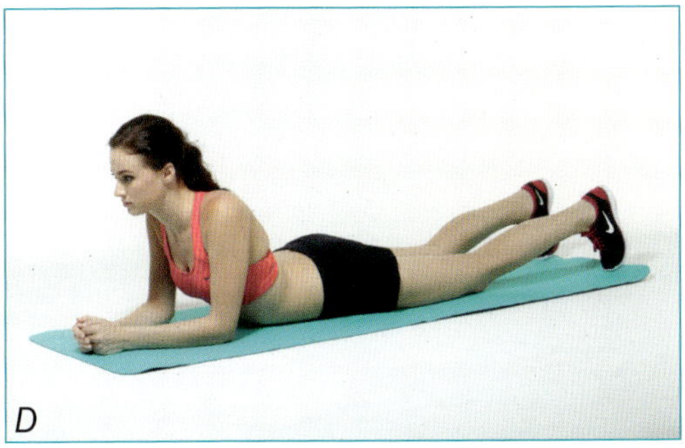
D

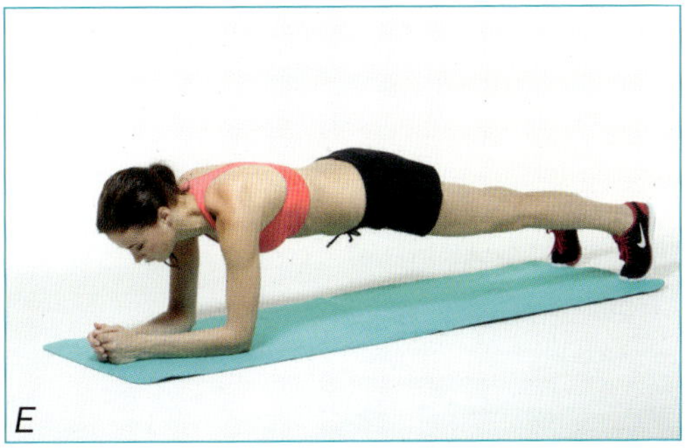
E

D–E: Der Unterarmstütz am Boden.

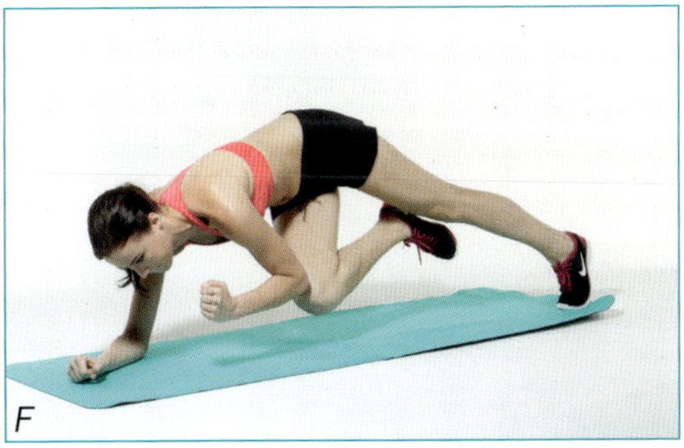
F

F: Heben Sie zuerst den linken Arm und das rechte Bein an, bevor Sie Ellbogen und Knie zusammenführen.

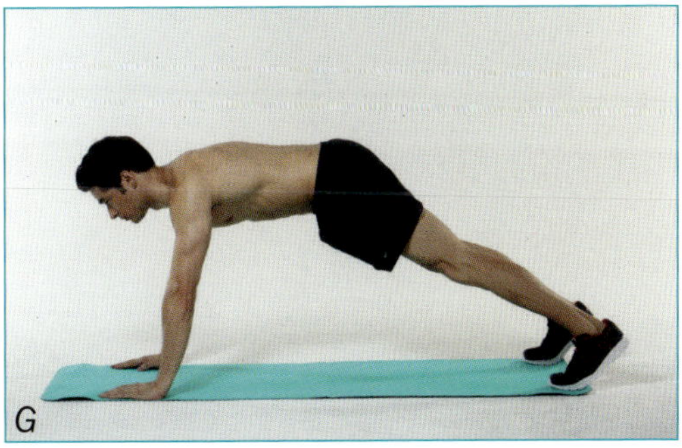
G

G: Die Variante in Liegestützposition.

H: Die Intensivierung der Liegestützposition. Achten Sie darauf, die Zugspannung aufzubauen, indem die Hand und das Knie am Boden aufeinander zu spannen, ohne tatsächliche Bewegung.

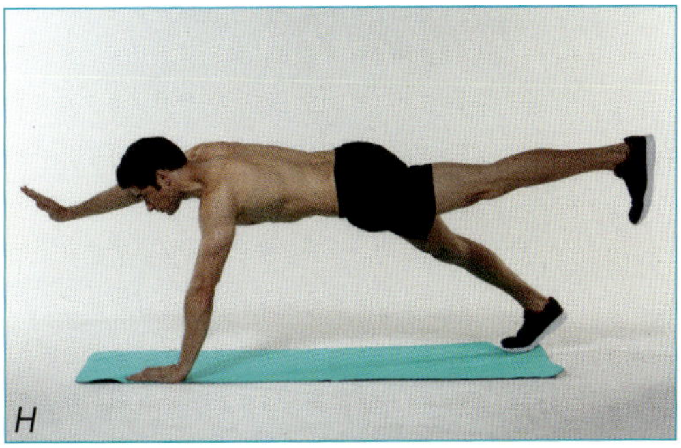
H

** *Vorrangige Kräftigung*
* *Mitkräftigung der betreffenden Muskulatur*

K 13: Bodendrücker

Kräftigung:
** vordere Bauchmuskulatur
* seitliche Bauchmuskulatur

Ausgangsposition:
Sie befinden sich in Bankstellung, die Hände sind unter den Schultergelenken oder etwas weiter oben, und die Knie sind unter den Hüftgelenken positioniert. Der Rücken ist gerade oder leicht nach oben gewölbt. Halten Sie den Kopf gerade und richten Sie den Blick auf den Boden.

Übungsdurchführung:
Drücken Sie die Hände und Knie fest in den Boden und spannen sie gleichzeitig kraftvoll zueinander, ohne sie jedoch tatsächlich zu bewegen. Halten Sie diese intensive Druck- und Zugspannung für 30–60 Sekunden. Achten Sie dabei auf gleichmäßige Atmung und darauf, dass der Oberkörper nicht ins Hohlkreuz sinkt. Die statische Ausführung entspricht der Ausführung eines Satzes bei den dynamischen Übungen.

Variante:
Sie können sich auch mit den Unterarmen abstützen.
Bei Folgesätzen können Sie die Hände und die Knie weiter auseinander stellen, um etwas unterschiedliche Anteile der Bauchmuskulatur zu aktivieren.
Fortgeschrittene heben die Knie vom Boden ab, so dass nur noch die Fußspitzen den Boden berühren.

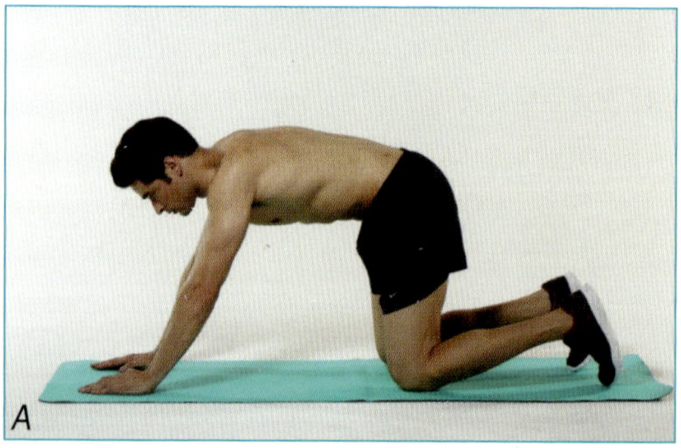

A: Die Übung in naher Bankstellung.

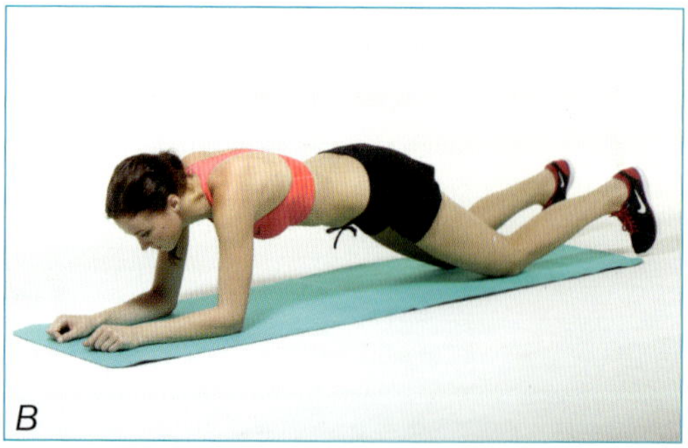

B: Die weite Stellung im Unterarmstütz.

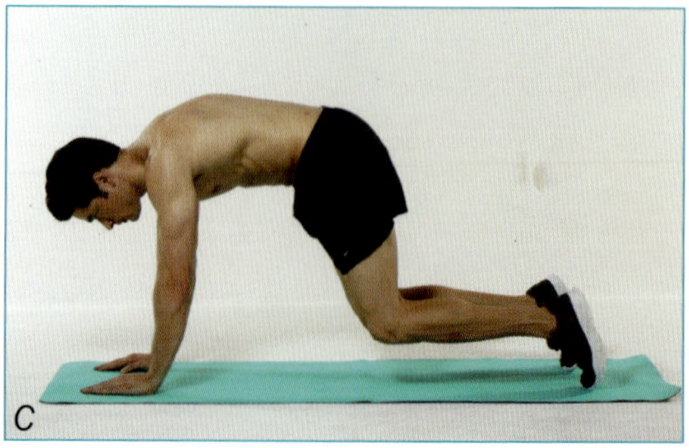

C: Die intensive Variante mit Knieanheben.

** *Vorrangige Kräftigung*
* *Mitkräftigung der betreffenden Muskulatur*

K 14: Seitlicher Unterarmstütz (Seitstütz)

Kräftigung:
** seitliche Bauchmuskulatur
* Schulter-, untere Rücken-, vordere Bauch- und äußere Oberschenkelmuskulatur

Ausgangsposition:
Sie befinden sich im Seitstütz, der Unterarm ist unterhalb der Schulter aufgesetzt. Das Becken und das untere Bein sind auf dem Boden abgelegt. Bringen Sie den Unterarm und den Fuß zueinander in Spannung und aktivieren Sie die Bauch- und die Gesäßmuskulatur.

Übungsdurchführung:
Heben Sie das Becken und den Oberschenkel so weit an, bis der Körper gerade ist. Halten Sie kurz diese Position und bewegen Sie dann das Becken nach unten, ohne es jedoch abzulegen. Anschließend wiederholen Sie die Übung. Vermeiden Sie Ausweichbewegungen mit dem Oberkörper oder ein Abknicken der Position und achten Sie auf eine gleichmäßige Atmung.
Alternativ können Sie die Übung statisch ausführen, indem Sie die Endposition für 30–60 Sekunden halten.

Variante:
Einsteiger können den Unterschenkel nach hinten weisend auf dem Boden ablegen.
Sie intensivieren die Übung, indem Sie das obere Bein anheben und den oberen Arm über den Kopf strecken. Fortgeschrittene führen die Übung auf einem Gymnastikball aus, wobei der Unterarm oder der untere Fuß auf dem Ball positioniert ist.

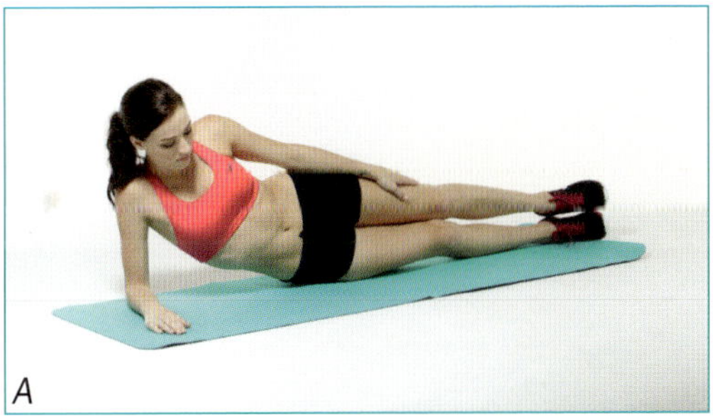
A

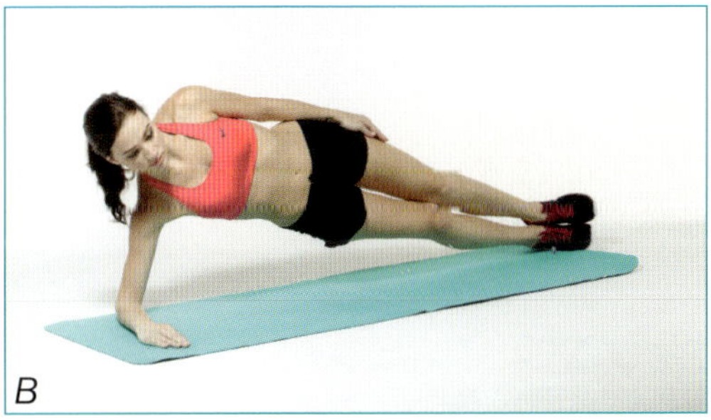
B

A–B: Die Ausgangs- und die Endposition.

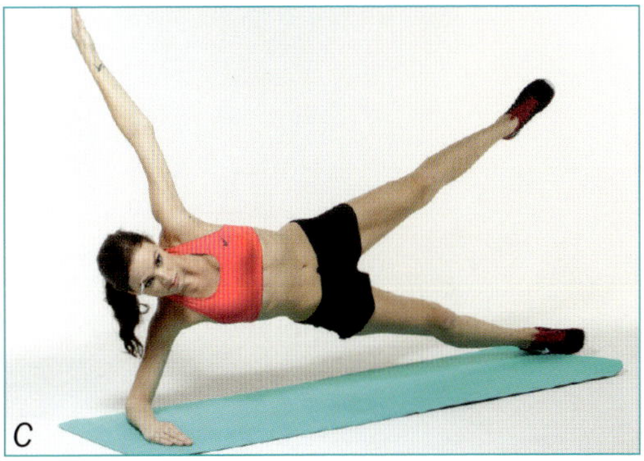
C

C: Die Intensivierung mit Anheben von oberem Arm und Bein.

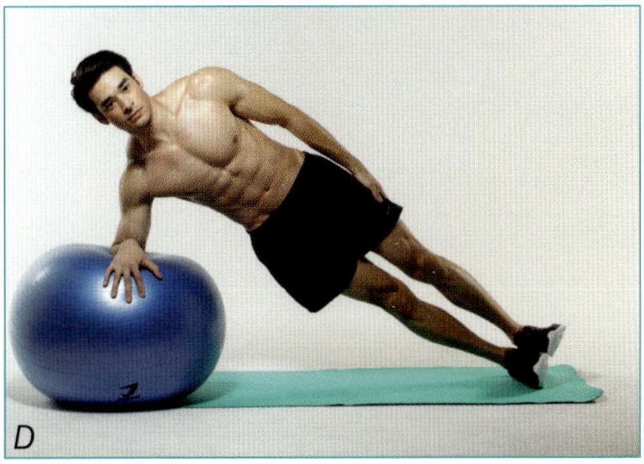
D

D: Die Variante auf dem Gymnastikball.

** *Vorrangige Kräftigung*
* *Mitkräftigung der betreffenden Muskulatur*

K 15: Oberkörperanheben in Seitenlage

Kräftigung:

** Rumpfmuskulatur, insbesondere seitliche Bauchmuskulatur
* äußere Oberschenkel- und Gesäßmuskulatur

Ausgangsposition:
Sie befinden sich in Seitenlage auf einem Gymnastikball und halten die Hände an den Schläfen. Die Beine sind gestreckt und die Füße hintereinander oder übereinander am Boden. Spannen Sie die Bauch- und die Gesäßmuskulatur an und drücken Sie fest mit den Füßen gegen den Boden. Wenn es Ihnen nicht gelingt, so die Position zu stabilisieren, dann fixieren Sie die Füße an der Wand oder einem Gegenstand.

Übungsdurchführung:
Heben Sie langsam den Oberkörper an, bis sich der Köper in gerader Linie befindet. Halten Sie kurz diese Position, wobei Sie die Bauchmuskulatur mit maximaler Kraft anspannen und gleichmäßig atmen. Dann senken Sie den Oberkörper langsam, ohne ihn abzulegen, und wiederholen schließlich die Übung. Achten Sie darauf, dass Sie das Anheben mit der Kraft der Bauchmuskulatur und nicht mit Schwung ausführen.

Variante:
Zur Intensivierung der Übung positionieren Sie den Gymnastikball näher in Richtung der Füße und halten die Arme nach oben gestreckt.
Fortgeschrittene können den Körper deutlich über die Mittelstellung heben und einen Medizinball oder eine Hantelscheibe in den Händen halten.
Wenn Sie keinen Gymnastikball zur Verfügung haben, können Sie auf dem Boden üben.

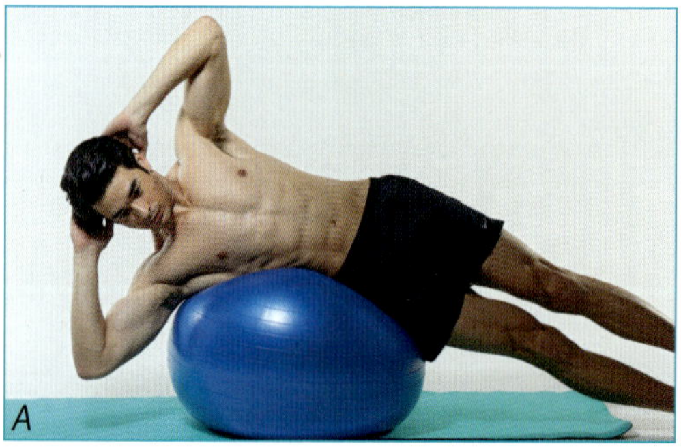

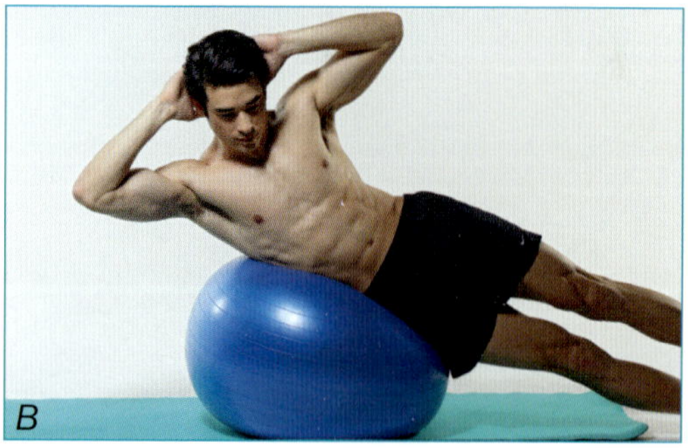

A–B: Die Ausgangs- und die Endposition.

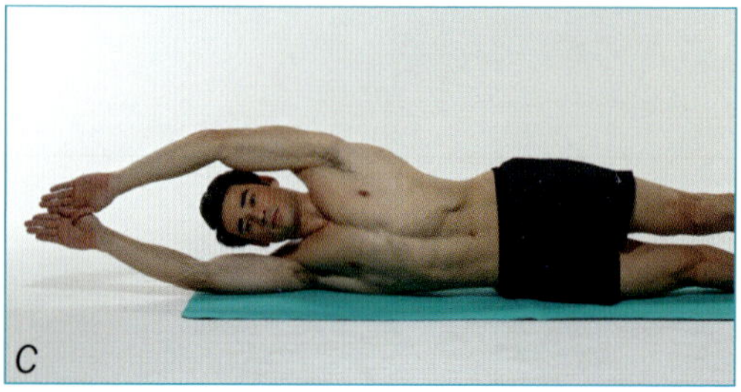

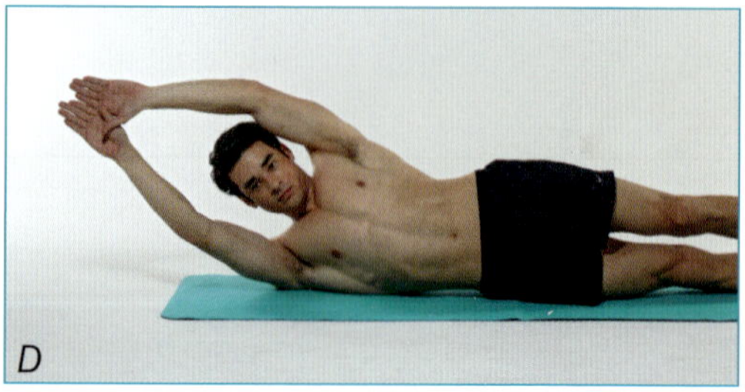

C–D: Die Variante mit gestreckten Armen am Boden.

*** Vorrangige Kräftigung*
** Mitkräftigung der betreffenden Muskulatur*

K 16: Beinanheben in Seitenlage

Kräftigung:
** Rumpfmuskulatur, insbesondere seitliche Bauchmuskulatur, äußere Oberschenkelmuskulatur
* Gesäßmuskulatur

Ausgangsposition:
Sie befinden sich in Seitenlage, beide Beine sind gestreckt abgelegt. Den Kopf stützen Sie oder legen ihn auf dem unteren Arm ab. Spannen Sie die Gesäß- und die Bauchmuskulatur an, indem Sie den Bauchnabel in Richtung Wirbelsäule ziehen, und ziehen Sie die Zehen zu sich.

Übungsdurchführung:
Heben Sie die aneinander liegenden Beine so weit wie möglich an. Halten Sie kurz diese Position, bevor Sie die Beine langsam nach unten senken und schließlich die Übung wiederholen. Vermeiden Sie es, die Hüfte nach vorne oder hinten abzuknicken.

Variante:
Zur Intensivierung können Sie einen Medizinball zwischen den Füßen halten oder Fußgelenksgewichte einsetzen. Weit Fortgeschrittene können dabei die gestreckten Beine und Arme gleichzeitig anheben.
Sie können das seitliche Beinheben auch auf einem Gymnastikball machen. Einsteiger führen die Übung einbeinig aus und machen Schwünge mit dem oberen Bein. Fortgeschrittene heben beide Beine gleichzeitig an.

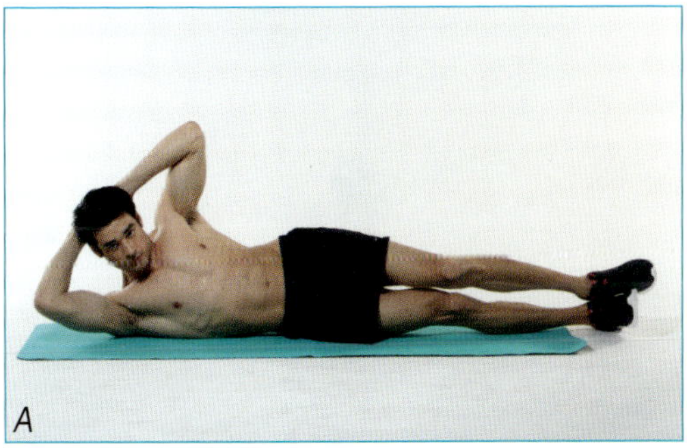
A

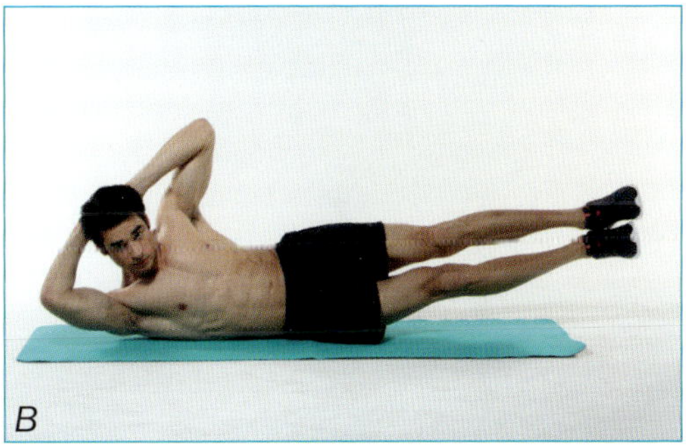
B

A–B: Die Ausgangs- und die Endposition.

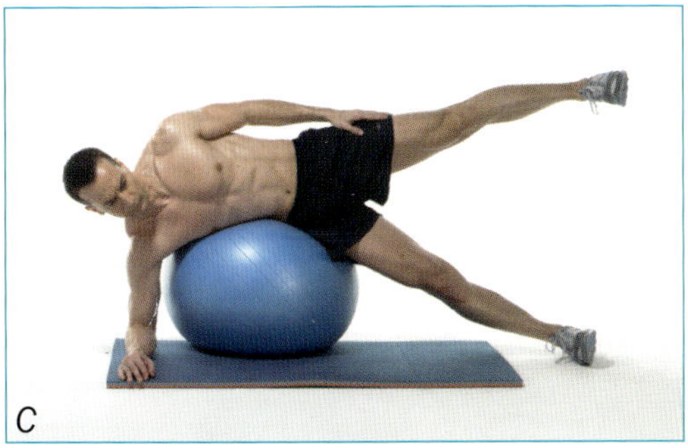
C

C: Die einbeinige Variante auf dem Gymnastikball.

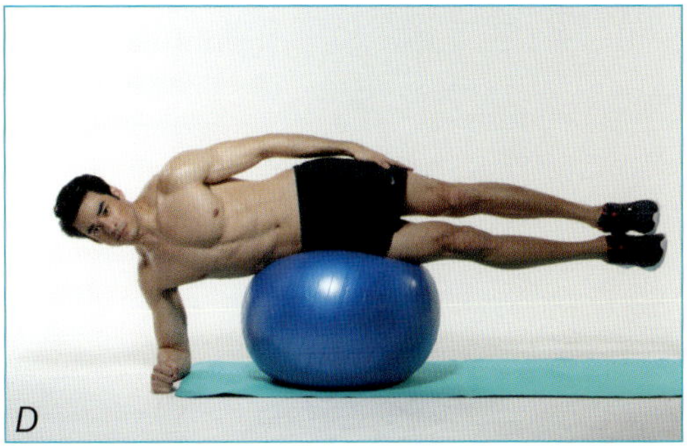
D

D: Die beidbeinige Variante auf dem Gymnastikball.

** *Vorrangige Kräftigung*
* *Mitkräftigung der betreffenden Muskulatur*

K 17: Rumpfdrehen aufrecht mit Band

Kräftigung:
** Rumpfmuskulatur, insbesondere seitliche Bauchmuskulatur

Ausgangsposition:
Sie sitzen aufrecht auf einem Gymnastikball. Die Arme sind nach rechts vorne gestreckt, und in den Händen halten Sie die Enden eines Stretchbandes. Das Band ist in Rumpfhöhe befestigt und befindet sich in mittlerer Spannung. Ziehen Sie die Schultern nach hinten unten und halten Sie die Handgelenke gerade. Drücken Sie die Füße auf den Boden und spannen Sie die Bauch- und die Gesäßmuskulatur an.

Übungsdurchführung:
Drehen Sie den Oberkörper nach links und ziehen Sie dabei das Band mit. Die gesamte Bewegung erfolgt aus der Rumpfmuskulatur, ohne Schwung zu holen. Halten Sie kurz diese Position, bevor Sie sich zurückdrehen und die Übung wiederholen. Anschließend führen Sie die Übung mit Drehung nach rechts aus. Vermeiden Sie Ausweichbewegungen wie das Bewegen des Unterkörpers.

Variante:
Weit Fortgeschrittene können einen Fuß etwas anheben. Auch können Fortgeschrittene die Bewegung erweitern, indem sie den Zug seitlich von unten nach oben oder umgekehrt ausführen.
Sie können den Zug auch im Kniestand oder im Stand ausführen.

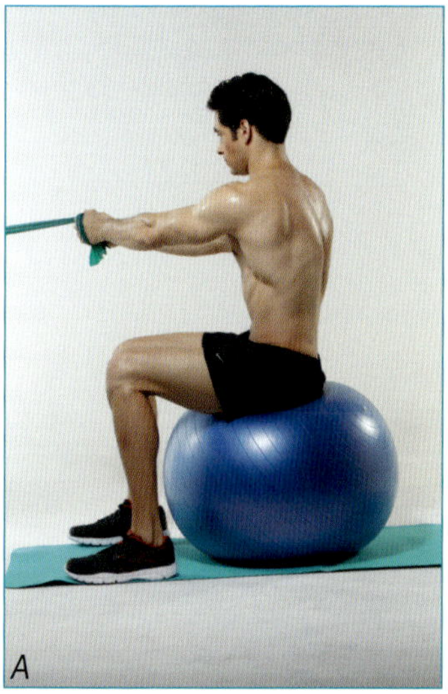
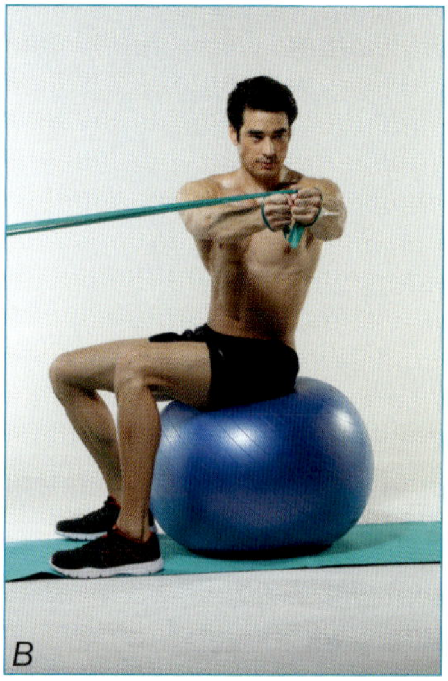

A–B: Die Drehung nach links.

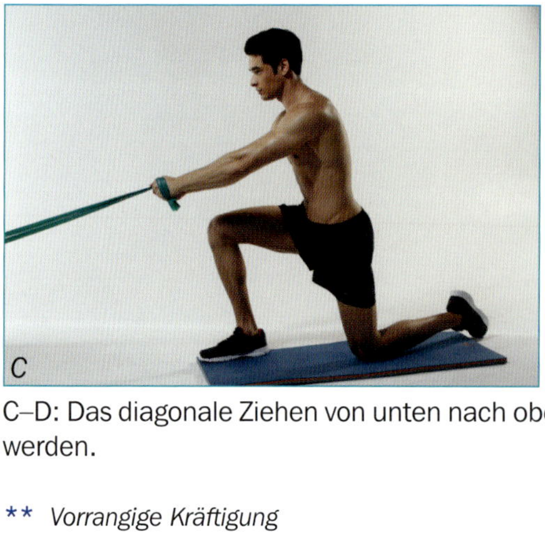
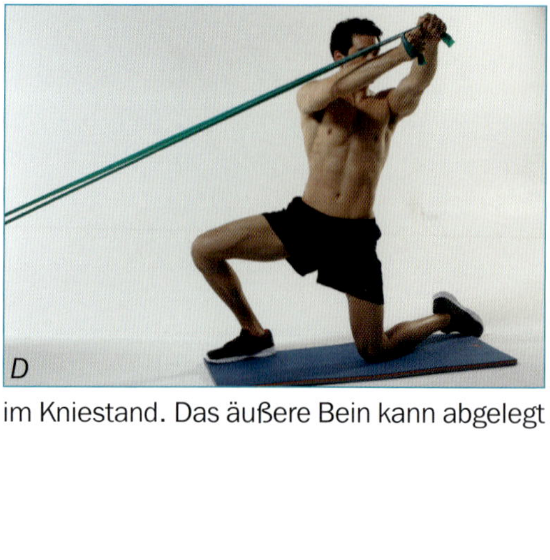

C–D: Das diagonale Ziehen von unten nach oben im Kniestand. Das äußere Bein kann abgelegt werden.

** *Vorrangige Kräftigung*

K 18: Rumpfdrehen in Rückenlage

Kräftigung:
** Rumpfmuskulatur
* Gesäß- und Schultermuskulatur

Ausgangsposition:
Sie liegen mit dem oberen Rücken auf einem Gymnastikball. Die Arme sind nach oben gestreckt, und in den Händen halten Sie ein Gewicht wie einen Ball, eine Kurzhantel oder eine Hantelscheibe. Die Oberschenkel, die Hüfte und der Oberkörper befinden sich in einer möglichst geraden Linie. Drücken Sie die Füße fest auf den Boden und spannen Sie die Gesäß- und die Bauchmuskulatur an.

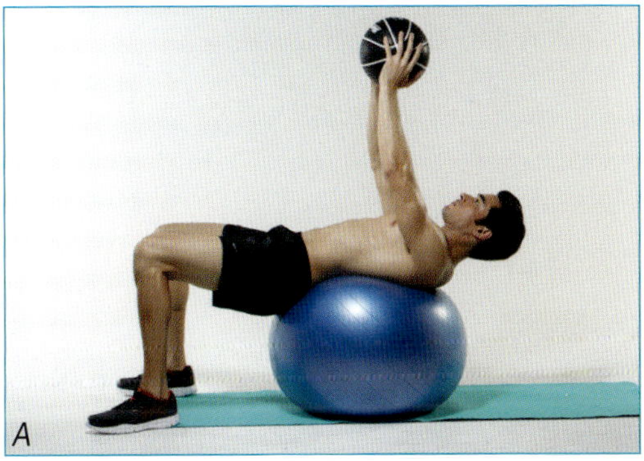

A

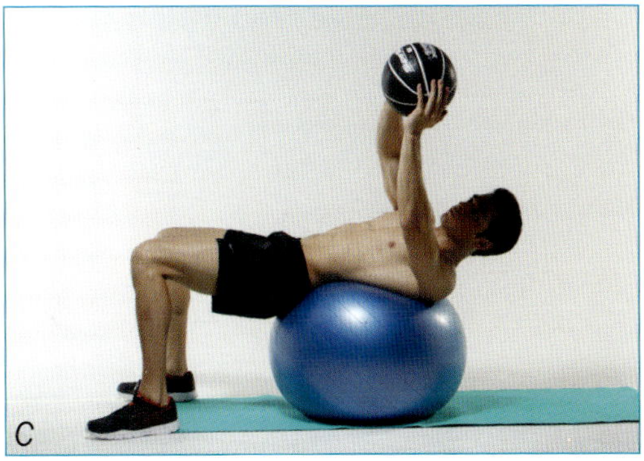

C

A–C: Der Bewegungsablauf nach rechts und links.

*** Vorrangige Kräftigung*
** Mitkräftigung der betreffenden Muskulatur*

Übungsdurchführung:
Drehen Sie den Körper langsam nach rechts, so dass sich die linke Schulter vom Ball abhebt. Dann drehen Sie sich nach links und wiederholen schließlich die Übung. Achten Sie auf eine stabile Position auf dem Ball, auf durchgehend angespannte Gesäß- und Bauchmuskulatur sowie darauf, dass das Becken gerade bleibt.

Variante:
Einsteiger können die Übung ohne Zusatzgewicht lernen.
Als Alternative können Sie Beinpendeln in Rückenlage auf dem Boden machen. Halten Sie dazu einen Gymnastikball, Medizinball oder eine aufrechte Kurzhantel mit den Füßen fest. Drehen Sie die Beine langsam nach links und nach rechts, wobei Sie darauf achten müssen, dass die Bauchmuskulatur in Spannung bleibt.

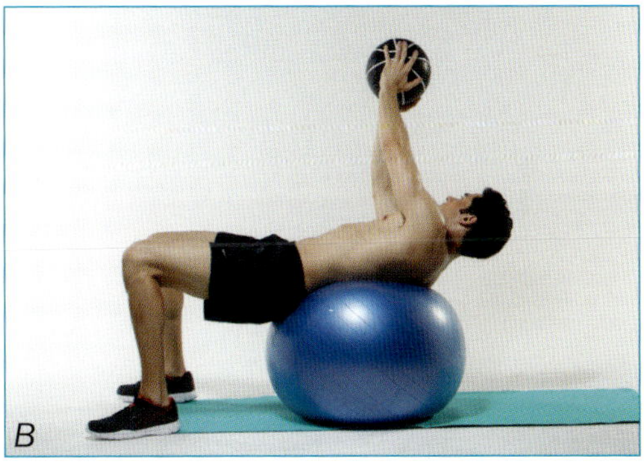

B

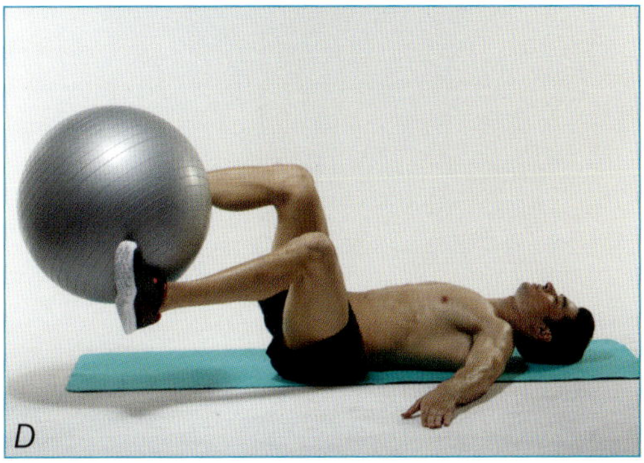

D

D: Das Beinpendeln am Boden mit Gymnastikball.

K 19: Ausbalancieren der Rückenlage

Kräftigung:
** Rumpfmuskulatur
* Oberschenkel- und Gesäßmuskulatur

Ausgangsposition:
Sie sitzen aufrecht auf einem Gymnastikball. Machen Sie kleine Schritte nach vorne, bis Sie sich in Rückenlage auf dem Ball befinden. Der Körper ist gerade, die Füße sind aufgestellt, und die Arme sind angehoben. Drücken Sie die Füße auf den Boden und spannen Sie die Bauch- und die Gesäßmuskulatur an, um die Position zu stabilisieren.

Übungsdurchführung:
Strecken Sie das rechte Bein und heben es vom Boden ab. Bewegen Sie das Bein für eine Zeitspanne von 15–30 Sekunden nach oben, unten, links und rechts. Danach werden die Beinbewegungen mit dem linken Bein ausgeführt. Achten Sie auf eine stabile Position auf dem Ball und vermeiden Sie es, den Kopf nach hinten zu überstrecken.
Die Ausführungen mit dem rechten und linken Bein über insgesamt 30–60 Sekunden entsprechen der Ausführung eines Satzes bei den dynamischen Übungen.

Variante:
Fortgeschrittene rollen den Ball weit in Richtung Gesäß. Außerdem können Zusatzgewichte eingesetzt werden.

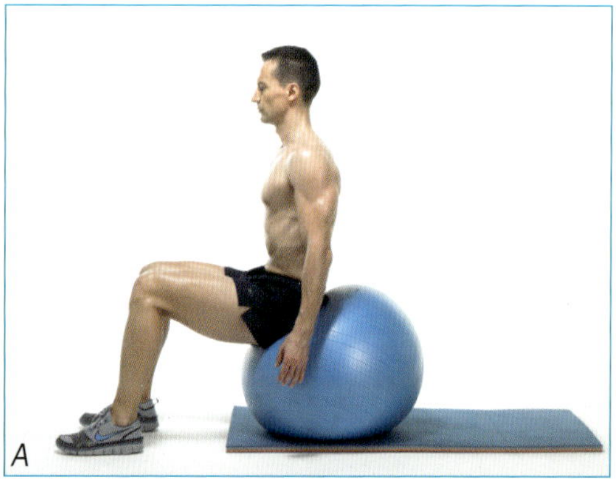
A

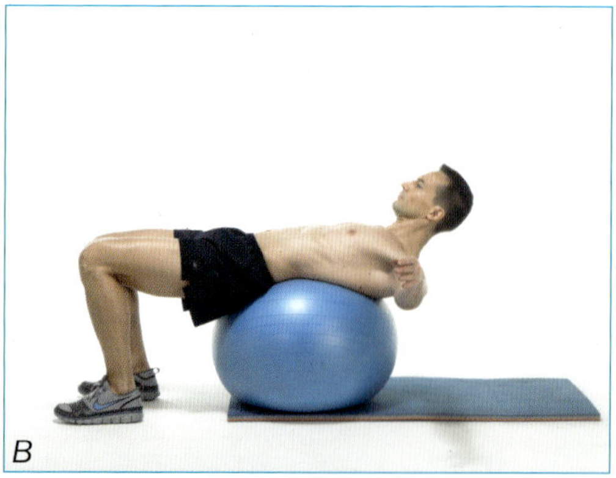
B

A–C: Der Bewegungsablauf. Heben Sie nun das linke Bein an.

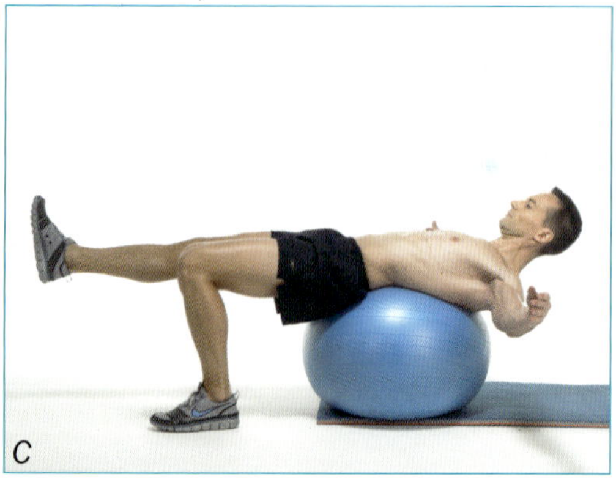
C

** *Vorrangige Kräftigung*
* *Mitkräftigung der betreffenden Muskulatur*

K 20: Rückwärtiger Unterarmstütz

Kräftigung:

** Rumpf- und hintere Oberschenkelmuskulatur

* Schulter- und Gesäßmuskulatur

Ausgangsposition:
Sie befinden sich in Rückenlage und haben die Fersen auf dem Boden aufgestellt. Je weiter die Fersen vom Gesäß entfernt sind, umso intensiver wird die Übung. Die Unterarme sind so abgestellt, dass sich die Ellbogen unter den Schultergelenken befinden. Spannen Sie die Gesäßmuskulatur an und ziehen Sie den Bauchnabel in Richtung Wirbelsäule, um die quere Bauchmuskulatur zu aktivieren.

Übungsdurchführung:
Drücken Sie den Oberkörper nach oben, bis der Rücken gerade ist. Halten Sie diese Position abhängig von Ihrem Leistungsniveau zwischen 30 und 60 Sekunden. Konzentrieren Sie sich dabei auf die Aktivität der Muskulatur und achten Sie auf eine gleichmäßige Atmung.
Die statische Ausführung über mehrere Sekunden entspricht der Ausführung eines Satzes bei den dynamischen Übungen.

Variante:
Zur Intensivierung heben Sie abwechselnd ein Bein an und halten es kurz oben. Fortgeschrittene können die Fersen auf einem Gymnastikball aufstellen.
Sie können die Übung auch mit gestreckten Armen ausführen und so die hintere Oberarmmuskulatur mittrainieren.

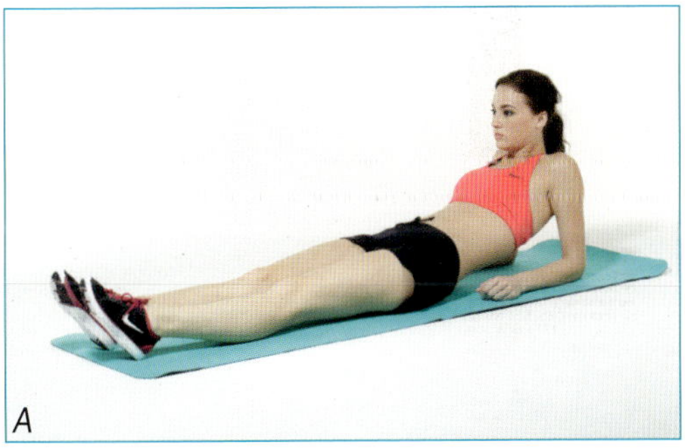
A

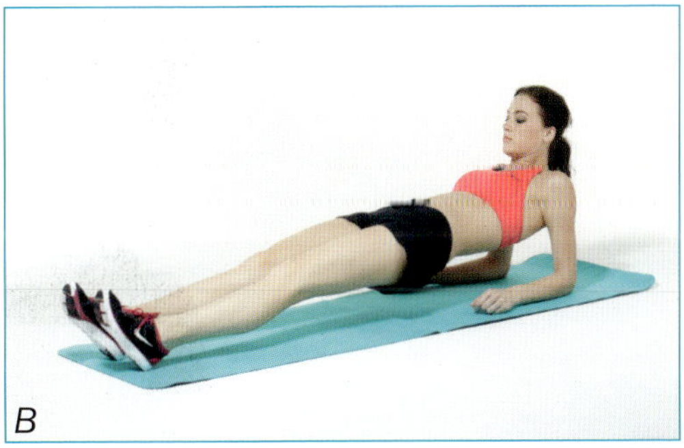
B

A–B: Die Ausgangs- und die Endposition.

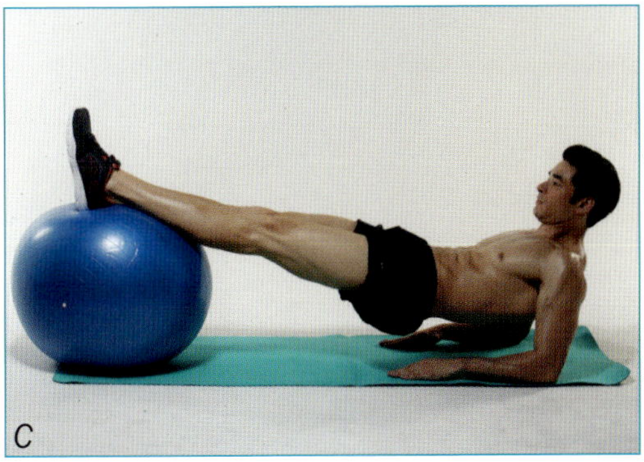
C

C: Die Variante auf dem Gymnastikball.

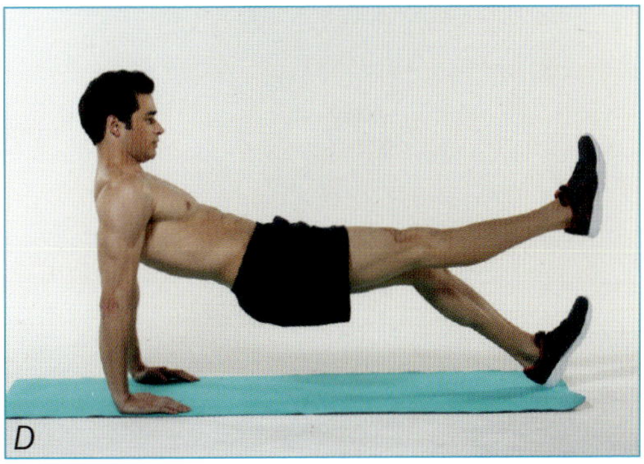
D

D: Die Variante mit gestreckten Armen und angehobenem Bein.

** *Vorrangige Kräftigung*

* *Mitkräftigung der betreffenden Muskulatur*

K 21: Anheben des Oberkörpers (Rückenstrecker)

Kräftigung:

** Rumpfmuskulatur, insbesondere untere Rückenmuskulatur

* Nacken-, hintere Schulter-, Gesäß- und hintere Oberschenkelmuskulatur

Ausgangsposition:
Sie befinden sich in Bauchlage auf einem Gymnastikball. Die Hände sind an die Schläfen gelegt, und die Zehen sind auf dem Boden aufgestellt. Drücken Sie die Zehen fest auf und spannen Sie die Bauch- und die Gesäßmuskulatur an, um die Position zu stabilisieren.

Übungsdurchführung:
Heben Sie langsam den Oberkörper an, bis sich der Körper in einer geraden Linie befindet. Halten Sie kurz diese Position, wobei Sie gleichmäßig atmen. Dann senken Sie den Oberkörper wieder etwas, ohne ihn abzulegen, und wiederholen schließlich die Übung. Achten Sie darauf, dass Sie das Anheben mit der Kraft der Rumpfmuskulatur und nicht mit Schwung ausführen.

Variante:
Zur Intensivierung können Sie kleine Kurzhanteln oder einen Medizinball in den Händen über dem Kopf halten.
Einsteiger können die Füße unter einem Gegenstand fixieren.
Sie können die Muskulatur auch im Kniestand oder im Stand trainieren. Um diese Varianten zu intensivieren, eignet sich der Einsatz eines Stretchbandes, das in tiefer Position befestigt wird.

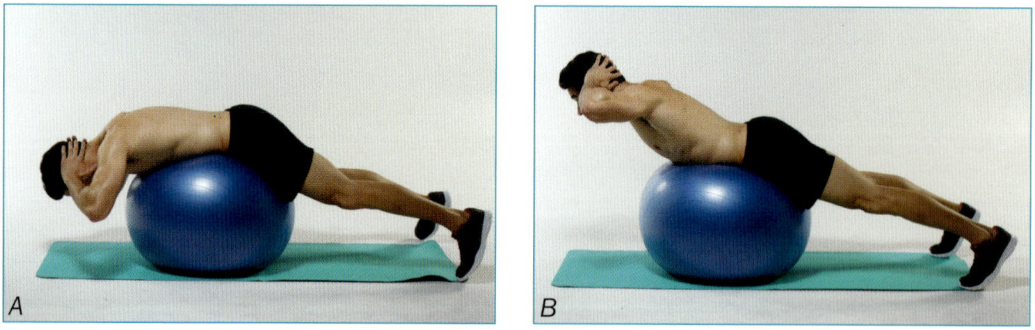

A–B: Die Ausgangs- und die Endposition.

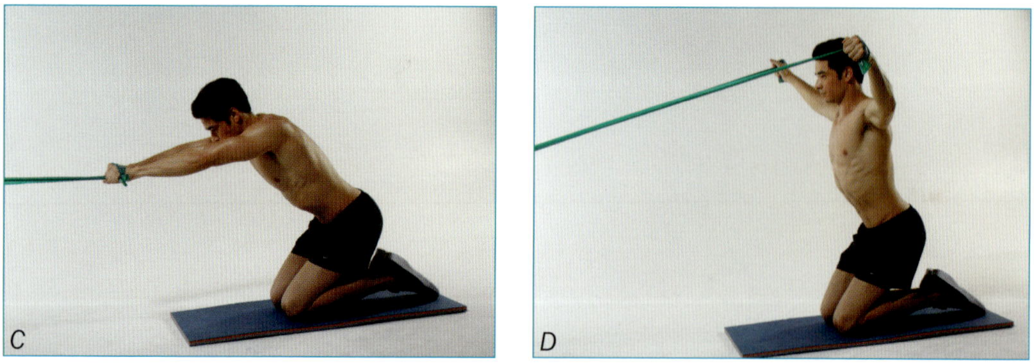

C–D: Die Variante im Kniestand mit Stretchband.

** *Vorrangige Kräftigung*

* *Mitkräftigung der betreffenden Muskulatur*

K 22: Beinrückheben

Kräftigung:
** Rumpfmuskulatur, insbesondere untere Rückenmuskulatur
* Nacken-, hintere Oberschenkel- und Gesäßmuskulatur

Ausgangsposition:
Sie befinden sich in Bauchlage auf einem Gymnastikball und stützen sich mit den Unterarmen oder den Händen auf dem Boden ab. Drücken Sie die Arme fest auf den Boden und spannen Sie die Bauch- und die Gesäßmuskulatur an. Nun heben Sie die gestreckten Beine leicht vom Boden ab, wobei Sie die Zehen anziehen.

Übungsdurchführung:
Heben Sie die Beine weit nach oben, so dass der Körper eine schiefe Linie bildet, und halten Sie kurz diese Position. Dann bewegen Sie die Beine etwas nach unten, ohne die Füße abzustellen, und wiederholen schließlich die Übung. Führen Sie kontrollierte Wippbewegungen aus und achten Sie dabei auf eine stabile Position auf dem Ball.

Variante:
Als Alternative halten Sie abwechselnd ein Bein in oberer Position und senken das andere Bein, oder Sie führen Beinscheren in der oberen Position aus. Sie intensivieren die Übung mit Fußgelenksgewichten oder einem Medizinball, den Sie zwischen den Füßen halten. Fortgeschrittene stützen sich nur mit einer Hand ab.
Wenn Ihnen kein Gymnastikball zur Verfügung steht, können Sie die Übung im Vierfüßlerstand oder Unterarmstütz einbeinig oder in Bauchlage auf einem Stuhl oder am Boden mit kleinem Bewegungsspielraum ausführen.

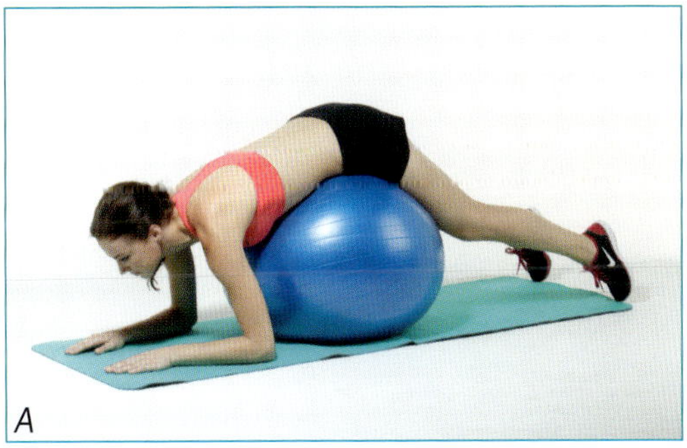

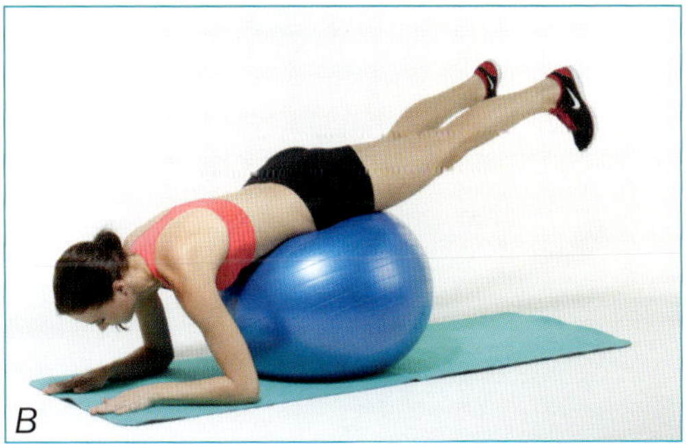

A–B: Die Ausgangs- und die Endposition.

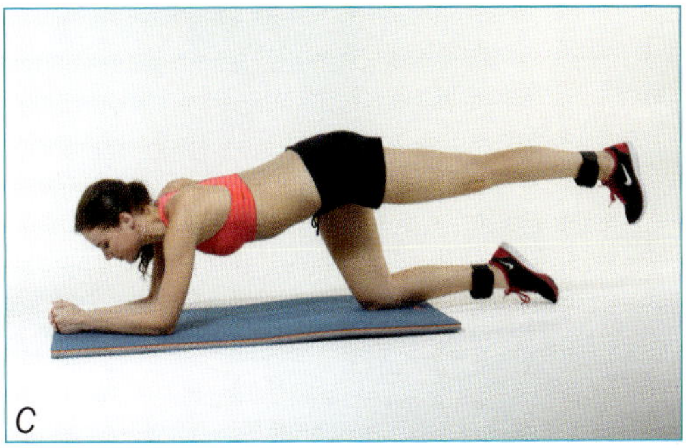

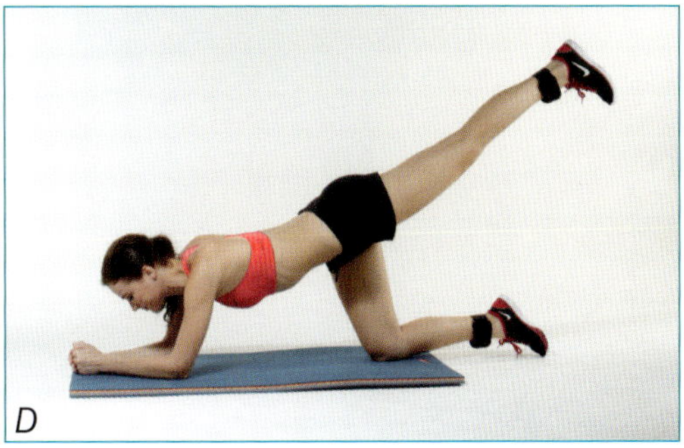

C–D: Die Variante am Boden mit Fußgelenksgewichten.

** *Vorrangige Kräftigung*
* *Mitkräftigung der betreffenden Muskulatur*

K 23: Arm- und Beinanheben

Kräftigung:

** Rumpfmuskulatur, insbesondere untere Rückenmuskulatur

* Nacken-, hintere Schulter-, hintere Oberschenkel- und Gesäßmuskulatur

Ausgangsposition:
Sie befinden sich in Bauchlage auf einem Gymnastikball. Die Hände und die Füße sind abgestellt. Spannen Sie die Bauch- und die Gesäßmuskulatur an.

Übungsdurchführung:
Heben Sie gleichzeitig den Kopf, den rechten Arm und das linke Bein an. Die Stirn bleibt parallel zum Boden. Die Endposition wird abhängig vom Leistungsniveau 15–30 Sekunden gehalten. Anschließend heben Sie den linken Arm und das rechte Bein an. Achten Sie auf gleichmäßige Atmung und auf eine fest angespannte Gesäßmuskulatur.
Das Ausführen der beiden Positionen entspricht der Durchführung eines Satzes bei den dynamischen Übungen.

Variante:
In der Endposition können Sie kleine Schwünge nach unten und oben machen. Sie können die Übung mit einer kleinen Kurzhantel und Fußgelenksgewichten intensivieren. Fortgeschrittene stützen sich nur mit einer Hand oder einem Fuß ab.
Wenn Ihnen kein Ball zur Verfügung steht, können Sie die Übung im Vierfüßlerstand ausführen. Auch am Boden ist die Übung möglich, wobei Sie die Arme und Beine gleichzeitig anheben können, was oft als »Superman« bezeichnet wird.

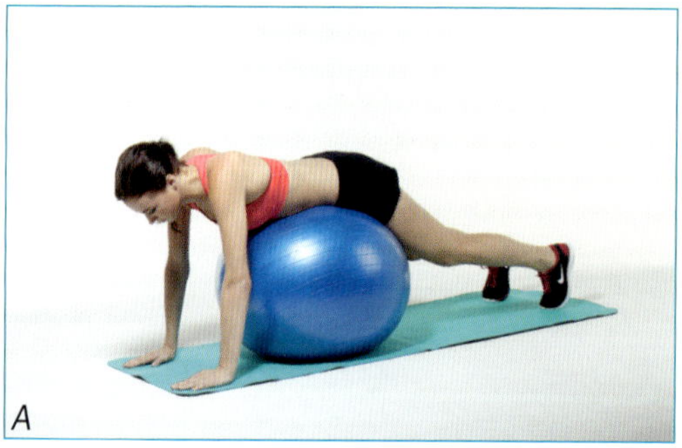
A

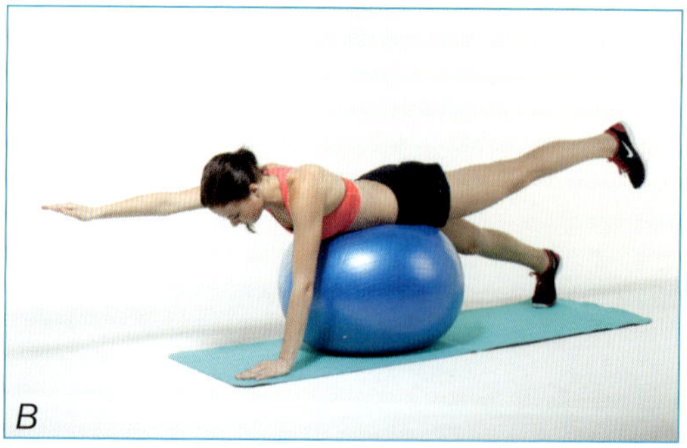
B

A–B: Die Ausgangs- und die Endposition.

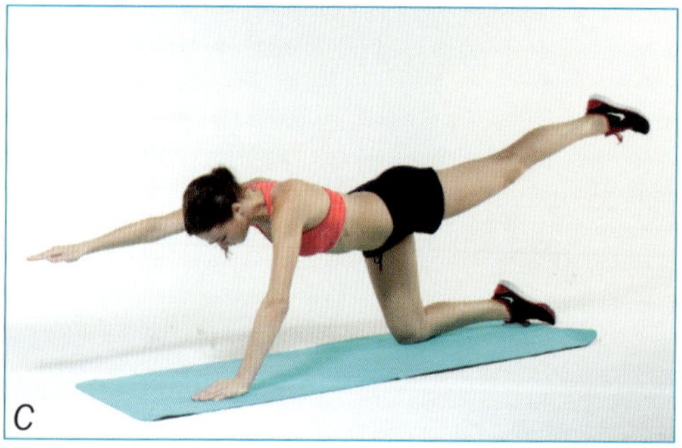
C

C: Die Endposition im Vierfüßlerstand.

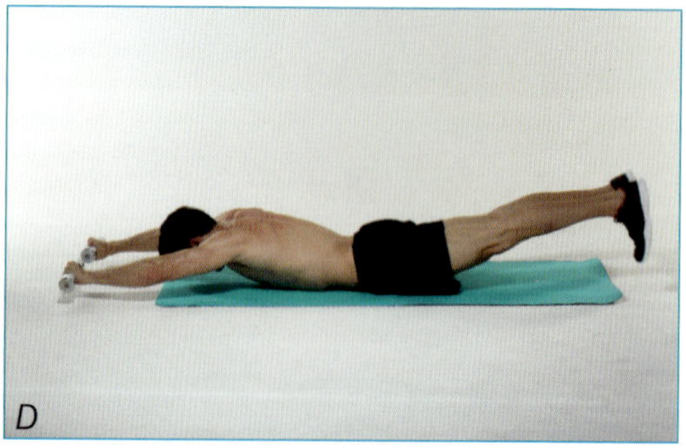
D

D: Der Superman am Boden, intensiviert mit Kurzhanteln.

** *Vorrangige Kräftigung*

* *Mitkräftigung der betreffenden Muskulatur*

K 24: Oberkörperdrehen in Bauchlage

Kräftigung:
** Rumpfmuskulatur
* Nacken-, Schulter-, obere Rücken-, hintere Oberschenkel- und Gesäßmuskulatur

Ausgangsposition:
Sie befinden sich in Bauchlage auf einem Gymnastikball. Die Hände sind an die Schläfen gelegt, die Beine sind gestreckt, und die Zehen drücken fest auf den Boden. Aktivieren Sie die Bauchmuskulatur, indem Sie den Bauchnabel in Richtung Wirbelsäule ziehen, und spannen Sie die Gesäßmuskulatur an. Heben Sie nun den Oberkörper an, bis sich der Körper in einer schiefen Linie befindet.

Übungsdurchführung:
Drehen Sie den Oberkörper in langsamen Bewegungen nach links und rechts. Achten Sie auf eine stabile Position auf dem Ball und darauf, dass die Bauchmuskulatur durchgehend in Spannung ist. Treten bei dieser Übung trotzdem Schmerzen auf, dann trainieren Sie vorerst nur das Oberkörperanheben (siehe K 21).

Variante:
Sie können die Füße unter einem Gegenstand fixieren.
Zur Intensivierung können Sie eine Hantelscheibe oder einen Medizinball vor der Brust halten. Weit Fortgeschrittene können dies mit gestreckten Armen ausführen.
Sie können die Übung auch im Kniestand oder im Stand ausführen. So ist die Übung auf einem Balance-Kissen möglich.

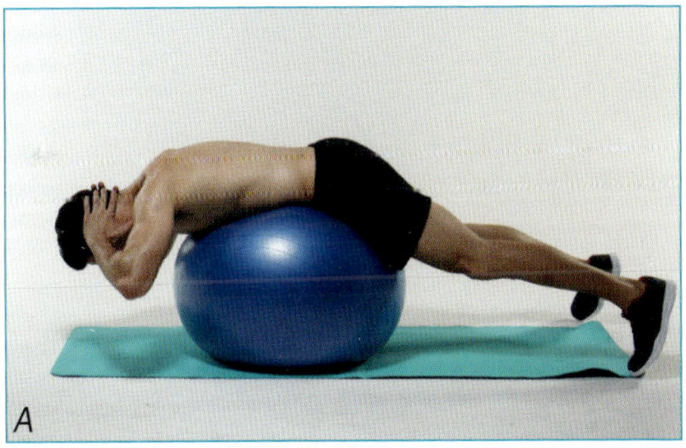

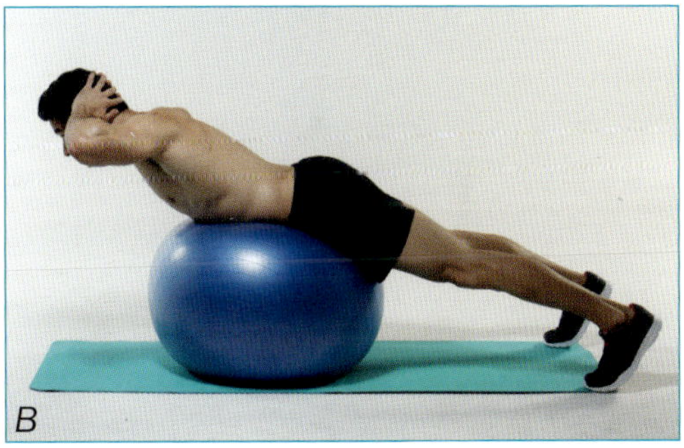

A–C: Der Bewegungsablauf.

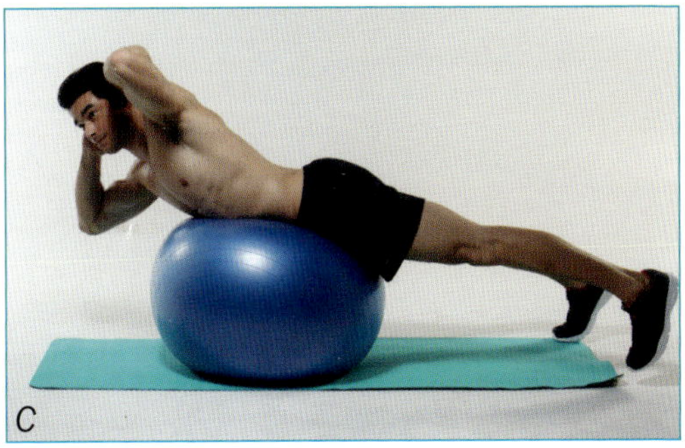

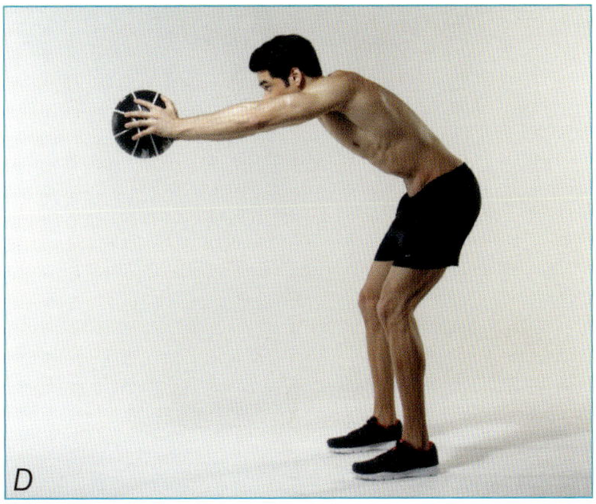

D: Die Variante im Stand mit Ball.

** *Vorrangige Kräftigung*
* *Mitkräftigung der betreffenden Muskulatur*

3. Ergänzende Übungen für den Oberkörper

K 25: Liegestütz

Kräftigung:
** Brustmuskulatur
* vordere Schulter-, hintere Oberarm- und Rumpfmuskulatur

Ausgangsposition:
Stützen Sie sich mit den Händen auf einem fest aufgepumpten Gymnastikball ab und mit den Zehen auf dem Boden. Die Finger sind gespreizt und seitlich am Ball, und die Schultern sind nach hinten unten gezogen. Balancieren Sie die Position aus und spannen Sie die Bauch- und die Gesäßmuskulatur an.

Übungsdurchführung:
Beugen Sie langsam die Arme, bis der Oberkörper fast den Ball berührt, und halten Sie kurz die Position. Dann strecken Sie die Arme und wiederholen schließlich die Übung. Halten Sie den gesamten Körper in Spannung und den Rücken gerade. Wenn Sie unkontrolliertes Wackeln nicht vermeiden können, führen Sie kleine Bewegungen aus.

Variante:
Zum Einstieg können Sie sich mit den Knien auf dem Boden abstützen oder die Ball-Liegestütze in Schräglage gegen eine Wand machen.
Alternativ können Sie die Hände auf dem Boden und die Zehen auf dem Gymnastikball abstellen. Weit Fortgeschrittene können dabei einen Fuß in der Luft halten.
Wenn Ihnen kein Ball zur Verfügung steht, dann führen Sie die Übung am Boden aus. Fortgeschrittene stellen die Zehen auf einem Gegenstand, z. B. der Hartschaumrolle, ab.

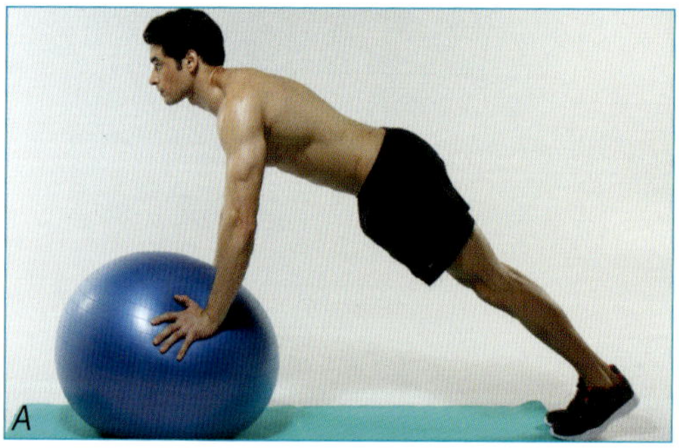

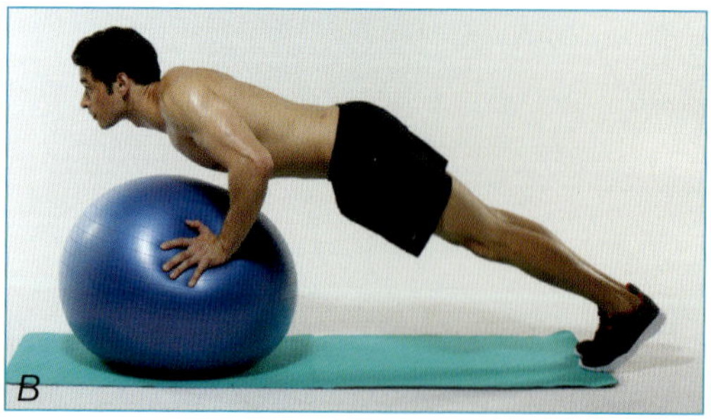

A–B: Die Ausgangs- und die Endposition.

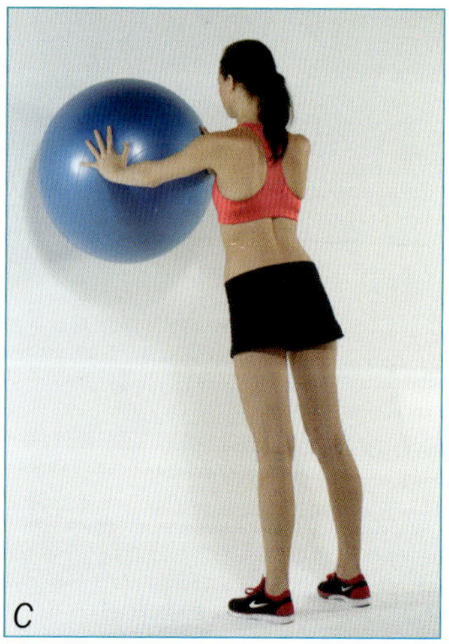

C: Die Einstiegsvariante gegen die Wand.

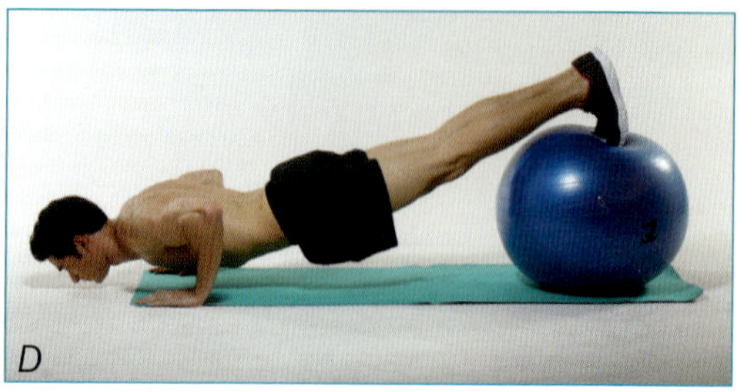

D: Die Variante mit den Füßen auf dem Gymnastikball.

** *Vorrangige Kräftigung*
* *Mitkräftigung der betreffenden Muskulatur*

K 26: Brustdrücken

Kräftigung:
** Brustmuskulatur
* vordere Schulter-, hintere Oberarm- und Rumpfmuskulatur

Ausgangsposition:
Sie sitzen aufrecht auf einem Gymnastikball. Machen Sie kleine Schritte nach vorne, bis Sie sich in Rückenlage auf dem Ball befinden. Drücken Sie die Füße auf den Boden und spannen Sie die Bauch- und die Gesäßmuskulatur an. Nun strecken Sie die Arme senkrecht hoch, so dass sie etwa schulterbreit auseinander und die Daumen zueinander gerichtet sind.

Übungsdurchführung:
Senken Sie die Hanteln und führen Sie diese etwas nach außen, bis die Oberarme fast waagrecht sind. Dann drücken Sie die Hanteln in die Ausgangsposition zurück und wiederholen schließlich die Übung. Vermeiden Sie unkontrollierte Bewegungen auf dem Ball und achten Sie darauf, dass Sie die Handgelenke gerade halten.

Variante:
Zur Intensivierung können Sie einen Fuß etwas vom Boden anheben. Auch können Fortgeschrittene die Gewichte erhöhen. Verwenden Sie für die Übung auf dem Ball aber deutlich weniger Gewicht, als Sie auf einer Hantelbank nutzen können.
Sie können einarmiges Brustdrücken ausführen, wozu Sie einen Arm gestreckt in der Luft halten und die Wiederholungen erst mit einer Seite ausführen, bevor Sie wechseln.
Wenn Sie keinen Ball zur Verfügung haben, dann führen Sie die Übung auf einer Bank oder am Boden aus. So erreichen Sie aber wenig Effekt für die Core-Muskulatur.

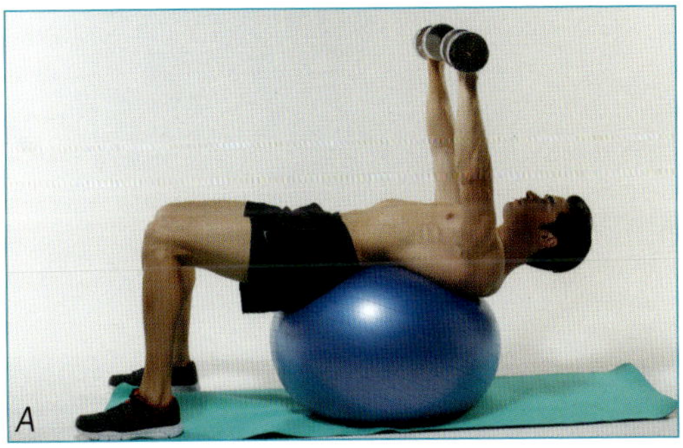

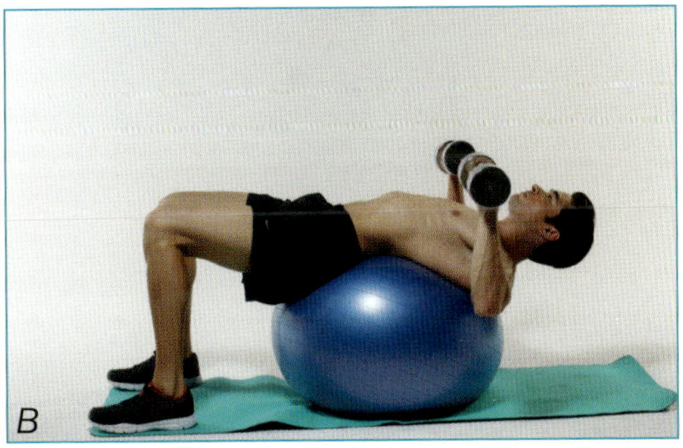

A–B: Die Ausgangs- und die Endposition.

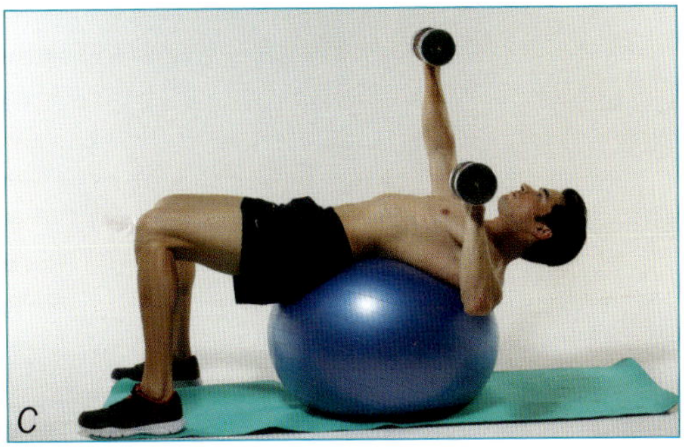

C: Das einarmige Brustdrücken.

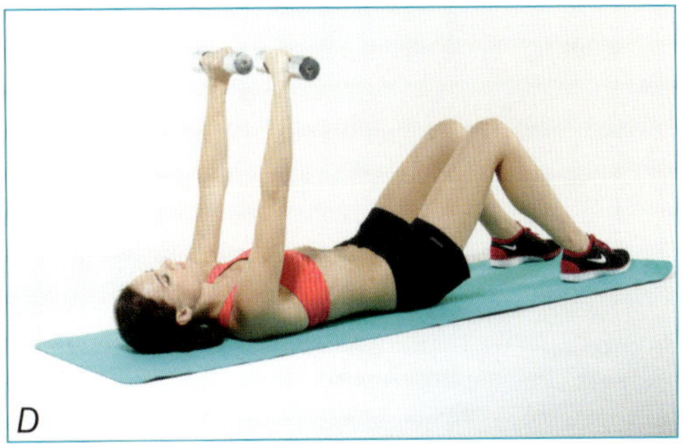

D: Die Variante am Boden.

*** Vorrangige Kräftigung*
** Mitkräftigung der betreffenden Muskulatur*

K 27: Y-/T-Heben in Bauchlage

Kräftigung:
** hintere Schulter- und Nackenmuskulatur
* seitliche Schulter-, obere Rücken- und Rumpfmuskulatur

Ausgangsposition:
Sie befinden sich in Bauchlage auf einem Gymnastikball. Die Beine sind gestreckt, und die Zehen sind deutlich auseinander aufgestellt. Heben Sie den Rücken an, bis er gerade ist. Die Arme weisen nach unten, und die Daumen zeigen nach vorne oben. Drücken Sie die Fußspitzen auf den Boden und spannen Sie die Bauch- und die Gesäßmuskulatur an, um die Position zu stabilisieren. Ziehen Sie nun die Schulterblätter nach hinten unten.

Übungsdurchführung:
Heben Sie die Arme so über den Körper an, dass diese ein Y bilden. Halten Sie kurz diese Position. Dann lassen Sie die Arme sinken und wiederholen schließlich die Übung. Achten Sie auf eine stabile Position auf dem Ball. Beim T-Heben halten Sie die Arme so, dass die Daumen nach außen oben weisen. Heben Sie die Arme seitlich an und ziehen Sie die Schulterblätter zueinander. Halten Sie kurz diese Position, bevor Sie die Arme senken und dann die Übung wiederholen.

Variante:
Sie können das Y- und das T-Heben mit Kurzhanteln intensivieren.
Sie können die Muskelgruppe auch am Boden trainieren, haben dann aber weniger Bewegungsspielraum, und der stabilisierende Effekt für die Rumpfmuskulatur fehlt.

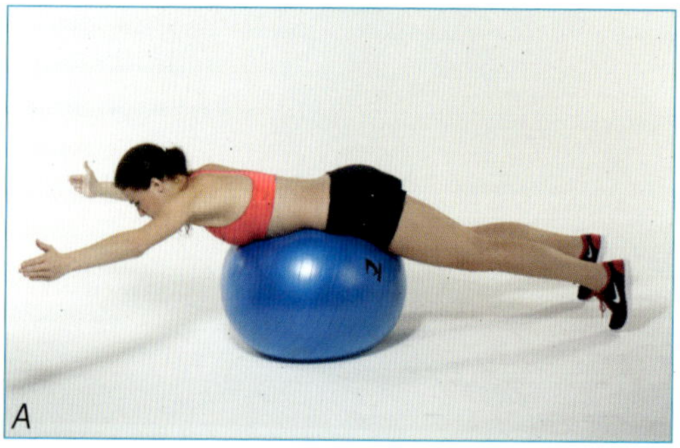
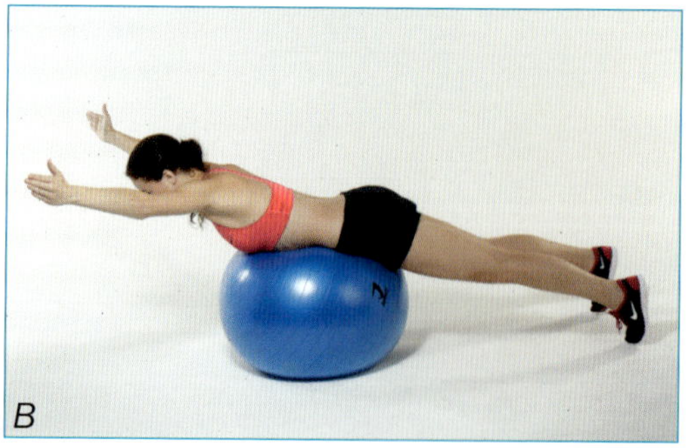

A–B: Das Y-Heben auf dem Ball.

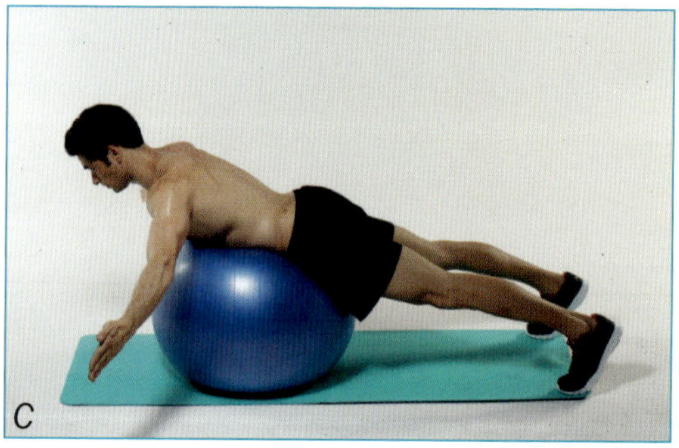
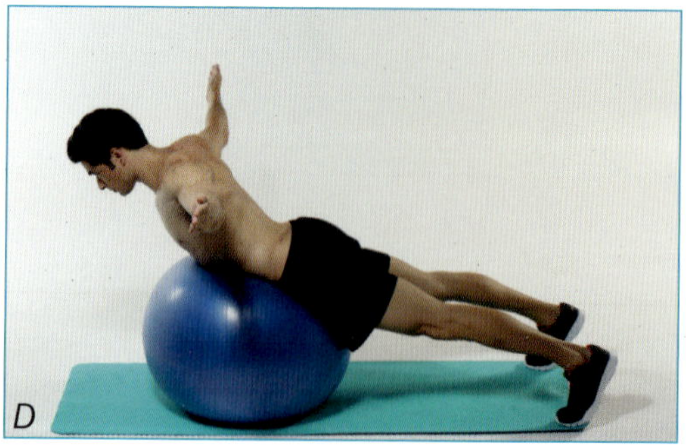

C–D: Das T-Heben auf dem Ball.

** *Vorrangige Kräftigung*
* *Mitkräftigung der betreffenden Muskulatur*

K 28: Reverse Flys

Kräftigung:

** hintere Schultermuskulatur

* Nacken-, seitliche Schulter-, obere Rücken- und Rumpfmuskulatur

Ausgangsposition:
Sie befinden sich in Bauchlage auf einem Gymnastikball. Der Oberkörper ist gerade, die Arme hängen nach unten, und die Beine sind gestreckt und mit den Zehen aufgestellt. In den Händen halten Sie Kurzhanteln, wobei die Handflächen zueinander weisen. Drücken Sie die Zehen auf den Boden und spannen Sie die Bauch- und die Gesäßmuskulatur an.

Übungsdurchführung:
Heben Sie die leicht gebeugten Arme an, bis sich die Oberarme in Verlängerung der Schultern befinden. Am Ende der Bewegung ziehen Sie die Schulterblätter zusammen. Halten Sie kurz diese Position, bevor Sie die Arme langsam zurückbewegen. Vermeiden Sie unkontrollierte Bewegungen auf dem Ball.

Variante:
Einsteiger können die Unterschenkel auf dem Boden ablegen.
Alternativ können Sie die Übung im Stand vorgebeugt ausführen.
Sie können diese Muskelgruppe mit einem Stretchband trainieren. Befestigen Sie dazu das Band in mittlerer Höhe und setzen Sie sich auf einen Gymnastikball. Halten Sie das Band in der Ausgangsposition so, dass es sich in mittlerer Spannung befindet. Ziehen Sie nun das Band nach hinten und halten Sie kurz diese Position.

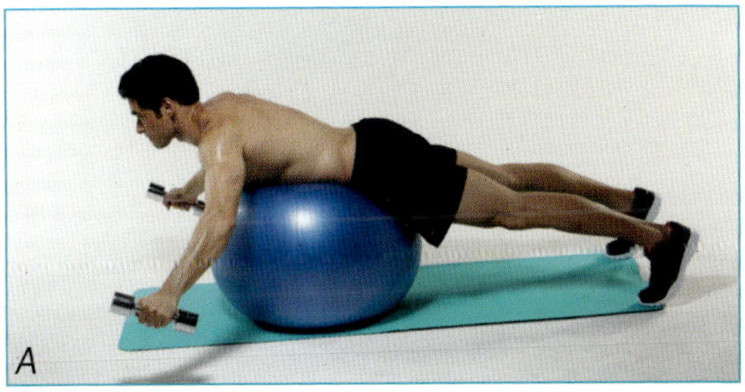
A

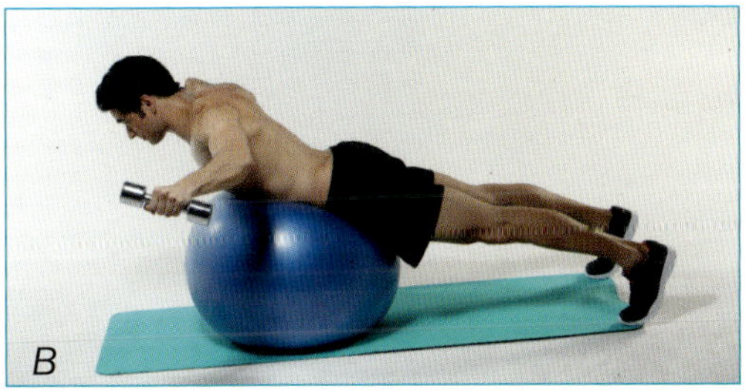
B

A–B: Die Ausgangs- und die Endposition.

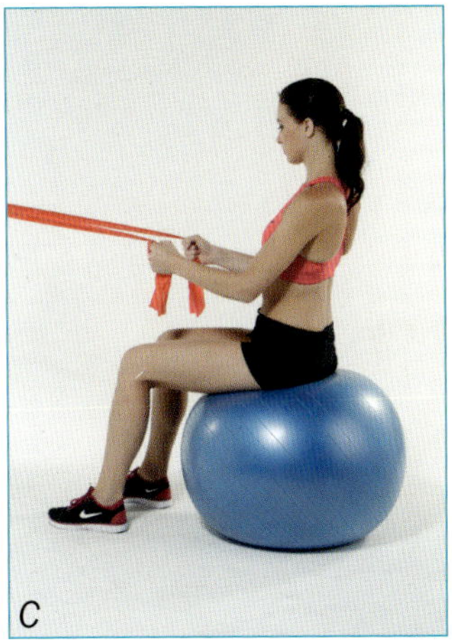
C

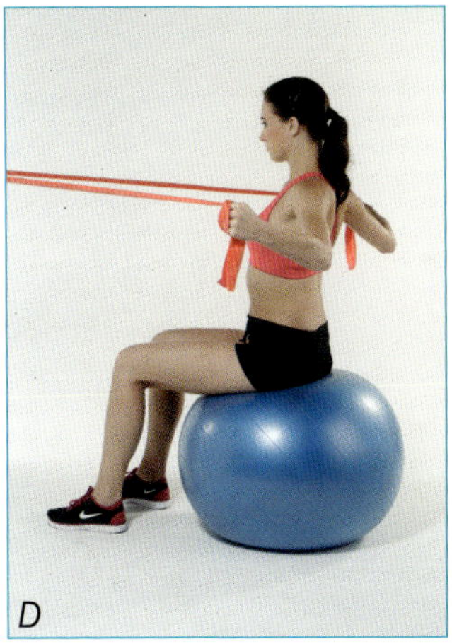
D

C–D: Die Variante im Sitz mit einem Stretchband.

*** Vorrangige Kräftigung*

** Mitkräftigung der betreffenden Muskulatur*

K 29: Außenrotation

Kräftigung:
** Außenrotatoren
* Rumpfmuskulatur

Ausgangsposition:
Sie sitzen aufrecht auf einem Gymnastikball und haben ein Stretchband so um die Hände befestigt, dass es sich in mittlerer Spannung befindet. Die Unterarme sind angehoben, wobei der Winkel zwischen Unter- und Oberarm jeweils etwa 90 Grad beträgt und die Handrücken nach außen zeigen. Fixieren Sie die Ellbogen an den Körperseiten und halten Sie die Handgelenke gerade. Drücken Sie nun die Füße auf dem Boden und spannen Sie die Bauch- und Gesäßmuskulatur an.

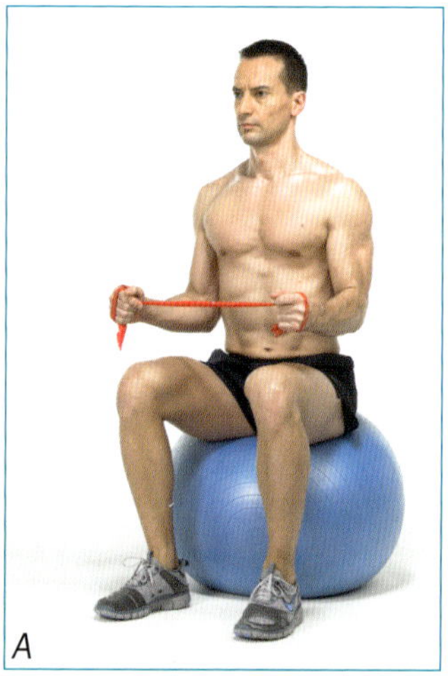

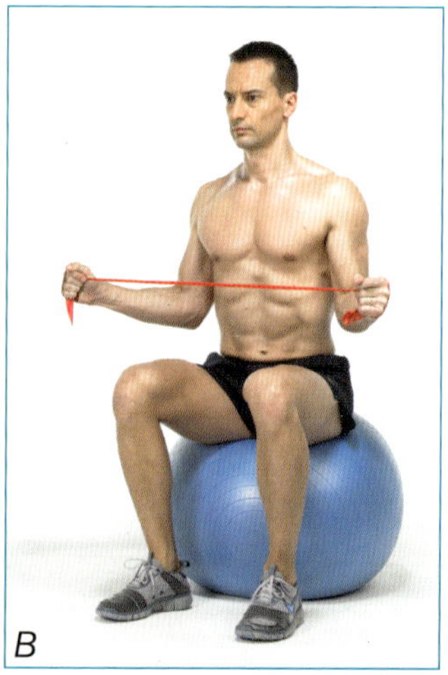

A–B: Die Ausgangs- und die Endposition.

Übungsdurchführung:
Drehen Sie die Unterarme gegen den Widerstand des Bandes nach außen, ohne die Position der Oberarme zu verändern. Anschließend bewegen Sie die Unterarme langsam in die Ausgangsposition zurück, jedoch nicht darüber hinaus, und wiederholen schließlich die Übung. Vermeiden Sie Ausweichbewegungen mit den Schultern und achten Sie auf gerade Handgelenke.

Variante:
Zur Intensivierung können Sie einen Fuß etwas anheben.
Die Übung ist auch im Stand auf einem Therapiekreisel möglich. Sie können sie ohne beweglichen Untergrund am Boden ausführen, erzielen dann allerdings keine Kräftigung der Rumpfmuskulatur.

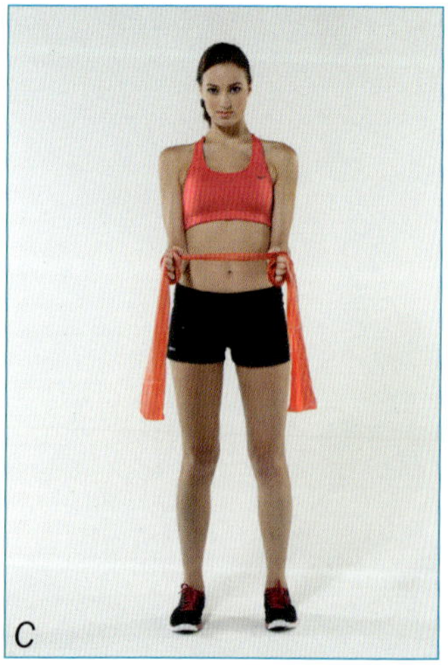

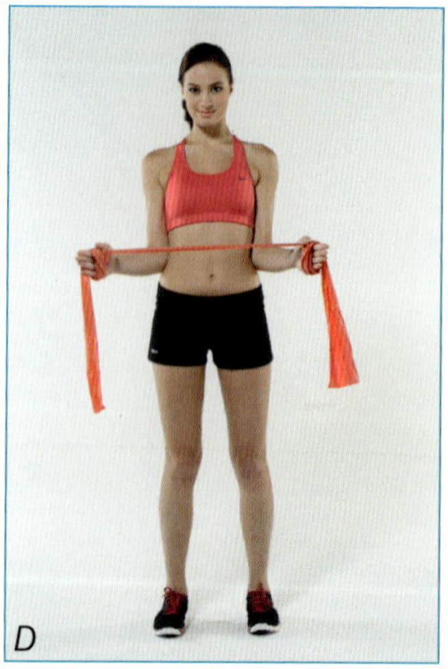

C–D: Die Variante im Stand am Boden.

*** Vorrangige Kräftigung*
** Mitkräftigung der betreffenden Muskulatur*

K 30: Nackendrücken

Kräftigung:

** Schultermuskulatur, insbesondere seitlicher Anteil

* Nacken-, hintere Oberarm- und Rumpfmuskulatur

Ausgangsposition:
Sie sitzen aufrecht auf einem Gymnastikball; die Arme sind gebeugt in der Luft. In den Händen halten Sie Kurzhanteln, wobei die Daumen zueinander gerichtet sind. Die Ellbogen weisen nach außen, so dass sich der Kopf zwischen den Hanteln befindet. Drücken Sie die Füße auf den Boden und spannen Sie die Bauch- und die Gesäßmuskulatur an, um die Position zu stabilisieren.

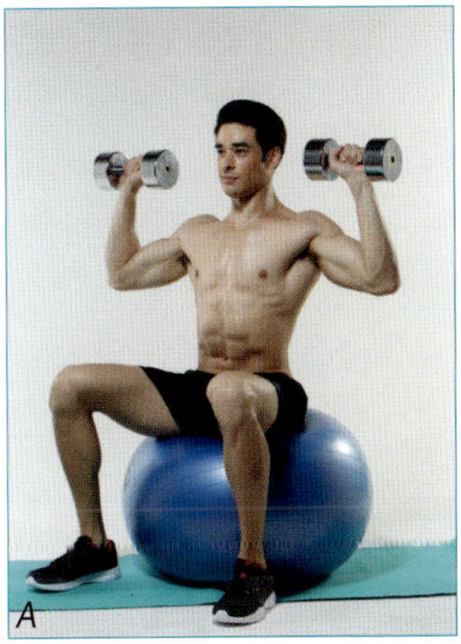

Übungsdurchführung:
Führen Sie die Hanteln gleichzeitig nach oben und zusammen, ohne dabei die Handhaltung zu verändern. Anschließend bewegen Sie die Arme langsam in die Ausgangsposition zurück; dann wiederholen Sie die Übung. Vermeiden Sie unkontrollierte Bewegungen auf dem Ball sowie Ausweichbewegungen mit den Hanteln nach vorne und hinten, und achten Sie darauf, dass Sie den Kopf gerade halten.

Variante:
Zur Intensivierung können Sie einen Fuß etwas vom Boden anheben.
Sie können die Übung auch im Stand auf einem Kreisel ausführen. Weit Fortgeschrittenen gelingt diese Variante einbeinig.
Wenn Ihnen kein Ball oder Kreisel zur Verfügung steht, dann führen Sie die Übung am Boden aus. So erzielen Sie allerdings keine Kräftigung der Rumpfmuskulatur.

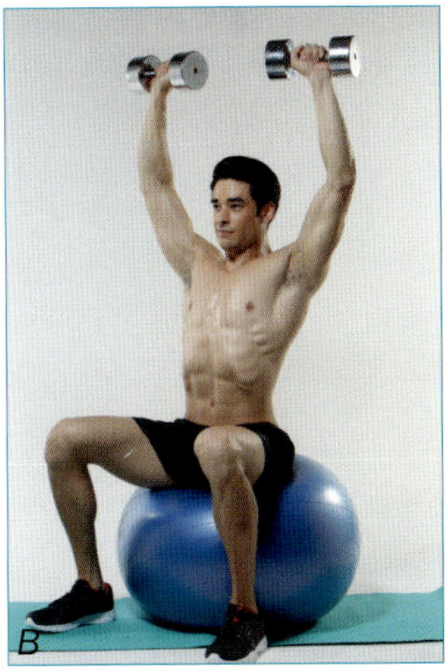

A–B: Die Ausgangs- und die Endposition.

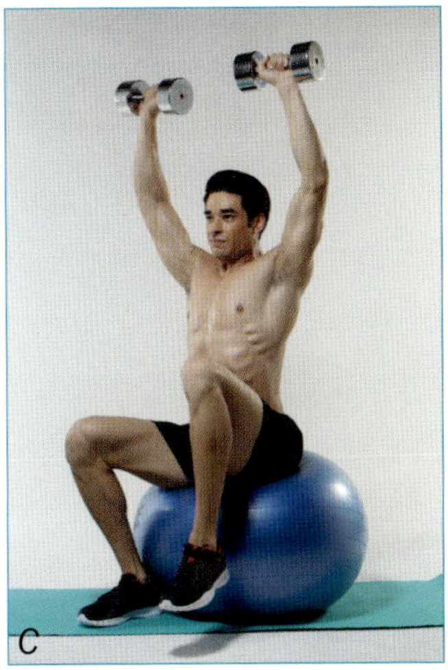

C: Die Intensivierung mit Fußanheben.

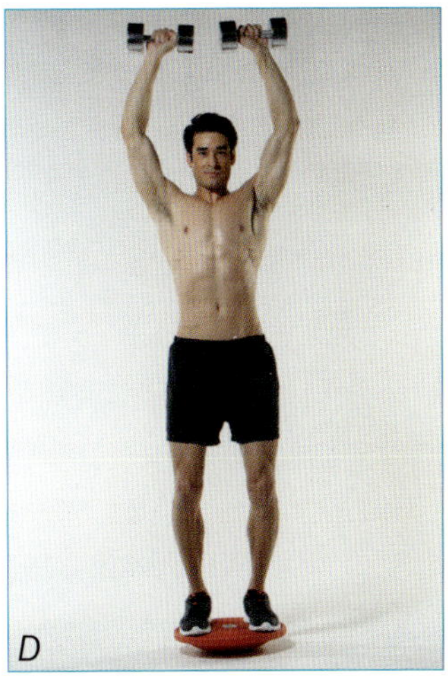

D: Die Übung auf dem Kreisel.

** *Vorrangige Kräftigung*

* *Mitkräftigung der betreffenden Muskulatur*

K 31: Handstand-Liegestütz

Kräftigung:

** seitliche Schulter-, Nacken- und hintere Oberarmmuskulatur

* Rumpf-, Brust-, vordere und hintere Schultermuskulatur

Ausgangsposition:
Platzieren Sie einen Gegenstand, z. B. einen Bücherstapel, etwa 20–30 cm vor einer Wand auf dem Boden. Stützen Sie die Hände so auf den Boden, dass sich der Gegenstand zwischen den Händen befindet und die gespreizten Finger zur Wand zeigen. Nehmen Sie Schwung und bringen Sie die Beine an die Wand. Balancieren Sie die Position aus und spannen Sie dann die Hände in den Boden und die Bauch- und die Gesäßmuskulatur an.

Übungsdurchführung:
Beugen Sie langsam die Arme, bis der Kopf den Gegenstand berührt, ohne sich jedoch mit dem Kopf abzustützen. Dann strecken Sie die Arme und bewegen sich in die Ausgangsposition zurück. Halten Sie den gesamten Körper in Spannung und achten Sie auf geraden Rücken, gerade Handgelenke und gleichmäßige Atmung.

Variante:
Fortgeschrittene verzichten auf den Gegenstand und trainieren mit vollständigem Bewegungsausmaß. Einsteiger üben vorerst ohne das Beugen der Arme und verbleiben stattdessen für die Trainingszeit in der Ausgangsposition.
Eine Alternative für den Einstieg ist das vorgebeugte Schulterdrücken. Dazu beugen Sie sich im Stand nach vorne und stellen die Hände schulterbreit vor sich auf. Die Beine sind gestreckt, und die Fersen sind angehoben. Beugen Sie langsam die Arme und halten dann kurz die Position, bevor Sie sich in die Ausgangsposition zurückdrücken.

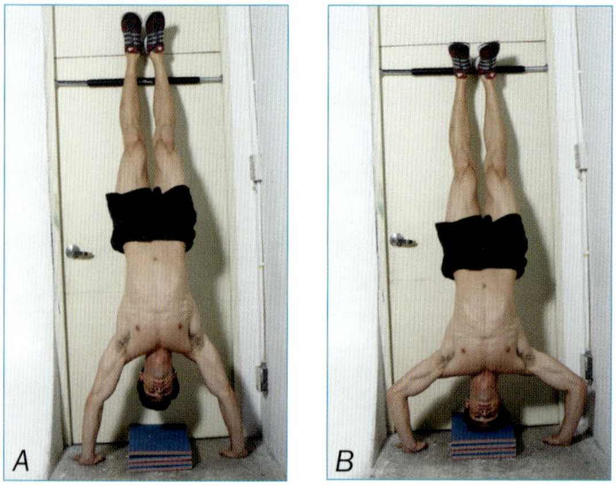

A–B: Die Ausgangs- und die Endposition.

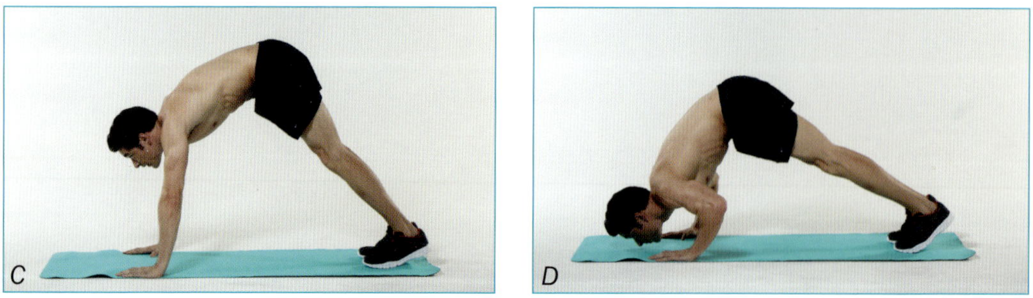

C–D: Das vorgebeugte Schulterdrücken.

** *Vorrangige Kräftigung*

* *Mitkräftigung der betreffenden Muskulatur*

K 32: Lat-Drücken

Kräftigung:
** obere Rückenmuskulatur
* hintere Schultermuskulatur

Ausgangsposition:
Sie liegen auf dem Rücken mit leicht angezogenen Beinen und aufgestellten Fersen. Heben Sie die Unterarme an, so dass die Winkel in den Ellbogengelenken etwa 90 Grad betragen. Die Ellbogen befinden sich nahe am Körper, und die Handflächen weisen in Fausthaltung zueinander. Kippen Sie das Becken nach vorne.

Übungsdurchführung:
Heben Sie den Oberkörper an, indem Sie die Ellbogen fest in den Boden drücken. Das Gesäß und die Fersen behalten Bodenkontakt. Halten Sie kurz diese Position. Dann senken Sie den Oberkörper, ohne ihn jedoch abzulegen, und wiederholen schließlich die Übung. Achten Sie auf gleichmäßige Bewegungen und vermeiden Sie es, den Kopf nach hinten zu überstrecken.

Variante:
Fortgeschrittene können das Gesäß mit anheben, so dass nur die Fersen und die Ellbogen den Boden berühren. Diese Variante wird umso intensiver, je näher in Richtung Gesäß die Fersen aufgestellt sind.
Einsteiger können die Übung zuerst im Sitz gegen eine Stuhllehne oder im Stand in leichter Schräglage gegen eine Wand üben.

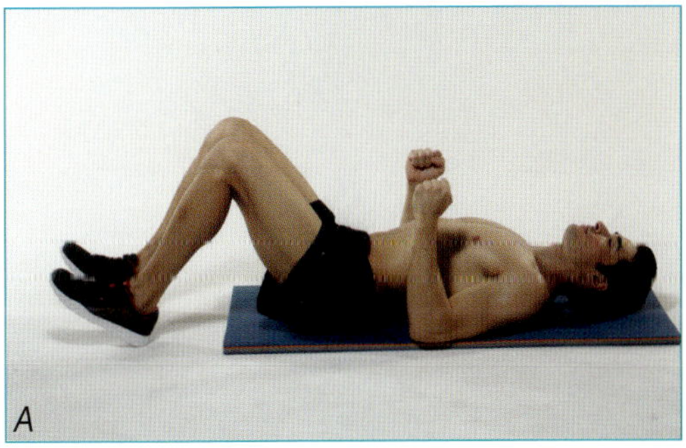
A

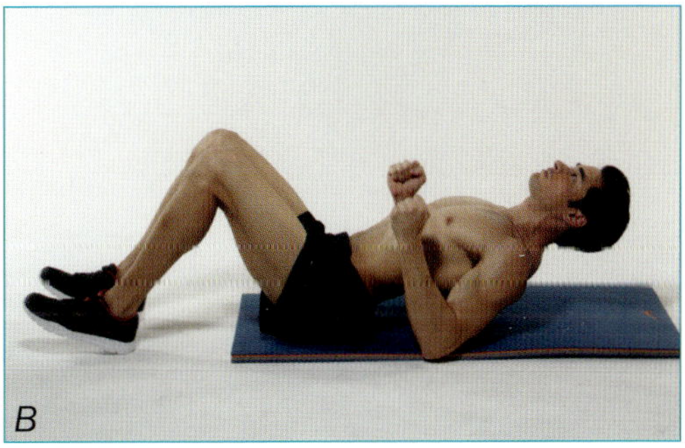
B

A–B: Die Ausgangs- und die Endposition. Das Lat-Drücken ist die einzige Kraftübung, die mit gekipptem Becken ausgeführt wird.

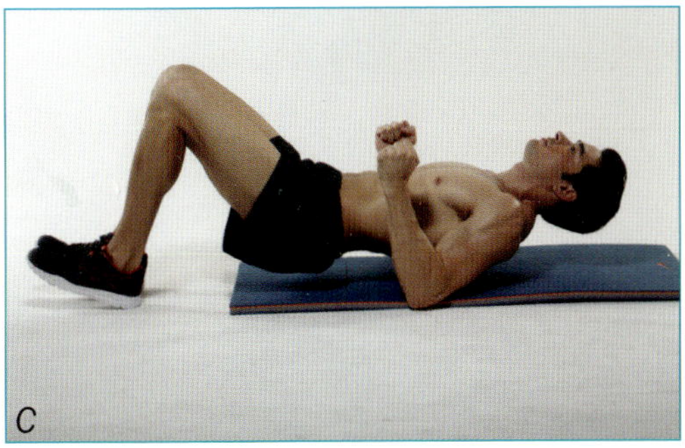
C

C: Die Intensivierung mit Gesäßanheben.

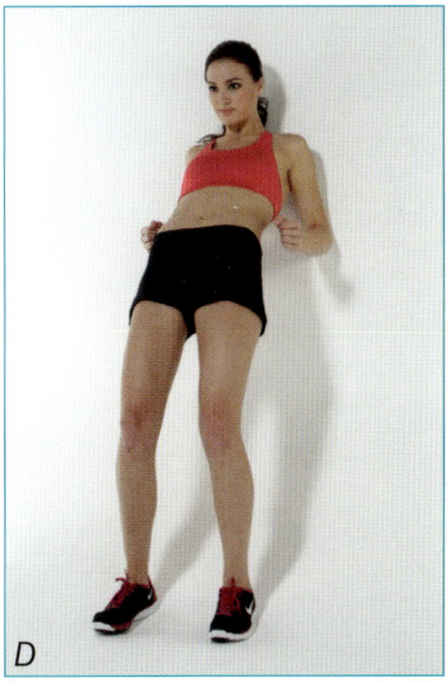
D

D: Die Übung an der Wand für Einsteiger.

*** *Vorrangige Kräftigung*
** *Mitkräftigung der betreffenden Muskulatur*

K 33: Ruderzug mit Band

Kräftigung:
** obere Rückenmuskulatur
* hintere Schulter-, vordere Oberarm- und Rumpfmuskulatur

Ausgangsposition:
Sie sitzen aufrecht auf einem Gymnastikball. Die Arme sind nach vorne gerichtet, und die Schultern sind nach hinten unten gezogen. In den Händen halten Sie die Enden eines Stretchbandes, das in Rumpfhöhe befestigt ist und sich in mittlerer Spannung befindet. Drücken Sie die Füße auf den Boden und spannen Sie die Bauch- und die Gesäßmuskulatur an, um die Position zu stabilisieren.

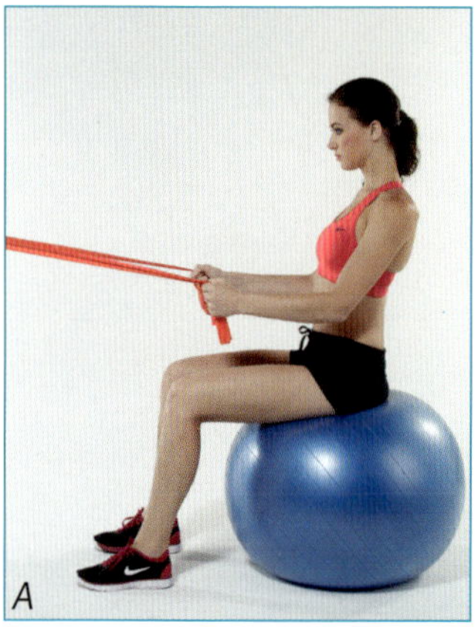

Übungsdurchführung:
Ziehen Sie die Ellbogen so weit wie möglich nach hinten und spannen Sie am Ende der Bewegung die Schulterblätter zusammen. Dann bewegen Sie die Arme wieder in die Ausgangsposition zurück, jedoch nicht darüber hinaus, damit das Band in Spannung bleibt. Vermeiden Sie es, die Schultern anzuheben, und achten Sie auf geraden Oberkörper und gerade Handgelenke.

Variante:
Zur Intensivierung können Sie einen Fuß etwas vom Boden anheben.
Als Alternative können Sie den Zug schräg von oben nach unten ausführen.
Wenn Ihnen kein Ball zur Verfügung steht, können Sie die Übung im Stand ausführen. Dazu stehen Sie schulterbreit mit leicht gebeugten Knien. Aktivieren Sie die Bauch- und die Gesäßmuskulatur und halten Sie den Rücken gerade.

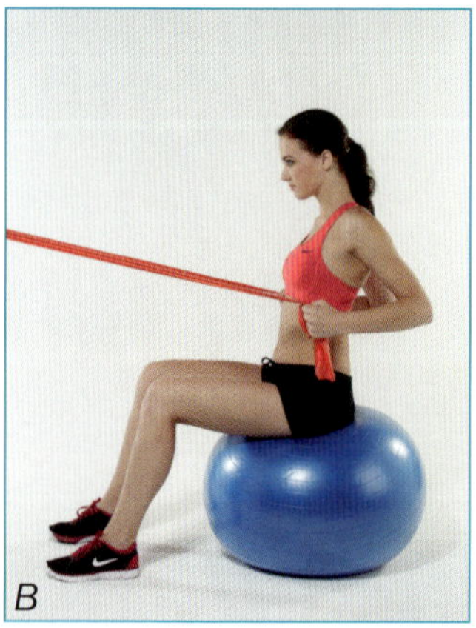

A–B: Die Ausgangs- und die Endposition.

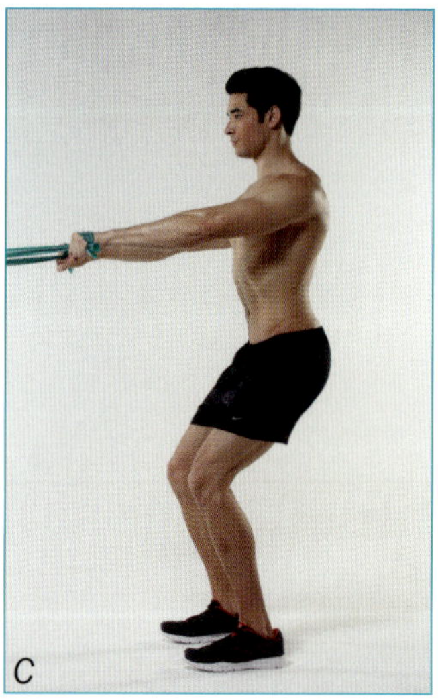

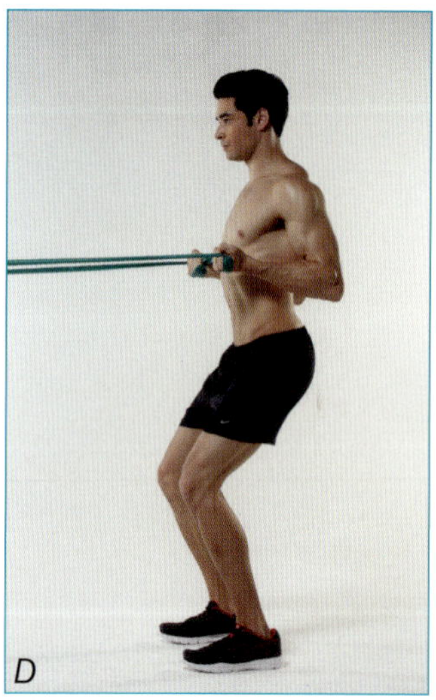

C–D: Die Variante im Stand.

** *Vorrangige Kräftigung*
* *Mitkräftigung der betreffenden Muskulatur*

K 34: Klimmzug

Kräftigung:
** obere Rückenmuskulatur
* Schulter- und vordere Oberarmmuskulatur

Ausgangsposition:
Sie hängen frei an einer Klimmzugstange. Die Arme sind schulterbreit oder etwas weiter auseinander, wobei die Handflächen nach vorne weisen, und die Unterschenkel sind überkreuzt. Die Bauch- und die Gesäßmuskulatur sind angespannt.

Übungsdurchführung:
Ziehen Sie sich in einer gleichmäßigen Bewegung nach oben, bis das Kinn über der Stange ist, wobei Sie die Ellbogen zu den Rippen bringen. Halten Sie kurz diese Position, bevor Sie sich langsam in die Ausgangsposition zurückbewegen. Senken Sie jedoch den Körper nur so weit, dass die Arme noch leicht gebeugt sind, damit die Muskulatur in Spannung bleibt. Vermeiden Sie Ausweichbewegungen wie das Anheben der Schultern.

Variante:
Wenn Sie eng greifen mit nach vorne gerichteten Handrücken, trainieren Sie intensiv die vordere Oberarm- und die vordere Schultermuskulatur.
Sie intensivieren die Übung, indem Sie ein Handtuch um eine Stange legen, mit jeder Hand ein Ende greifen und sich hochziehen. Halten Sie die Ellbogen eng am Körper.
Sie können die Bauchmuskulatur mittrainieren, indem Sie auch die Knie anziehen.

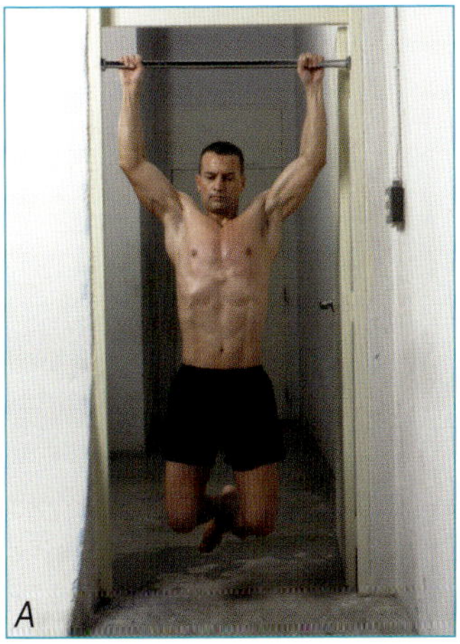

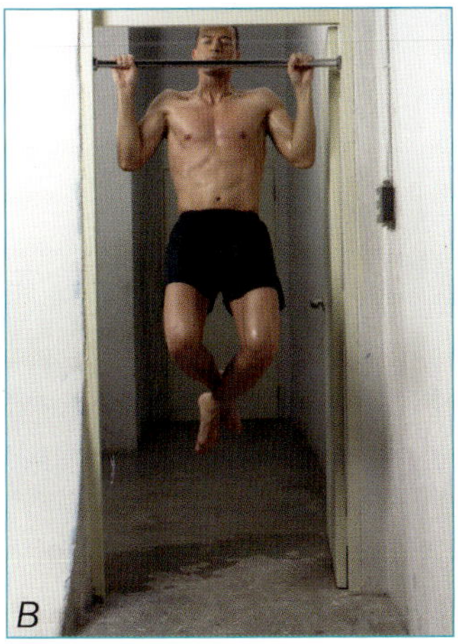

A–B: Die Ausgangs- und die Endposition.

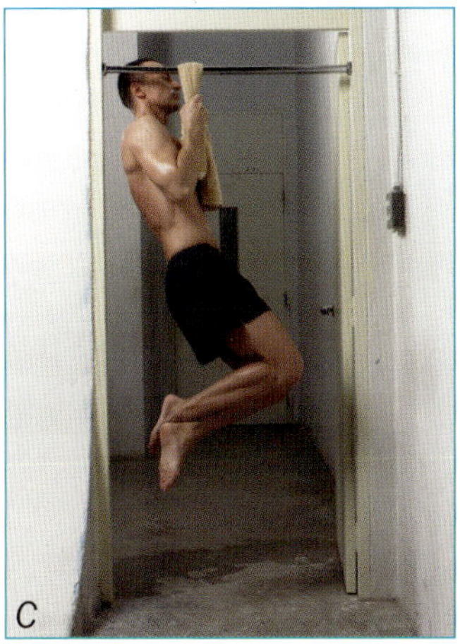

C: Das Hochziehen am Handtuch.

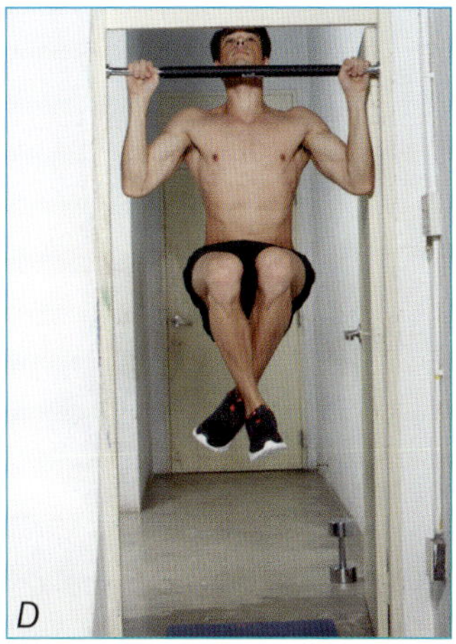

D: Gleichzeitiges Hochziehen des Körpers und Anziehen der Beine.

*** Vorrangige Kräftigung*
** Mitkräftigung der betreffenden Muskulatur*

K 35: Rudern zurückgelehnt

Kräftigung:
** obere Rückenmuskulatur
* hintere Schulter- und vordere Oberarmmuskulatur

Ausgangsposition:
Für diese Übung benötigen Sie eine tiefe Stange, an der Sie sich hochziehen können. Das kann eine tief befestigte Klimmzugstange sein, ein stabiler Tisch oder ein Besenstiel, der auf zwei gleich hohen Gegenständen aufgelegt ist. Legen Sie sich unter die Stange und greifen Sie diese etwas weiter als schulterbreit, so dass die Fingerknöchel nach oben weisen. Die Arme sind gestreckt, der Körper ist gerade, und die Beine zeigen nach vorne. Spannen Sie die Bauch- und die Gesäßmuskulatur an.

Übungsdurchführung:
Ziehen Sie sich in einer gleichmäßigen Bewegung nach oben, bis die Brust fast die Stange berührt. Halten Sie kurz diese Position, bevor Sie sich in die Ausgangsposition zurückbewegen. Senken Sie jedoch den Körper nur so weit, dass die Arme noch leicht gebeugt sind. Vermeiden Sie Ausweichbewegungen wie das Anheben der Schultern.

Variante:
Je weiter der Körper zurückliegt, umso intensiver wird die Übung. Dazu können Sie die Fersen auf einen Gegenstand stellen. Fortgeschrittene können ein Bein in der Luft halten. Sie können die Übung an einer hohen Stange machen, wenn Sie ein Handtuch um die Stange legen. Greifen Sie die Enden des Handtuchs und ziehen Sie sich daran hoch.

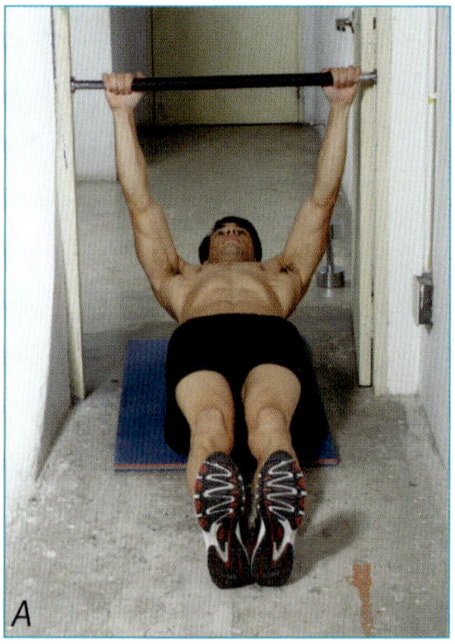

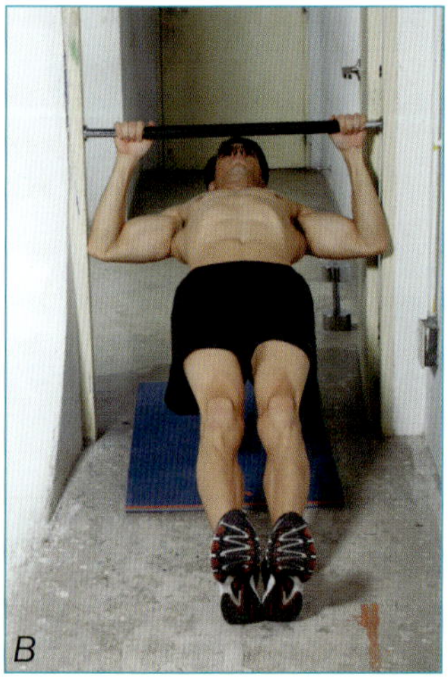

A–B: Die Ausgangs- und die Endposition.

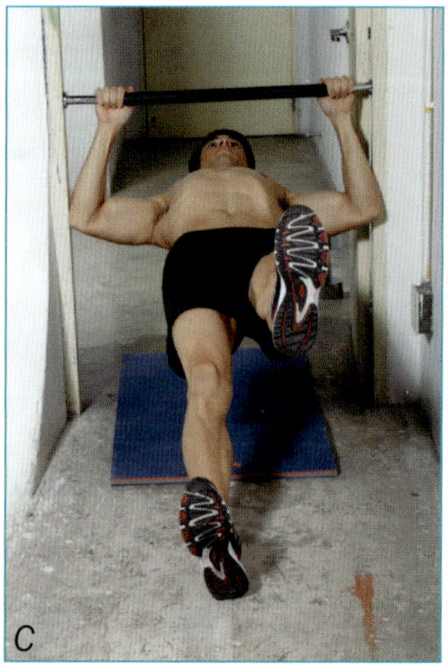

C: Die Intensivierung mit angehobenem Bein.

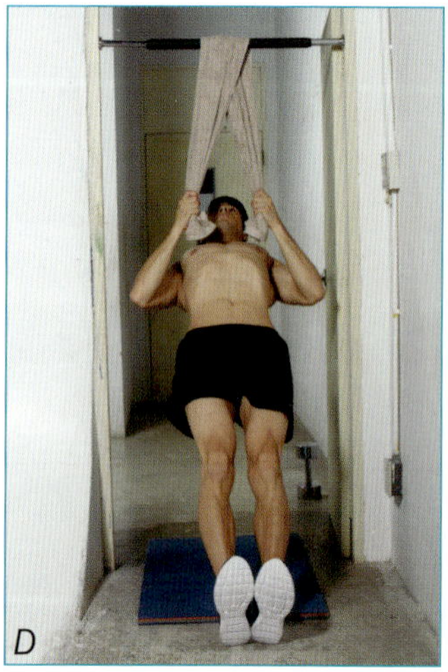

D: Das Hochziehen am Handtuch.

** *Vorrangige Kräftigung*
* *Mitkräftigung der betreffenden Muskulatur*

K 36: Rudern vorgebeugt

Kräftigung:
** obere und untere Rückenmuskulatur
* vordere Oberarm-, hintere Schulter- und Nackenmuskulatur

Ausgangsposition:
Aus dem aufrechten Stand beugen Sie etwas die Beine, wobei Sie das Gesäß nach hinten schieben und den Oberkörper etwas nach vorne verlagern. In den Händen halten Sie Kurzhanteln, die Handflächen weisen zueinander. Spannen Sie die Bauch- und die Gesäßmuskulatur an und halten Sie den Rücken gerade.

Übungsdurchführung:
Ziehen Sie die Ellbogen an den Rippen entlang nach hinten oben und dann die Schulterblätter zusammen. Der Rücken wird dabei nicht bewegt. Achten Sie darauf, dass die Bauchmuskulatur in Spannung bleibt.

Variante:
Je weiter Sie den Oberkörper vorbeugen, desto intensiver trainieren Sie die untere Rückenmuskulatur.
Sie können die Muskulatur auch einarmig trainieren. Einsteiger können sich dabei abstützen, was auf einem Gymnastikball möglich ist.
Weit Fortgeschrittene können ein Bein nach hinten gestreckt in der Luft halten und so die Rumpfaktivierung deutlich intensivieren. Dazu sollen Bein, Rumpf und Kopf sich möglichst auf einer Linie befinden; die Fußzehen sind angezogen.

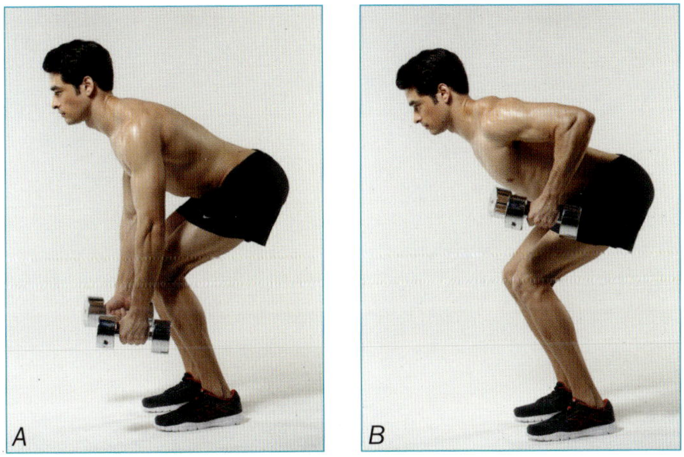

A–B: Die Ausgangs- und die Endposition.

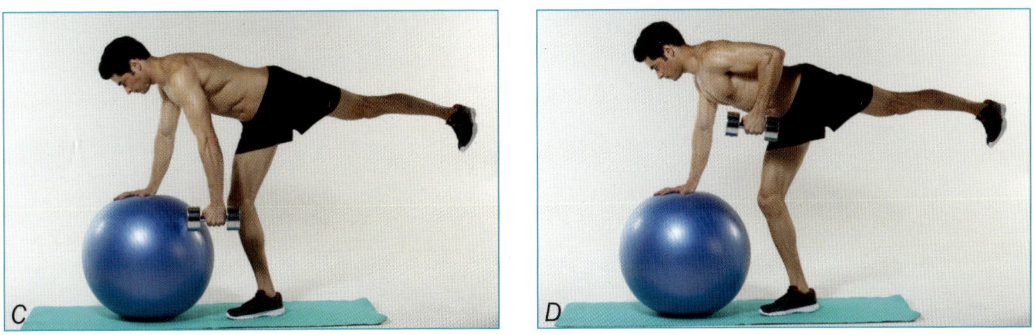

C–D: Die Variante mit Abstützen und Beinstreckung nach hinten.

*** Vorrangige Kräftigung*
** Mitkräftigung der betreffenden Muskulatur*

4. Ergänzende Übungen für die Beine und das Gesäß

K 37: Beidbeinige Kniebeuge (Squat)

Kräftigung:
** Oberschenkelmuskulatur, insbesondere vorderer Anteil, Gesäßmuskulatur
* Waden- und untere Rückenmuskulatur

Ausgangsposition:
Sie stehen aufrecht mit leicht gebeugten Beinen. Die Füße sind etwas weiter als schulterbreit auseinander und weisen leicht nach außen. In den Händen halten Sie Kurzhanteln oder einen Gymnastikball. Spannen Sie die Bauch- und die Gesäßmuskulatur an und halten Sie den Rücken gerade.

Übungsdurchführung:
Beugen Sie die Beine und schieben Sie gleichzeitig das Gesäß nach hinten. Achten Sie darauf, dass die Knie über den Füßen bleiben und nicht nach vorne oder zur Seite ausweichen. Halten Sie kurz diese Position, bevor Sie die Beine wieder strecken und am Ende der Bewegung die Fersen anheben.

Variante:
Einsteiger führen die Übung mit kleinem Bewegungsradius und ohne Zusatzgewicht aus. Weit Fortgeschrittene können die Übung auf beweglichem Untergrund ausführen.
Die Aktivität der äußeren Beinmuskulatur intensivieren Sie, indem Sie ein Stretchband großflächig um die Oberschenkel spannen. Die Spannung des Bandes wird bei den Kniebeugen gehalten. Diese Variante eignet sich auch als Einstiegsübung zum Muskelaufbau bei Knieproblemen, da so die Hauptbelastung verlagert wird.

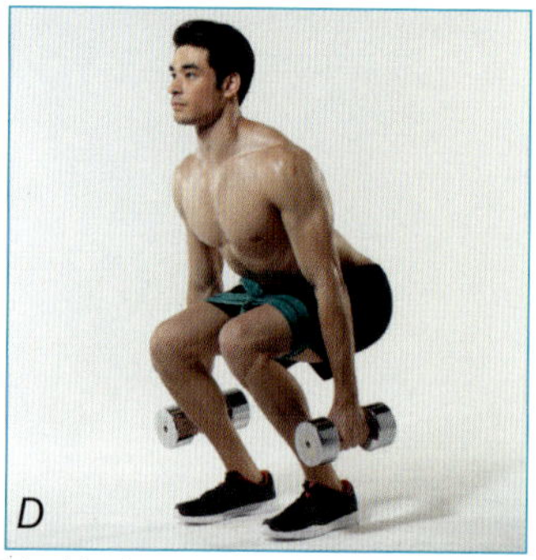
D

D: Die Variante mit Stretchband.

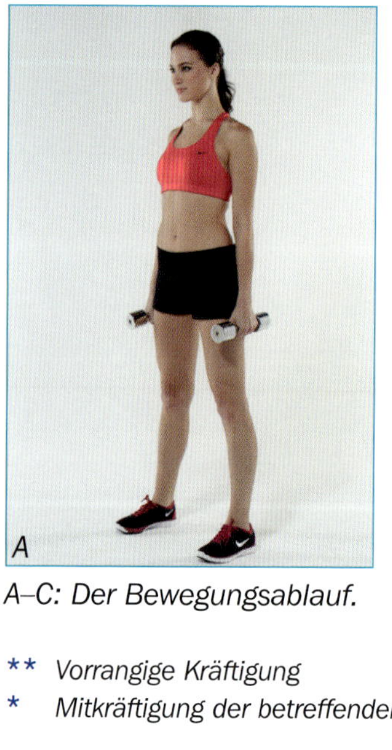
A

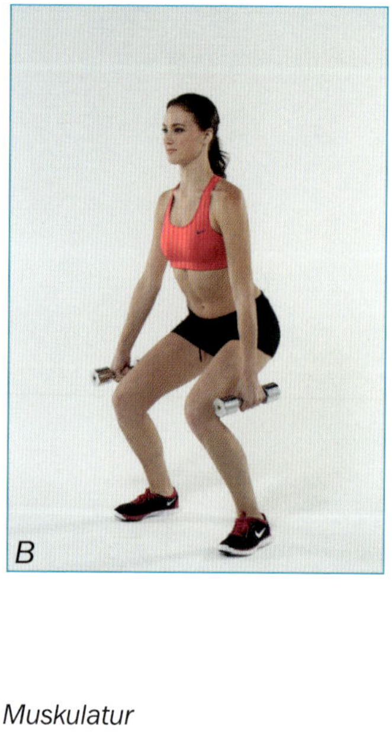
B

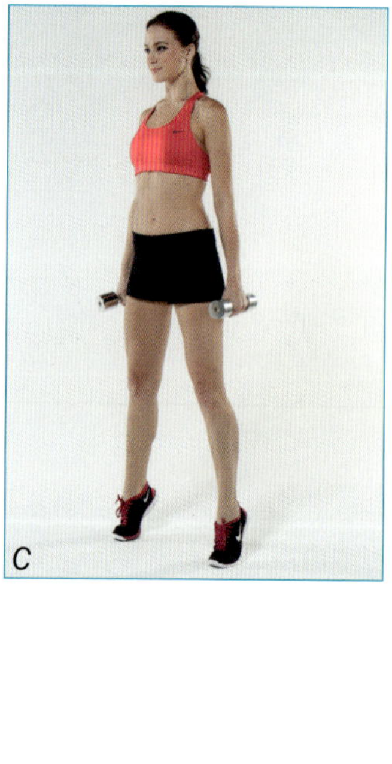
C

A–C: Der Bewegungsablauf.

*** Vorrangige Kräftigung*
* *Mitkräftigung der betreffenden Muskulatur*

K 38: Kniebeuge im Ausfallschritt

Kräftigung:
** Oberschenkelmuskulatur, insbesondere vorderer Anteil, Gesäßmuskulatur
* Waden- und untere Rückenmuskulatur

Ausgangsposition:
Sie stehen aufrecht und halten Kurzhanteln oder einen Medizinball in den Händen. Machen Sie einen großen Ausfallschritt, so dass nun der hintere Fuß mit den Zehen aufgestellt ist. Spannen Sie die Bauch- und die Gesäßmuskulatur an und halten Sie den Oberkörper gerade. Konzentrieren Sie sich auf die Belastung von Fußballen, Fußaußenseite und Ferse, um stabil zu stehen.

Übungsdurchführung:
Beugen Sie die Beine so weit wie möglich nach unten, ohne das Knie abzulegen. Bleiben Sie kurz in dieser Position, bevor Sie sich aus der Kraft des vorderen Beins wieder nach oben drücken. Nun wiederholen Sie die Beugung der Beine. Halten Sie den Rücken gerade und achten Sie darauf, dass das vordere Knie über dem Fuß bleibt.

Variante:
Sie können bei jeder Wiederholung einen Schritt nach vorne machen.
Einsteiger machen die Übung ohne Zusatzgewicht und stemmen die Hände in die Hüften.
Weit Fortgeschrittene können den vorderen Fuß auf einen Therapiekreisel und den hinteren Fuß auf eine Hartschaumrolle aufstellen.
Als Alternative können Sie Ausfallschritte zur Seite und nach hinten üben.

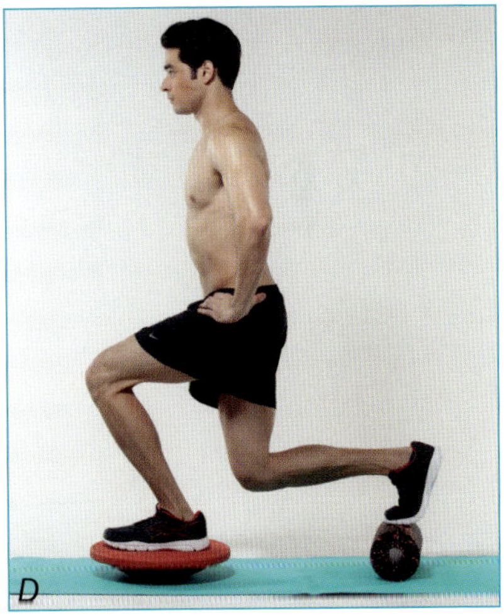

D: Die sehr intensive Variante mit Therapiekreisel und Hartschaumrolle.

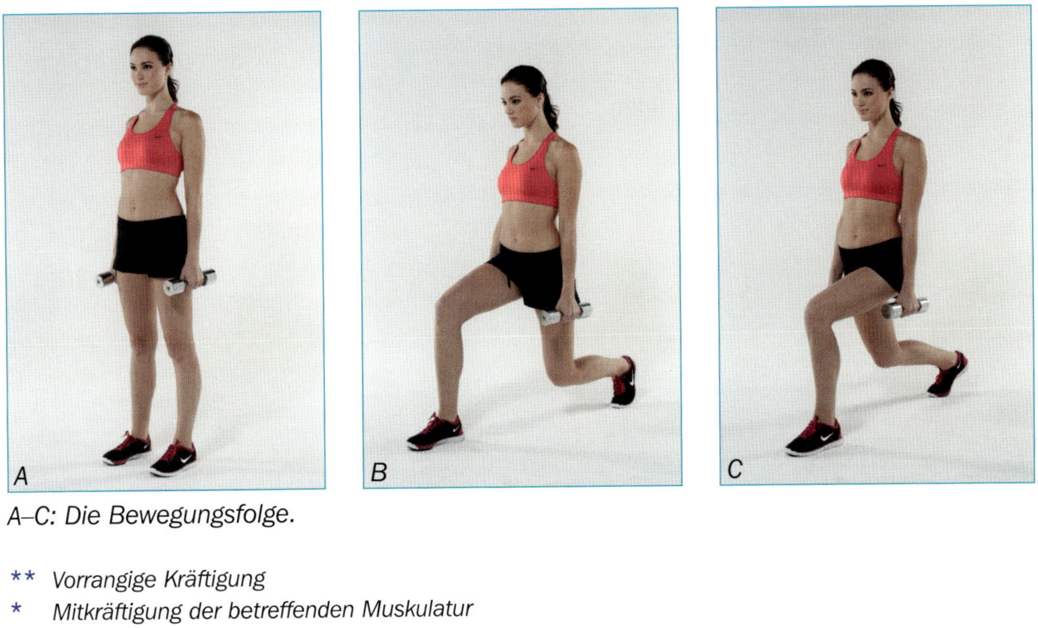

A–C: Die Bewegungsfolge.

*** Vorrangige Kräftigung*
** Mitkräftigung der betreffenden Muskulatur*

K 39: Einbeinige Kniebeuge

Kräftigung:
** Oberschenkelmuskulatur, insbesondere vorderer Anteil, Gesäßmuskulatur
* Waden- und untere Rückenmuskulatur

Ausgangsposition:
Sie stehen aufrecht und stellen einen Fuß mit den Zehen oder dem Spann nach unten auf einen Gymnastikball auf. Der Rücken ist gerade, und die Hände sind in die Hüften gestemmt. Konzentrieren Sie sich auf die Belastung von Fußballen, Fußaußenkante und Ferse, um stabil zu stehen, und spannen Sie die Bauch- und die Gesäßmuskulatur an.

Übungsdurchführung:
Beugen Sie tief das Standbein und bewegen Sie dabei das Gesäß nach hinten. Halten Sie kurz diese Position, bevor Sie das Bein wieder strecken und schließlich die Übung wiederholen. Achten Sie auf einen geraden Rücken und darauf, dass sich das vordere Knie über dem Fuß befindet und nicht nach vorne oder zur Seite ausweicht.

Variante:
Einsteiger können die Übung in einem kleinen Bewegungsradius ausführen und sich mit einer Hand an einem Stuhl abstützen. Fortgeschrittene können das hintere Bein frei in der Luft halten und Zusatzgewichte nutzen. Auch können Fortgeschrittene den vorderen Fuß auf einen Therapiekreisel aufstellen.
Sie intensivieren die Kräftigung der Wadenmuskulatur, indem Sie in der oberen Position die Ferse vom Boden abheben und diese Position kurz halten.

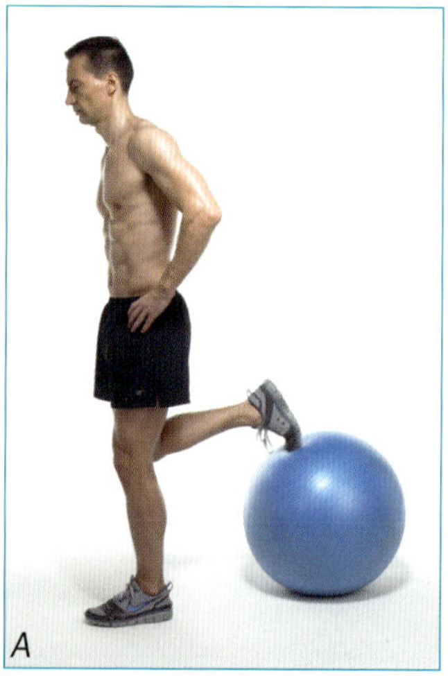
A

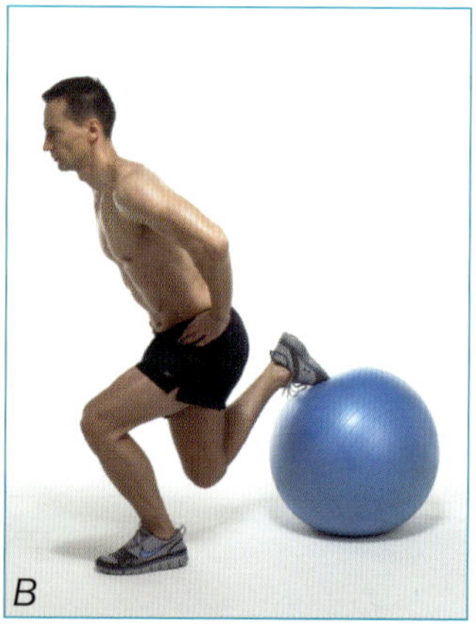
B

A–B: Die Ausgangs- und die Endposition.

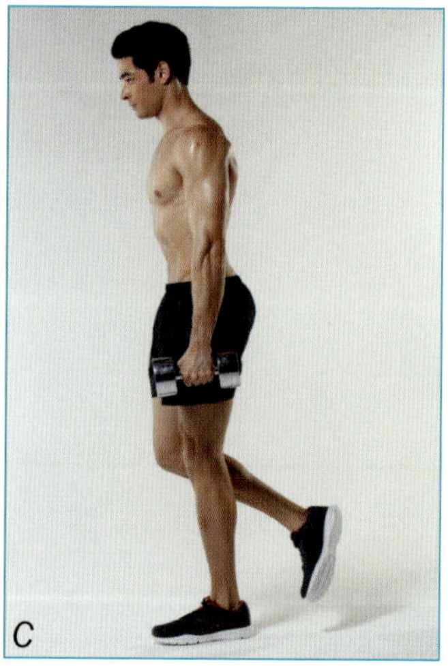
C

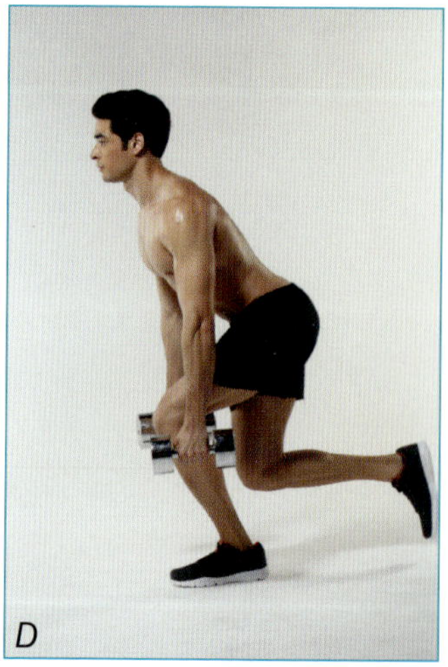
D

C–D: Die Intensivierung mit Zusatzgewicht und dem hinteren Bein in der Luft.

** *Vorrangige Kräftigung*
* *Mitkräftigung der betreffenden Muskulatur*

K 40: Beckenlift (Schulterbrücke)

Kräftigung:
** hintere Oberschenkel- und Gesäßmuskulatur
* Rumpf- und vordere Oberschenkelmuskulatur

Ausgangsposition:
Sie befinden sich in Rückenlage. Die Arme sind auf dem Boden abgelegt, die Beine sind in einem Kniegelenkswinkel von etwa 90 Grad angezogen, und die Fersen sind auf einen Gymnastikball aufgestellt. Drücken Sie die Fersen etwas in den Ball und ziehen Sie die Zehen an. Nun spannen Sie die Gesäßmuskulatur an sowie die Bauchmuskulatur durch Zug des Nabels in Richtung der Wirbelsäule.

Übungsdurchführung:
Drücken Sie die Fersen fest in den Ball und heben Sie das Becken so weit hoch, bis Oberschenkel und Rücken in einer Linie sind. Senken und heben Sie das Becken mehrfach, ohne es abzulegen. Achten Sie auf gleichmäßige Bewegungen und darauf, dass die Rumpfmuskulatur durchgehend in Spannung ist.

Variante:
Zur Intensivierung können Sie ein Zusatzgewicht, etwa einen Medizinball, auf dem Brustkorb halten. Auch können Fortgeschrittene die Übung einbeinig ausführen.
Sie können die Übung auch am Boden ausführen. Achten Sie dabei darauf, dass Sie die Fersen in Richtung Gesäß spannen. Alternativ können Sie auf der Stelle marschieren, wobei Sie jeweils kurz mit den Fersen den Boden berühren.

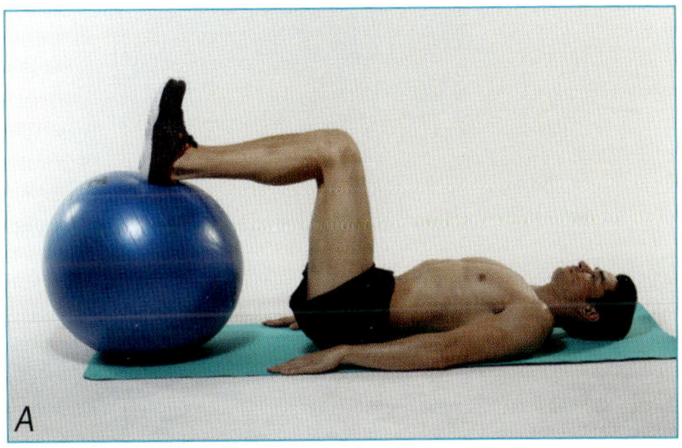

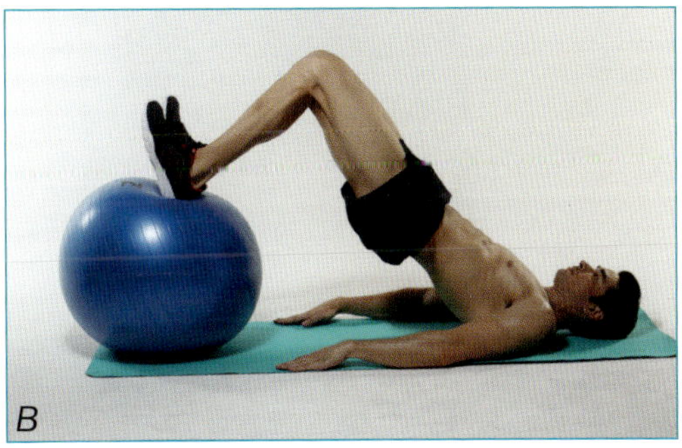

A–B: Die Ausgangs- und die Endposition.

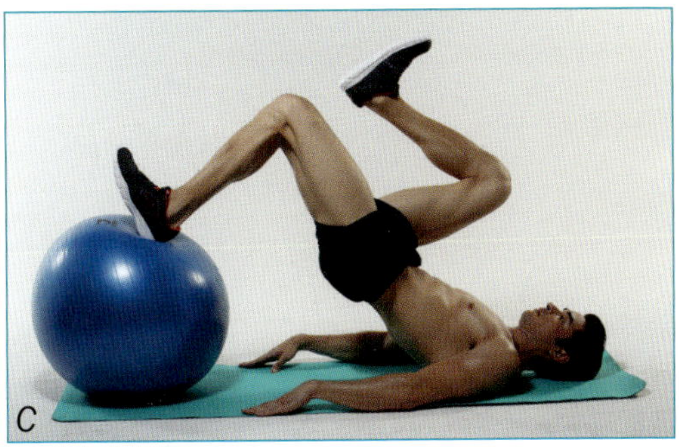

C: Die einbeinige Ausführung.

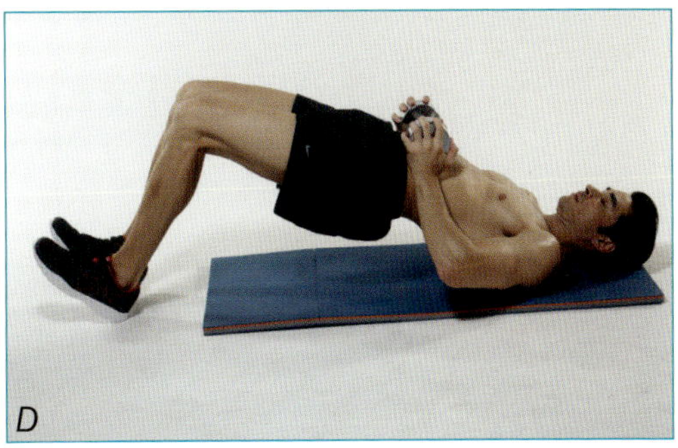

D: Die Ausführung am Boden mit Zusatzgewicht.

** *Vorrangige Kräftigung*
* *Mitkräftigung der betreffenden Muskulatur*

K 41: Beckenlift und Beinanziehen

Kräftigung:
** hintere Oberschenkel- und Gesäßmuskulatur
* Rumpf- und vordere Oberschenkelmuskulatur

Ausgangsposition:
Sie liegen mit dem Rücken auf dem Boden. Die Arme sind abgelegt, die fast gestreckten Beine mit den Fersen auf einem Gymnastikball positioniert, und die Zehen sind angezogen. Drücken Sie die Fersen etwas in den Ball und spannen Sie die Bauch- und die Gesäßmuskulatur an. Heben Sie nun das Becken so weit hoch, bis sich Oberschenkel und Rücken in einer Linie befinden.

Übungsdurchführung:
Rollen Sie den Gymnastikball mit den Fersen in Richtung Gesäß, wobei Sie das Becken weiter anheben. Halten Sie kurz diese Position und rollen Sie dann den Ball zurück. Anschließend wiederholen Sie die Übung, ohne dazwischen das Becken abzulegen. Achten Sie auf gleichmäßige Bewegungen und auf eine angespannte Gesäßmuskulatur.

Variante:
Fortgeschrittene können die Übung einbeinig ausführen.
Wenn Sie keinen Gymnastikball zur Verfügung haben, können Sie die Übung mit einem Handtuch auf einem glatten Boden ausführen. Dazu stellen Sie die Fersen auf das gefaltete Tuch.

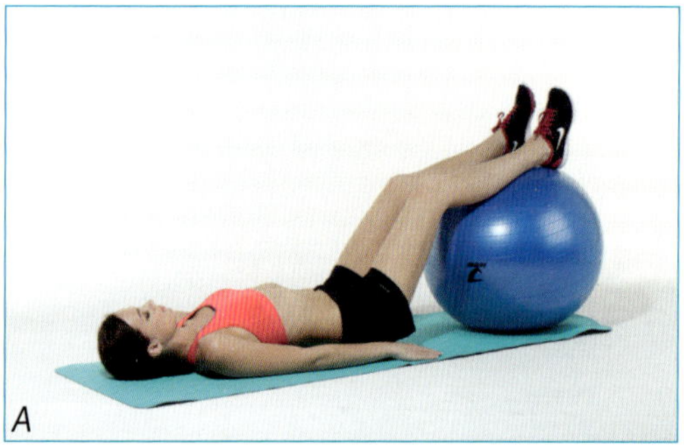
A

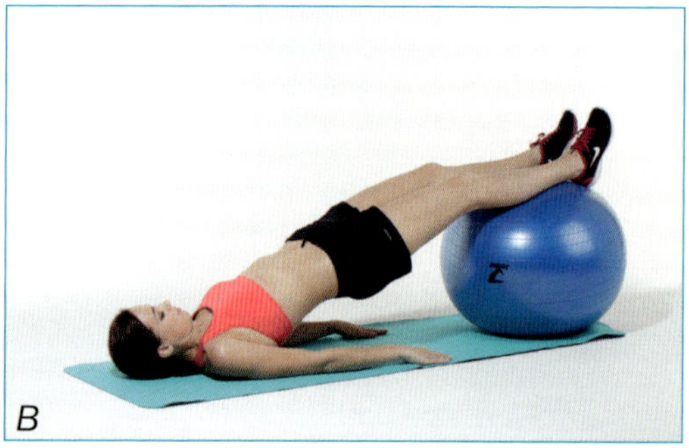
B

A–C: Der Bewegungsablauf.

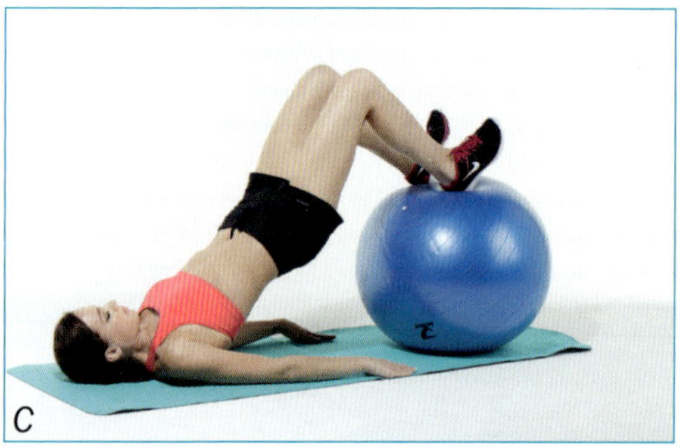
C

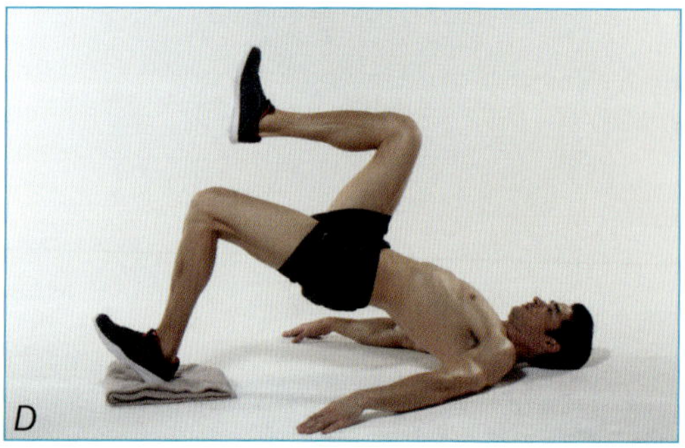
D

D: Die einbeinige Ausführung mit Handtuch am Boden.

*** Vorrangige Kräftigung*
** Mitkräftigung der betreffenden Muskulatur*

K 42: Gesäßtrainer

Kräftigung:
** Gesäßmuskulatur
* Rumpf- und hintere Oberschenkelmuskulatur

Ausgangsposition:
Sie befinden sich im Unterarmstütz. Spannen Sie die Bauch- und die Gesäßmuskulatur an, um die Position zu stabilisieren. Heben Sie nun ein Bein etwas vom Boden ab, wobei der Kniegelenkswinkel etwa 90 Grad beträgt.

Übungsdurchführung:
Strecken Sie den angehobenen Fuß senkrecht in die Luft. Stellen Sie sich dabei vor, dass Sie ein schweres Gewicht nach oben drücken. Halten Sie kurz diese Position, wobei Sie die Gesäßmuskulatur mit maximaler Kraft anspannen und gleichmäßig atmen. Dann bewegen Sie das Bein zurück, ohne es abzulegen, und wiederholen schließlich die Übung. Vermeiden Sie Ausweichbewegungen mit dem Fuß.

Variante:
Die Übung ist auch in Bodenlage sowie auf einem Gymnastikball beidbeinig möglich.
Sie intensivieren die Übung mit Fußgelenksgewichten. Fortgeschrittene heben zusätzlich den Arm der jeweils anderen Körperseite ab.
Sie können die hintere Oberschenkelmuskulatur mittrainieren, indem Sie einen Medizinball mit der Ferse auf dem Übungsbein eingeklemmt halten.
Alternativ können Sie das Bein gebeugt oder gestreckt seitlich anheben und so die äußere Oberschenkelmuskulatur mittrainieren.

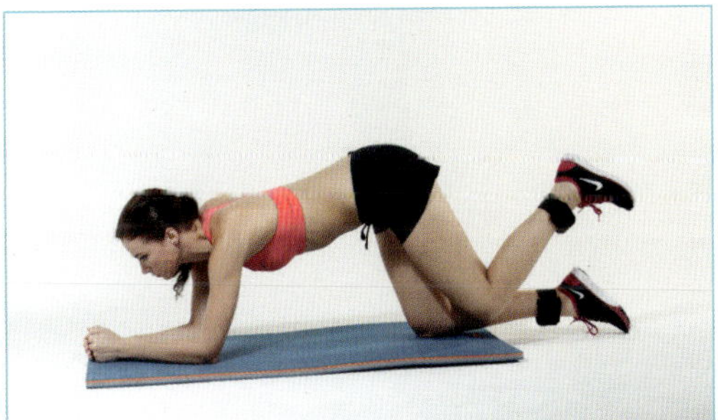
A

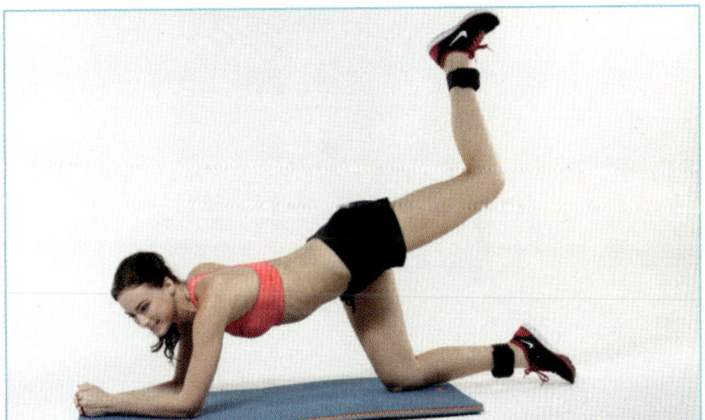
B

A–B: Die Ausgangs- und die Endposition.

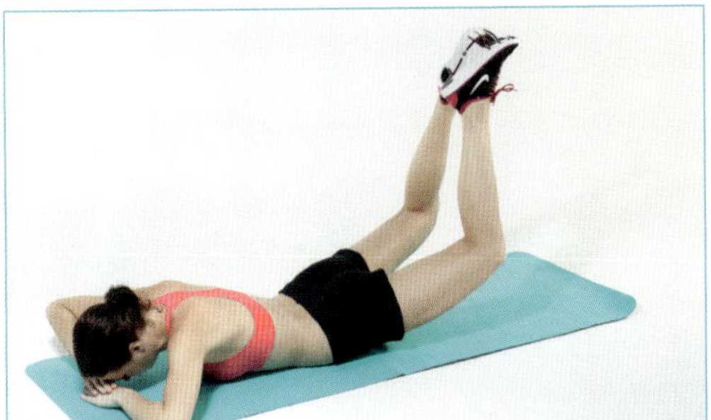
C

C: Die beidbeinige Variante am Boden.

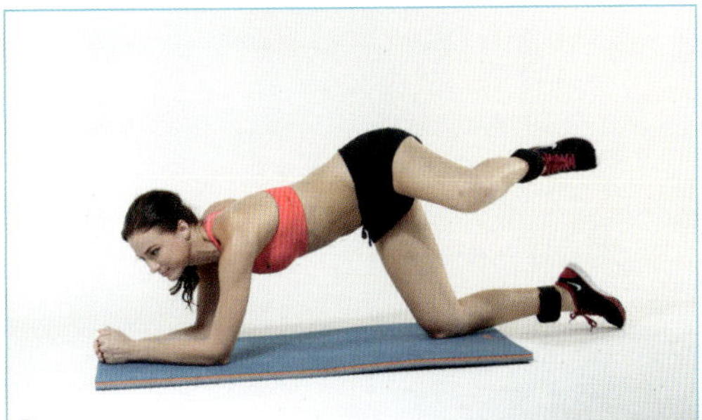
D

D: Das seitliche Beinanheben im Unterarmstütz.

** *Vorrangige Kräftigung*
* *Mitkräftigung der betreffenden Muskulatur*

IV. Trainingspläne und Workouts

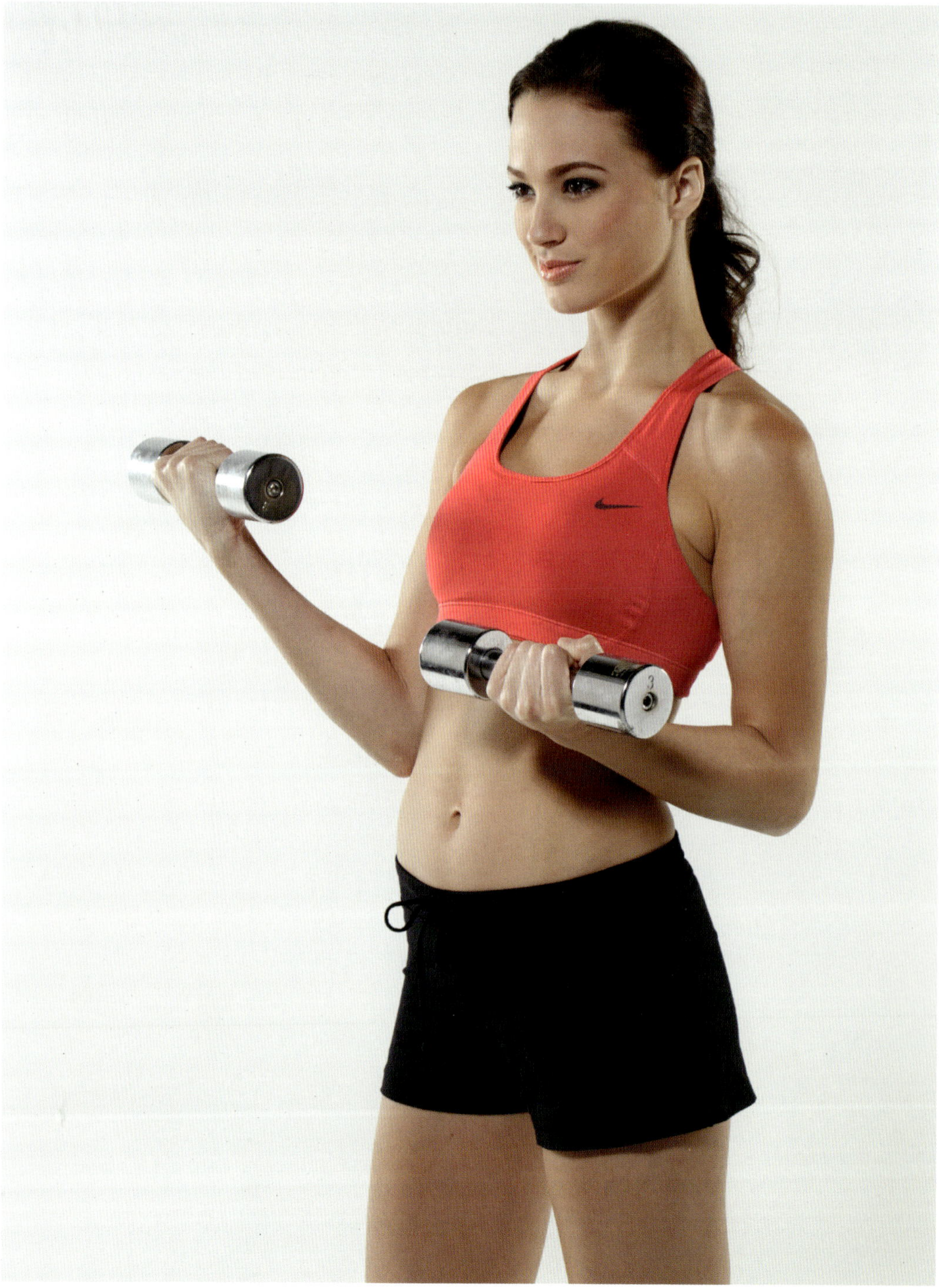

1. Trainingsplanung

Eine sinnvolle Trainingsplanung ist die Voraussetzung für ein erfolgreiches Fitnesstraining. Nehmen Sie sich dafür Zeit und machen Sie sich Notizen in Ihrem Trainingsbuch. Bewusstes Training nach einem sinnvollen Programm führt zu den besten Ergebnissen und ermöglicht fortlaufende Leistungsverbesserungen. Unterteilen Sie Ihr Training in Zyklen von sechs bis zwölf Wochen Länge. Nach der Beendigung eines Zyklus legen Sie ein Programm für den nächsten Zyklus fest. Es empfiehlt sich, bei der Trainingsplanung, in den folgenden Schritten vorzugehen.

Ist-Zustand bestimmen

Zuerst müssen Sie sich den Ist-Zustand Ihres Körpers bewusst machen. Verdeutlichen Sie sich Ihre körperliche Leistungsfähigkeit ebenso wie Ihr Erscheinungsbild. Hilfreich dabei ist es, wenn Sie Gewicht, Körperfett und Körpermaße ermitteln. Notieren Sie diese Ergebnisse in Ihrem Trainingsbuch. Grundsätzlich empfiehlt es sich für jeden Fitnesssportler, ein Trainingsbuch zu führen, da so die körperlichen Veränderungen über einen langen Zeitraum hinweg sichtbar gemacht werden. Außerdem ist es empfehlenswert, dass Sie Ihren Körper in aufrechter Stellung von vorne, von hinten und von der Seite fotografieren lassen. Die Aufzeichnungen und die Fotos sind die Grundlage für die Erfolgskontrolle im Rahmen Ihres Trainingsprogramms.

Trainingsziele definieren

Nun legen Sie Ihre Trainingsziele fest, denn nur mit einer klaren Zielsetzung, können Sie effektiv trainieren. Dazu nutzen Sie die im Eingangstest ermittelten Ergebnisse. Machen Sie sich bewusst, was Sie mit dem Training erreichen wollen und können, und notieren Sie dies in Ihrem Trainingsbuch. Bleiben Sie bei der Festlegung der Ziele realistisch, um sie auch umsetzen zu können. Die Ziele werden in kurz-, mittel- und langfristige Ziele aufgeteilt, da kurzfristige Erfolge dazu motivieren, das Training fortzusetzen. Wählen Sie nun ein kurzfristiges Trainingsziel aus, auf dessen Erreichen Sie sich im nächsten Trainingszyklus konzentrieren. Ein solches kurzfristiges Ziel kann beispielsweise eine Leistungsverbesserung in einer oder mehreren Übungen sein, ebenso wie eine Körperfettreduktion um einen bestimmten Prozentsatz. Im Verlauf Ihres Trainings müssen Sie sich immer neue kurzfristige Ziele setzen, anhand derer Sie das jeweilige Trainingsprogramm ausarbeiten.

Trainingsprogramm festlegen

Auf Grundlage des kurzfristigen Trainingsziels legen Sie ein Trainingsprogramm fest, um dieses Ziel bestmöglich zu erreichen. Üblicherweise wird der Trainingsplan für einen sechs bis zwölf Wochen langen Zyklus genutzt. Eine Trainingszeit von sechs Wochen ermöglicht es, deutliche Ergebnisse festzustellen. Sie sollten aber nicht länger als zwölf Wochen nach dem gleichen Programm trainieren, um dem Körper immer neue Trainingsreize zu setzen und eine Leistungsstagnation zu vermeiden. Im Trainingsprogramm müssen Sie die Übungen, die Satzzahlen und die Satzlängen beziehungsweise die Wiederholungszahlen festlegen. Ebenso müssen Sie bestimmen, wie Sie Ihren Wochentrainingsplan aufbauen. Wenn Sie eine deutliche Körperfettreduktion planen, dann ist es auch erforderlich, dass Sie Ihre Ernährung umstellen. Nähere Informationen zur Ernährung erhalten Sie in »Das große Fitness-Buch« (Delp 2011).

Trainingsperiode

Nach der Zieldefinition und Festlegung eines Programms beginnen Sie die Trainingsperiode von üblicherweise sechs bis zwölf Wochen.

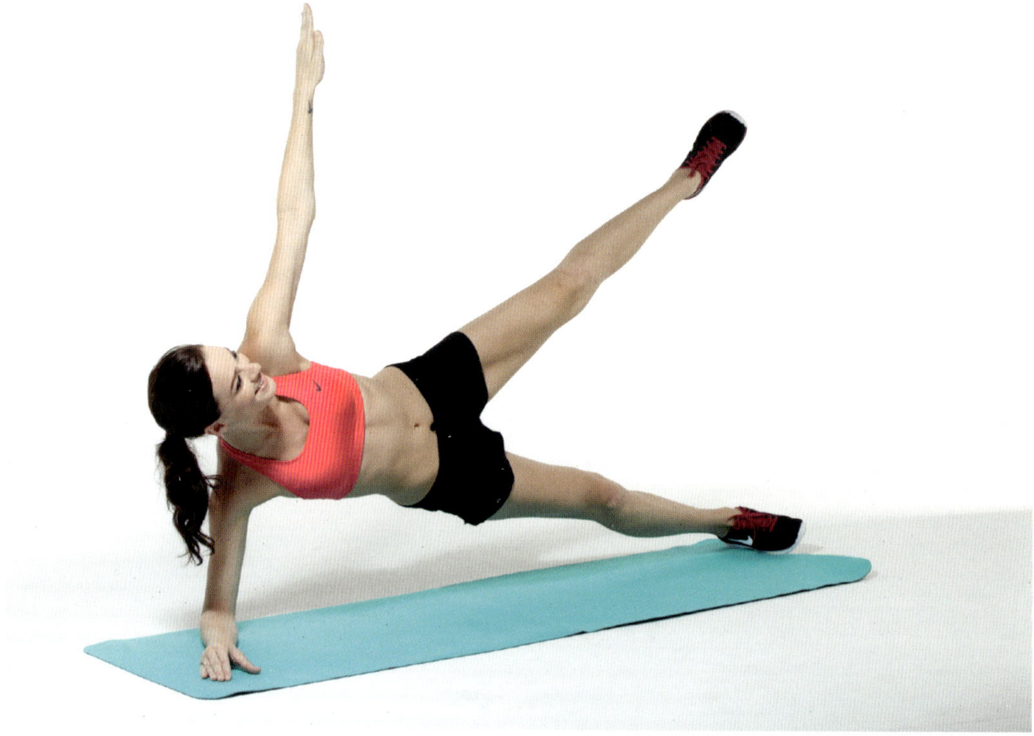

Führen Sie in den ersten Trainingseinheiten die Übungen mit eher wenig Intensität/Gewicht aus. Der Körper muss sich erst an die neuen Bewegungsabläufe gewöhnen. Erhöhen Sie die Belastungen nicht zu schnell, damit es zu keinen Verletzungen kommt. Machen Sie zu jeder Trainingseinheit Notizen in Ihrem Trainingsbuch. Halten Sie die ausgeführten Übungen, die Satzzahlen und die Intensitäten fest. Auch empfiehlt es sich, Informationen zu den Rahmenbedingungen des Trainings zu notieren, wie Schlaf, Stress und Ernährung, da diese einen entscheidenden Einfluss auf die Trainingsleistung haben. Anhand dieser Notizen können Sie langfristig die Entwicklung Ihrer Leistungsfähigkeit nachvollziehen.

Der Trainingserfolg muss durch regelmäßige Kontrolltests überprüft werden. Dabei werden die Körpermessungen wiederholt. Es empfiehlt sich, alle ein bis vier Wochen eine solche Trainingskontrolle vorzunehmen. Auch diese Ergebnisse werden im Trainingsbuch festgehalten, da sie notwendige Informationen für die Festlegung neuer Trainingsprogramme liefern.

Abschlusstest

Am Ende der Trainingsperiode führen Sie einen Abschlusstest durch und prüfen, ob Sie das Trainingsziel erreicht haben. Danach beginnen Sie, die nächste Trainingsperiode zu planen. Dazu vergleichen Sie die Ergebnisse der Kontroll- und Abschlusstests mit denen des Eingangstests. Basierend auf diesen Vergleichen und unter Berücksichtigung der langfristigen Trainingsziele bestimmen Sie ein neues kurzfristiges Trainingsziel. Nun legen Sie zur Erfüllung des Ziels einen neuen Trainingszyklus fest. Nutzen Sie bei der Programmfestlegung die Informationen aus dem Trainingsbuch, da diese wichtige Informationen über die Reaktionen des Körpers auf unterschiedliche Trainingsreize liefern. Schließlich beginnen Sie mit der neuen Trainingsperiode und beenden auch diese wieder mit einem Abschlusstest.

Sie sollten das beschriebene Vorgehen für die Trainingsplanung kontinuierlich fortführen, da es sicherstellt, dass Sie Ihrem Körper fortlaufend neue Trainingsreize setzen und somit Verbesserungen im Fitnesstraining erreichen.

2. Trainingszyklen

Mit diesem dreistufigen Plan bauen Sie kontinuierlich die Leistungsfähigkeit Ihrer Körpermitte auf. Sie werden Ihre Körperhaltung deutlich verbessern, Körperfett reduzieren und beugen Rückenbeschwerden vor beziehungsweise vermindern diese. Wählen Sie das für Sie geeignete Trainingslevel. Sie können Übungen variieren und sie gegen solche austauschen, die dieselbe Muskelgruppe trainieren. Übertreiben Sie zu Beginn das Training nicht, um Verletzungen durch eine Überlastung des Bewegungsapparates zu vermeiden. Ziel Ihres Körpertrainings muss es sein, Ihren Körper langfristig in Form zu bringen und zu halten.

Essen Sie gesund und bedarfsgerecht und achten Sie auf eine ausreichende Proteinmenge, damit Wachstum und Regeneration der Muskulatur ermöglicht werden. Als empfehlenswert gilt für sportliche aktive Menschen eine Eiweißmenge von 1,5–2 Gramm pro Kilo Körpergewicht. Planen Sie außerdem genügend Zeit für die Regeneration ein. Wenn die Trainingsintensität deutlich intensiver ist, als Sie dies bisher gewohnt sind, müssen Sie länger schlafen als üblich; eine Stunde mehr pro Trainingstag gilt als Faustregel.

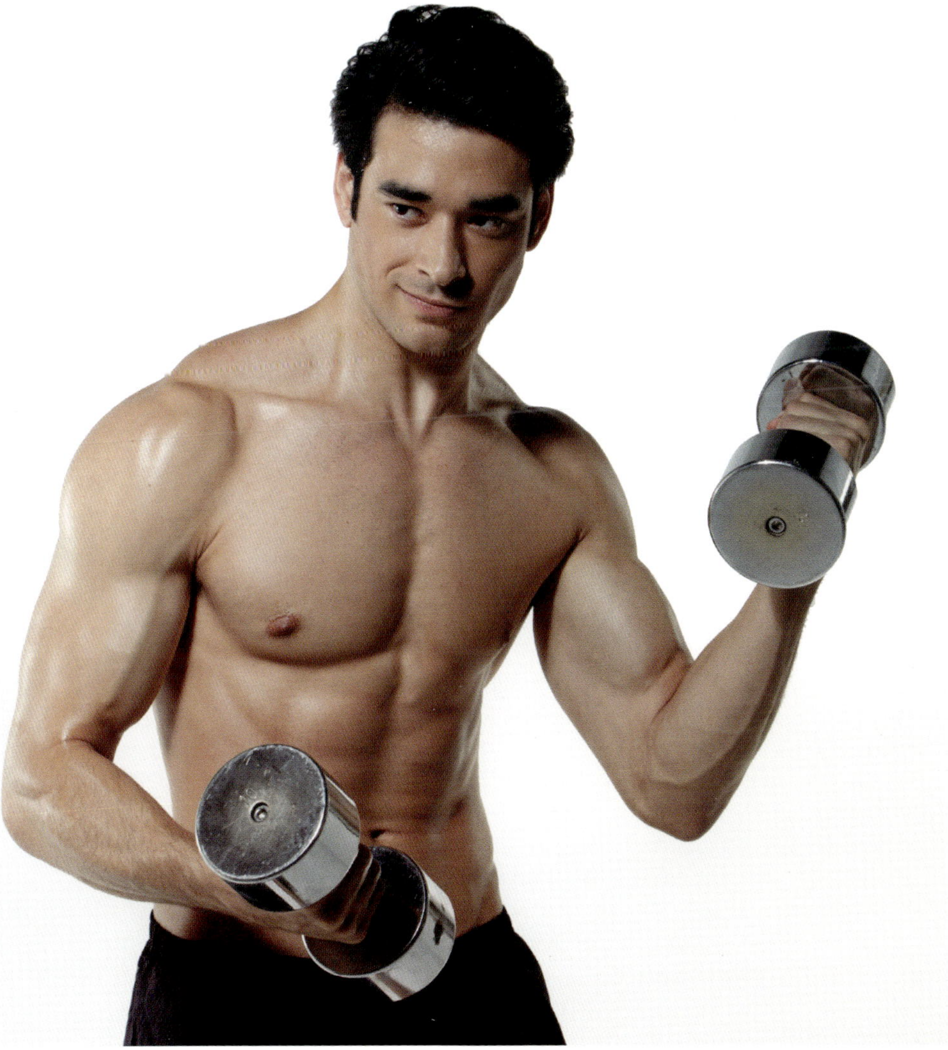

Schritt 1: Core-Einstieg

Mit diesem Trainingsplan bauen Sie Ihre Core-Muskulatur auf und verbessern Ihre Beweglichkeit, um Rückenbeschwerden vorzubeugen. Dieser Plan über sechs Wochen ist so gestaltet, dass er auch von Einsteigern ausgeführt werden kann. Für Einsteiger sind ein oder zwei Trainingseinheiten »Dehnen« zu empfehlen, da diese nicht nur die Beweglichkeit fördern, sondern dabei auch geübt wird, die Muskulatur wahrzunehmen und sie somit beim Krafttraining besser zu aktivieren. Für das Krafttraining sieht der Plan das Ganzkörper-Workout Kraft A und das Rumpf-Workout Kraft D vor. Wenn Sie bereits an regelmäßiges Fitnesstraining gewöhnt sind, dann können Sie die Intensität steigern, indem Sie im Krafttraining einen Trainingssatz ergänzen beziehungsweise die Belastungszeit verlängern. Außerdem können Sie eine Ausdauereinheit hinzufügen, oder Sie beginnen direkt mit Schritt 2. Als Ausdauersportart im Rahmen dieses Trainingsprogramms ist Schwimmen besonders zu empfehlen; Laufen, Walken und Radfahren sind aber auch möglich.

Nach der Beendigung dieses Trainingszyklus können Sie wählen, ob Sie weiterhin mit der gleichen Häufigkeit trainieren oder zu Schritt 2 übergehen. Wenn Sie sich bereits im Schritt 1 ausgelastet fühlen, behalten Sie diese Trainingshäufigkeit bei. Verändern Sie aber Ihr Programm, indem Sie Übungen austauschen und Belastungen steigern.

Trainingsplan für Schritt 1, Woche 1–6

	Tag 1	Tag 2	Tag 3	Tag 4	Tag 5	Tag 6	Tag 7
Woche 1	Kraft A 1 Satz à 30 sec	Pause	Dehnen	Kraft D 1 Satz à 30 sec	Pause	Dehnen oder Pause	Pause
Woche 2	Kraft A 1 Satz à 30 sec	Pause	Dehnen	Kraft D 1 Satz à 30 sec	Pause	Dehnen oder Pause	Pause
Woche 3	Kraft A 2 Sätze à 30 sec	Pause	Dehnen	Kraft D 2 Sätze à 30 sec	Pause	Dehnen oder Pause	Pause
Woche 4	Kraft A 2 Sätze à 30 sec	Pause	Dehnen	Kraft D 2 Sätze à 30 sec	Pause	Dehnen oder Pause	Pause
Woche 5	Kraft A 2 Sätze à 30 sec	Pause	Dehnen oder Pause	Kraft D 2 Sätze à 30 sec	Pause	Ausdauer oder Pause	Pause
Woche 6	Kraft A 2 Sätze à 30 sec	Pause	Dehnen oder Pause	Kraft D 2 Sätze à 30 sec	Pause	Ausdauer oder Pause	Pause

Kraft: In dieser Einheit wird die Kraft trainiert (siehe Seite 105 und Seite 108).

Dehnen: In dieser Einheit dehnen Sie sich im Haupttrainingsteil (siehe Seite 102).

Ausdauer: In dieser Trainingseinheit wird die Ausdauer gefördert, z. B. mit Schwimmen für zirka 20 Minuten.

Pause: An diesem Tag wird pausiert, um den Körper zu regenerieren.

Schritt 2: Kräftige Körpermitte

Mit diesem Trainingszyklus trainieren Sie intensiv Ihre Core-Muskulatur. Sie können den Zyklus einsetzen, direkt nachdem Sie den Zyklus »Core-Einstieg« absolviert haben, oder auch zu einem späteren Zeitpunkt. Als geübter Fitnesssportler können Sie auch direkt mit Schritt 2 anfangen. Im Krafttraining werden das Ganzkörper-Workout Kraft B und das Rumpf-Workout Kraft E genutzt. Wenn Sie ein Workout alle fünf Tage durchführen, stellt dies sicher, dass Sie Leistungssteigerungen erreichen. Alle zwei Wochen werden zudem die Intensitäten erhöht. Am Tag 3 können Sie pausieren oder, falls Sie Defizite in der Beweglichkeit besitzen, eine Trainingseinheit mit dem Hauptteil Beweglichkeit ausführen. Für das Ausdauertraining eignet sich Schwimmen für 20–30 Minuten; aber auch Laufen für 30–40 Minuten ist geeignet.

Nach der Trainingszeit von sechs Wochen können Sie zu Schritt 3 übergehen und so die Intensität erhöhen. Wenn Sie die bisherige Intensität beibehalten, erfordert dies, dass Sie Änderungen am Programm vornehmen, wie beispielsweise Übungen austauschen. Wenn Sie das Programm kontinuierlich ausführen, werden Sie feststellen, wie sich Ihre Leistungsfähigkeit deutlich steigert. Ernähren Sie sich dazu gesund und bedarfsgerecht, dann werden Sie zusätzlich zur Kräftigung Ihrer Körpermitte auch umfangreich Körperfett reduzieren.

Trainingsplan für Schritt 2, Woche 1–6

	Tag 1	Tag 2	Tag 3	Tag 4	Tag 5	Tag 6	Tag 7
Woche 1	Kraft B 2 Sätze à 30 sec	Ausdauer	Pause oder Dehnen	Kraft E 2 Sätze à 30 sec	Pause	Kraft B 2 Sätze à 30 sec	Pause
Woche 2	Kraft E 2 Sätze à 30 sec	Ausdauer	Pause oder Dehnen	Kraft B 3 Sätze à 30 sec	Pause	Kraft E 3 Sätze à 30 sec	Pause
Woche 3	Kraft B 3 Sätze à 30 sec	Ausdauer	Pause oder Dehnen	Kraft E 3 Sätze à 30 sec	Pause	Kraft B 2 Sätze à 45 sec	Pause
Woche 4	Kraft E 2 Sätze à 45 sec	Ausdauer	Pause oder Dehnen	Kraft B 2 Sätze à 45 sec	Pause	Kraft E 2 Sätze à 45 sec	Pause
Woche 5	Kraft B 3 Sätze à 45 sec	Ausdauer	Pause oder Dehnen	Kraft E 3 Sätze à 45 sec	Pause	Kraft B 3 Sätze à 45 sec	Pause
Woche 6	Kraft E 3 Sätze à 45 sec	Ausdauer	Pause oder Dehnen	Kraft B 2 Sätze à 60 sec	Pause	Kraft E 2 Sätze à 60 sec	Pause

Kraft: In dieser Einheit wird die Kraft trainiert (siehe Seite 106 und Seite 109).

Ausdauer: In dieser Trainingseinheit wird die Ausdauer gefördert, z. B. mit Schwimmen.

Pause oder Dehnen: An diesem Tag können Sie pausieren oder ein Beweglichkeitstraining ausführen (siehe Seite 102).

Pause: An diesem Tag wird pausiert, um den Körper zu regenerieren.

Schritt 3: Sixpack intensiv

Diesen Plan können Fortgeschrittene einsetzen, um weitere Verbesserungen in ihrem Fitnesstraining mit dem vorrangigen Ziel der Core-Kräftigung zu erreichen. Für Einsteiger hingegen ist der Trainingsumfang zu intensiv und die gewünschten Trainingseffekte würden sich nicht einstellen, da der Körper überfordert wäre. Es werden drei bis vier Einheiten Krafttraining pro Woche ausgeführt; die Übungen sind intensiver als im vorherigen Programm. Zusätzlich wird einmal wöchentlich die Ausdauer gefördert, beispielsweise mit Schwimmen für 30 Minuten. An einem Tag können Sie sich Ihrer Beweglichkeit widmen. Wenn Sie jedoch bereits beweglich genug sind, können Sie an diesem Tag pausieren, vorausgesetzt Sie dehnen regelmäßig Ihre Muskulatur im Anschluss an ein Kraft-Workout. An Pausetagen können Sie Ihre Regeneration durch Entspannungsübungen fördern sowie durch eine Selbstmassage mit der Hartschaumrolle, wenn kein Muskelkater vorliegt.

Nach der Trainingsdauer von sechs Wochen werden Sie eine deutliche Stärkung Ihrer Core-Muskulatur feststellen, was sich auch optisch darstellen wird. Gestalten Sie nun einen neuen Trainingszyklus, der sich einem neuen kurzfristigen Ziel widmet. Dazu können Sie die Trainingsintensität beibehalten oder etwas reduzieren.

Trainingsplan für Schritt 3, Woche 1–6

	Tag 1	Tag 2	Tag 3	Tag 4	Tag 5	Tag 6	Tag 7
Woche 1	Kraft C 2 Sätze à 45 sec	Ausdauer	Kraft F 2 Sätze à 45 sec	Pause	Kraft C 2 Sätze à 45 sec	Dehnen oder Pause	Kraft F 2 Sätze à 45 sec
Woche 2	Pause	Kraft C 2 Sätze à 45 sec	Ausdauer	Kraft F 2 Sätze à 45 sec	Dehnen oder Pause	Kraft C 3 Sätze à 45 sec	Pause
Woche 3	Kraft F 3 Sätze à 45 sec	Ausdauer	Kraft C 3 Sätze à 45 sec	Pause	Kraft F 3 Sätze à 45 sec	Dehnen oder Pause	Kraft C 3 Sätze à 45 sec
Woche 4	Pause	Kraft F 3 Sätze à 45 sec	Ausdauer	Kraft C 2 Sätze à 60 sec	Dehnen oder Pause	Kraft F 2 Sätze à 60 sec	Pause
Woche 5	Kraft C 2 Sätze à 60 sec	Ausdauer	Kraft F 2 Sätze à 60 sec	Pause	Kraft C 2 Sätze à 60 sec	Dehnen oder Pause	Kraft F 2 Sätze à 60 sec
Woche 6	Pause	Kraft C 3 Sätze à 60 sec	Ausdauer	Kraft F 3 Sätze à 60 sec	Dehnen oder Pause	Kraft C 3 Sätze à 60 sec	Pause

Kraft: In dieser Einheit wird die Kraft trainiert (siehe Seite 107 und Seite 110).

Ausdauer: In dieser Trainingseinheit wird die Ausdauer gefördert, z. B. mit Schwimmen.

Pause oder Dehnen: An diesem Tag können Sie pausieren oder ein Beweglichkeitstraining ausführen (siehe Seite 102).

Pause: An diesem Tag wird pausiert, um den Körper zu regenerieren.

3. Aufbau eines Workouts

Jedes Training, gleich in welcher Sportart, ist in die Phasen »Aufwärmen«, »Hauptteil« und »Abwärmen« gegliedert. Die Dauer und die Gestaltung der Trainingsphasen sind abhängig von Schwerpunkt, Gesamtdauer und Intensität des Trainings. Teilen Sie auch Ihr Training für Bauch und Rücken entsprechend ein.

Aufwärmphase

In der Aufwärmphase bereiten Sie Ihren Körper auf das Training vor. Dazu wärmen Sie sich zuerst auf und können danach Mobilisierungs- und Dehnübungen ausführen.

Aufwärmübung

Beginnen Sie das Workout mit einer Aufwärmübung, die Sie fünf bis zehn Minuten lang ausführen. Wählen Sie eine Übung, die in gleichmäßiger Geschwindigkeit möglich ist, ohne dabei außer Atem zu kommen. Vermeiden Sie Extremsituationen und führen Sie keine schnellen und ruckartigen Bewegungen aus. In der Aufwärmphase geht es darum, den Körper auf das Training einzustimmen und nicht bereits Leistung zu erbringen. Im Training daheim können Sie »Laufen auf der Stelle«, »Hampelmänner« sowie Seilspringen ausführen. Auch Radergometer und Stepper eignen sich zum Aufwärmen.

Einige Aktive verzichten aus Gründen der Zeitersparnis im Fitnesstraining zu Hause auf das Aufwärmen, wenn sie nur ein kurzzeitiges Rumpf-Workout ausführen. Kann der Sportler seinen Körper gut einschätzen und spürt keine deutlichen Verspannungen vor der Trainingseinheit, dann ist dieses Vorgehen akzeptabel; der sichere und gesündere Weg ist es jedoch, sich vorab aufzuwärmen.

Mobilisieren und Dehnen

Nachdem Sie Ihren Körper aufgewärmt haben, beginnen Sie mit Mobilisierungs- und Dehnübungen. Die Mobilisierungsübungen stellen nach einseitigen Tätigkeiten wie stundenlangem Sitzen sicher, dass Sie die Wirbelsäule in alle Richtungen bewegen und somit die Fitnessübungen beschwerdefrei durchführen können. Wenn Sie in diesem Bereich keine Probleme haben, können Sie auf diesen Trainingsteil verzichten, um die Dauer des Workouts zu verkürzen. Generell ist es jedoch nicht von Nachteil, die Mobilisationsübungen auszuführen.

Fühlen Sie einzelne Verspannungen der Muskulatur, dann ist es sinnvoll, solche Muskelgruppen anzudehnen, d. h. kurze statische Dehnübungen mit einer Haltedauer von fünf bis zehn Sekunden einzusetzen (siehe Seite 25). Durch das Andehnen der Muskulatur stellen Sie sicher, dass die Fitnessübungen im vollständigen Bewegungsrahmen möglich sind. Von einem ausführlichen Dehnprogramm mit statischem Halten der Positionen von 20 Sekunden, wie dies in den letzten Jahren noch vielfach praktiziert wurde, wird hingegen nach dem aktuellen Stand der Trainingslehre abgeraten. Ein intensives Dehnen der Muskulatur zur Verbesserung der Beweglichkeit können Sie nach den Kraftübungen durchführen; besser ist es sogar, eigenständige Trainingseinheiten zur gezielten Verbesserung der Beweglichkeit auszuführen.

Wenn die Verbesserung der Beweglichkeit den Trainingshauptteil darstellt, dann ist ein vorheriges Andehnen der Muskulatur nicht notwendig.

Hauptteil

Auf die Aufwärmphase folgt der Hauptteil des Fitnesstrainings. Im Rahmen dieses Buches werden vorrangig Workouts zur Steigerung der Kraft ausgeführt. Wenn Sie das Ziel haben, Ihre Beweglichkeit deutlich zu verbessern, dann können Sie Trainingseinheiten ergänzen, in denen Sie Dehnübungen im Hauptteil ausführen.

Krafttraining

Bei den Workouts werden jeweils Zeitdauern angegeben. Wählen Sie diese abhängig von

Ihrem Trainingslevel. Als Einsteiger nutzen Sie Übungsvarianten mit geringer Intensität. Es geht darum, den Körper an die neuen Anforderungen zu gewöhnen. Auch muss erlernt werden, sich auf die ausführende Muskulatur zu konzentrieren, um optimale Ergebnisse zu erreichen. Rechnen Sie für die Einstiegszeit eine Dauer von mindestens sechs Wochen.
Als Fortgeschrittener steigern Sie kontinuierlich die Intensitäten und wählen schwere Übungsvarianten. Versuchen Sie, immer öfter Übungen mit beweglichem Untergrund wie dem Gymnastikball einzusetzen, da Sie mit solchen Übungen die besten Ergebnisse für das Training Ihrer Rumpfmuskulatur erzielen.
Achten Sie immer darauf, dass Sie auch bei den letzten Wiederholungen eines Satzes die Übung noch technisch korrekt ausführen. Vermeiden Sie es, Wiederholungen durch Fehlstellungen des Körpers zu bewältigen; ansonsten riskieren Sie, Ihren Körper zu verletzen, beispielsweise an Sehnen und Bändern. Weitere Informationen zu den Trainingsmethoden finden Sie auf den Seiten 44–48.

Beweglichkeitstraining

Wenn Sie sich im Hauptteil des Trainings der Verbesserung Ihrer Beweglichkeit widmen, dann nutzen Sie ein Trainingsprogramm, in dem alle Muskelgruppen des Körpers enthalten sind. Sie können das Programm auf der Seite 102 als Grundlage verwenden und es an Ihre Trainingsbedürfnisse anpassen, indem Sie Dehnübungen ergänzen und variieren. Beim Dehntraining halten Sie die Dehnpositionen für 20–60 Sekunden und wiederholen die Übungen zumindest einmal. Wenn Sie ein bis zwei Monate lang zumindest zweimal wöchentlich im Hauptteil dehnen und dazu die in diesem Buch vorgestellten Dehnmethoden nutzen, werden Sie eine umfangreiche Verbesserung Ihrer Beweglichkeit erkennen. Nun können Sie das Beweglichkeitstraining wieder reduzieren. Sie können aber auch mit der gleichen Häufigkeit fortfahren, wenn es Ihnen guttut und Ihre Muskulatur entspannt. Damit Sie Ihre erreichte Beweglichkeit langfristig erhalten können, sollten Sie die zur Verkürzung neigende Muskulatur zumindest einmal wöchentlich dehnen.

Abwärmphase

In der Abwärmphase wird meistens zuerst eine Abwärmübung ausgeführt. Danach wird das Training mit Dehnübungen für die beanspruchten Muskelgruppen abgeschlossen.

Abwärmübung

Nach einer intensiven Trainingseinheit sollten Sie sich abwärmen, um die Muskulatur zu lockern. Außerdem hilft dies Ihrem Körper, schnell zu regenerieren. Bewegen Sie sich in einem langsamen Tempo drei bis fünf Minuten lang, ohne sich anzustrengen. Gut eignet sich eine Übung mit langsamer und gleichmäßiger Geschwindigkeit, wie beispielsweise Walken oder langsames Laufen, was auch auf der Stelle möglich ist.
Wenn Sie hingegen nur ein kurzes Workout ausgeführt haben und sich Ihre Herzfrequenz dabei nicht mehrfach umfangreich erhöht hat, dann können Sie auf die Abwärmübung verzichten. Machen Sie Ihre Entscheidung davon abhängig, wie intensiv Sie die Trainingseinheit wahrgenommen haben.

Dehnen

Zum Abschluss Ihres Workouts empfiehlt es sich, einige Dehnübungen für die beanspruchte Muskulatur auszuführen, um Verspannungen in der Muskulatur zu lösen. Dies beschleunigt auch Regenerationsprozesse und verhindert, dass sich die Muskulatur verkürzt. Einige Aktive verzichten jedoch zur Zeitersparnis auf das Dehnen, was dazu führen kann, dass sich die Muskulatur am nächsten Tag deutlich verspannt anfühlt.
Nutzen Sie eine statische Dehnmethode (siehe Seiten 27–28) und halten Sie die Dehnpositionen für etwa zehn Sekunden. Machen Sie die Anzahl und die Intensitäten

der Dehnübungen davon abhängig, wie intensiv Sie im Hauptteil trainiert haben. Wenn Sie bereits sehr müde sind, dann vermeiden Sie extreme Dehnpositionen, da die Muskulatur zu Krämpfen neigt.

4. Ausgewählte Workouts

Auf den folgenden Seiten werden Dehn- und Kraft-Workouts vorgestellt. Die beiden Dehn-Workouts können Sie in einer Trainingseinheit nutzen, in der Dehnen den Haupttrainingsteil darstellt. Die Programme bieten sich auch vor und nach dem Krafttraining an, dann sollten Sie allerdings die Positionen nur etwa zehn Sekunden lang halten.

Es werden Kraft-Workouts vorgestellt, die darauf abzielen, die Core-Muskulatur zu kräftigen. Die Kraft-Workouts A–C sind Ganzkörper-Workouts und die Workouts D–F widmen sich dem Rumpf. Es sind Übungen ausgewählt, die mit Kleingeräten möglich sind. Falls das jeweilige Gerät nicht verfügbar ist, wählen Sie eine der angebotenen Körpergewichtsübungen. Führen Sie das gleiche Workout nicht an zwei Tagen hintereinander aus. Auch sollten Sie an einem Tag in der Woche vollständig vom Krafttraining pausieren.

Die Workouts sind so zusammengestellt, dass Sie mit möglichst wenigen Übungen und somit geringer Zeitspanne Ihre Trainingsziele verwirklichen können. Wenn Ihnen die Workouts nicht intensiv genug sind, erweitern Sie sie mit Übungen aus diesem Buch. Nutzen Sie die Workouts als Grundlage für Ihr Training und passen Sie diese mit wachsender Trainingserfahrung an Ihre Bedürfnisse an. Beachten Sie bei der Zusammenstellung von eigenen Workouts, dass jede Muskelgruppe zumindest einmal pro Woche intensiv trainiert werden muss, um das Leistungsniveau aufrechtzuerhalten. Achten Sie auch darauf, dass Sie nach einem Trainingszyklus von sechs bis zwölf Wochen Umstellungen am Programm vornehmen, damit der Körper immer neu gefordert wird.

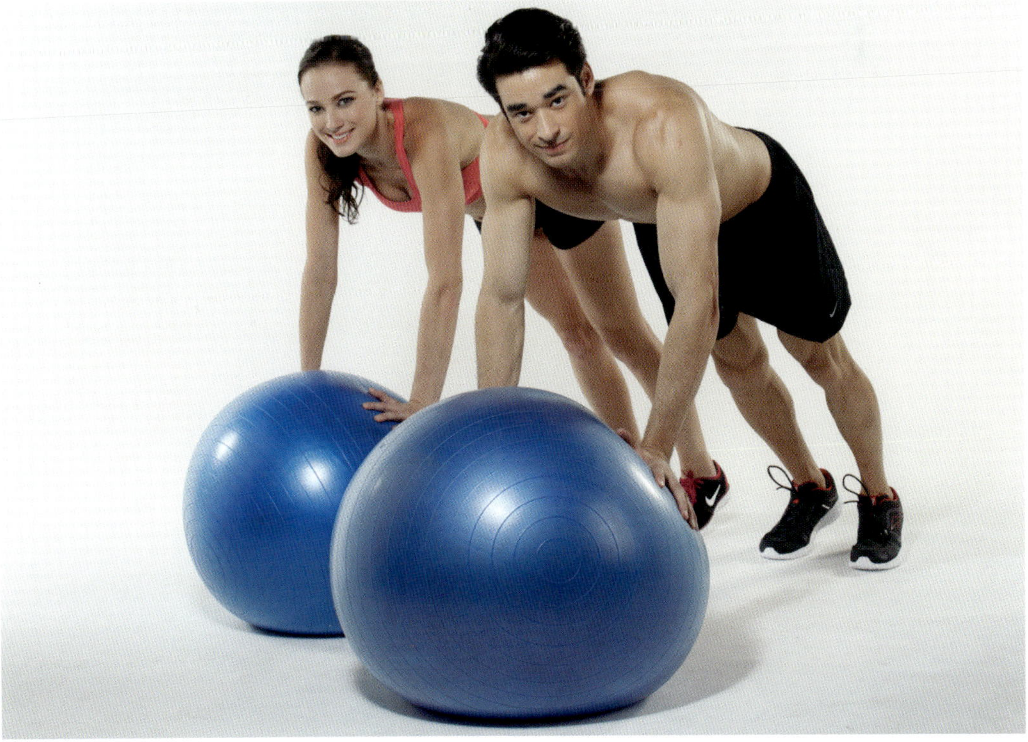

Workouts zur Förderung der Beweglichkeit

Workout Beweglichkeit A: Ganzkörper

Mit diesem Programm dehnen Sie mit einer möglichst geringen Zahl von Übungen den ganzen Körper. Sie können die Übungen mit den Methoden »Entspannen – Erweitern« und »Anspannen – Entspannen – Erweitern« ausführen (siehe Seiten 27–28). Zum Vor- und Nachdehnen halten Sie die Position für fünf bis zehn Sekunden. Im Dehntraining hingegen verbleiben Sie mindestens zwanzig Sekunden in den Positionen. Es ist empfehlenswert, sich vor dem Einsatz der Dehnübungen fünf bis zehn Minuten lang aufzuwärmen.

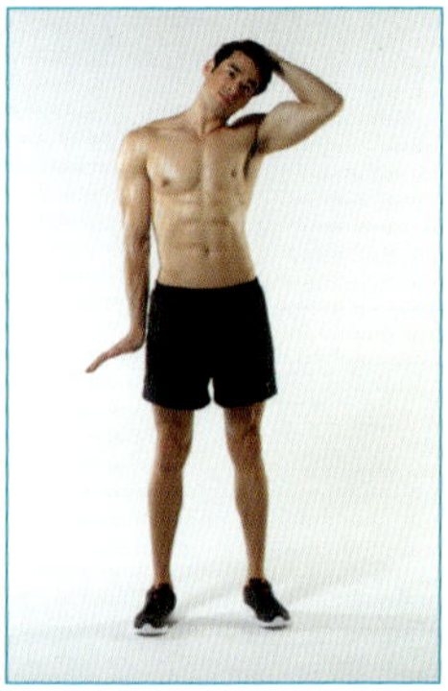

D 1: Kopf zur Seite neigen.

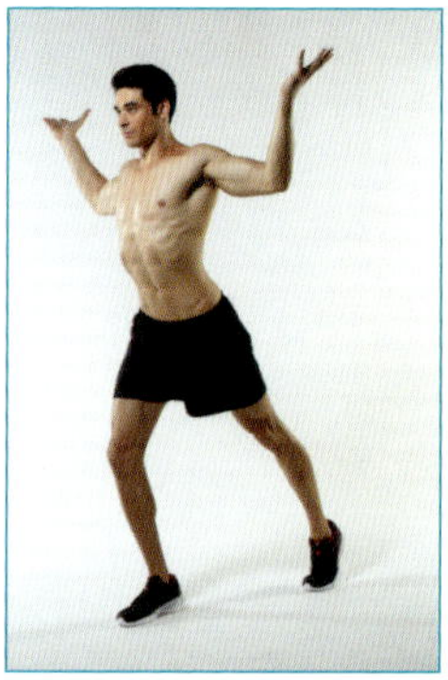

D 2: Arme abspreizen.

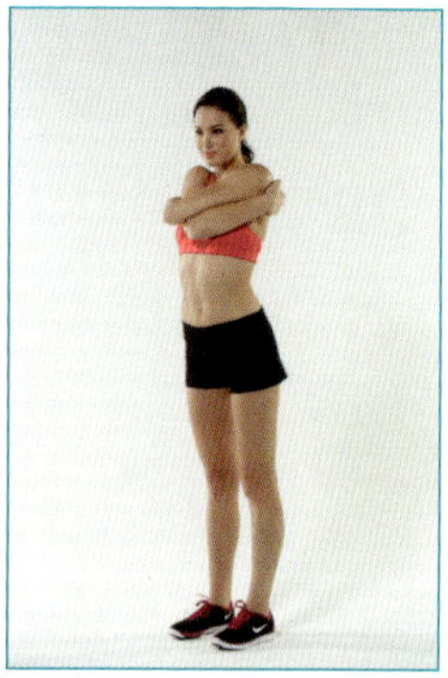

D 3: Schulterblätter greifen.

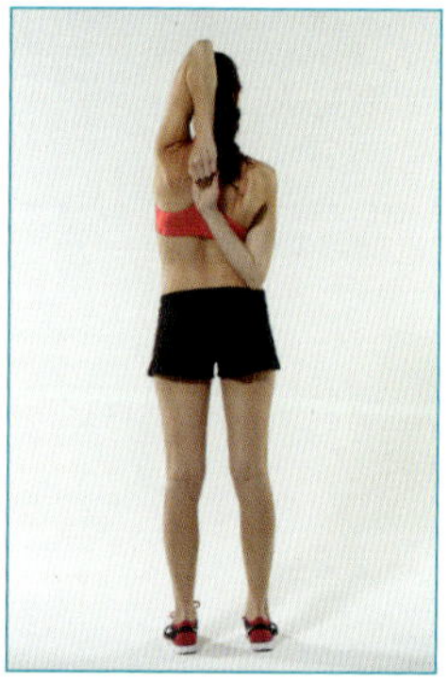

D 4: Hände greifen hinter dem Rücken.

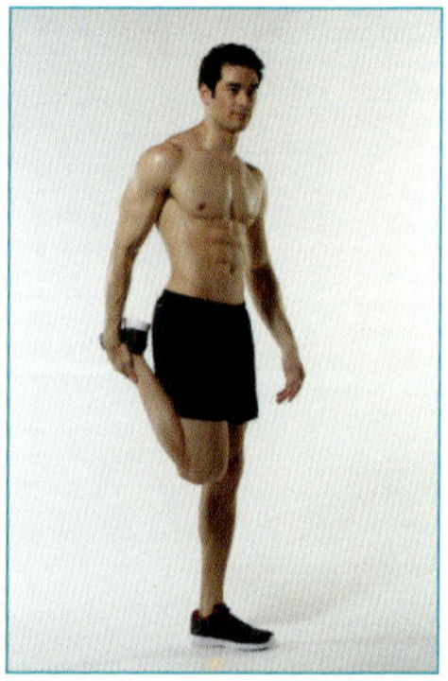

D 9: Unterschenkel anziehen.

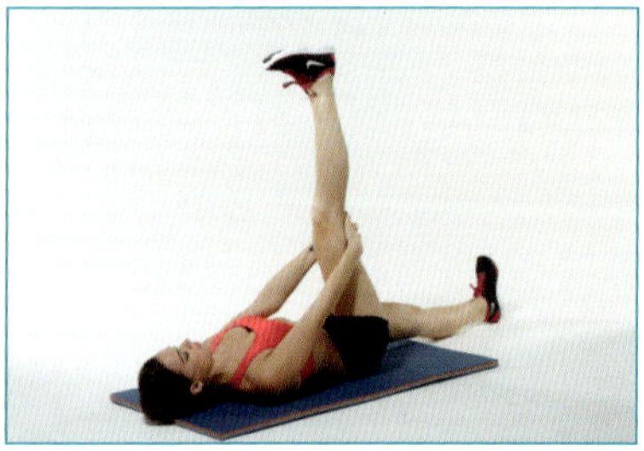

D 7: Bein anheben in Rückenlage.

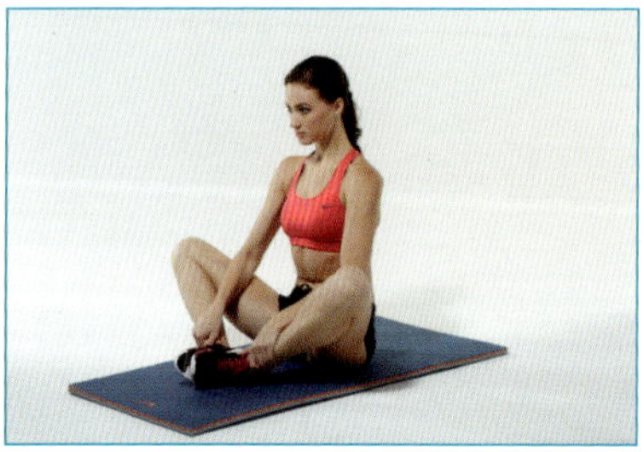

D 10: Knie abspreizen.

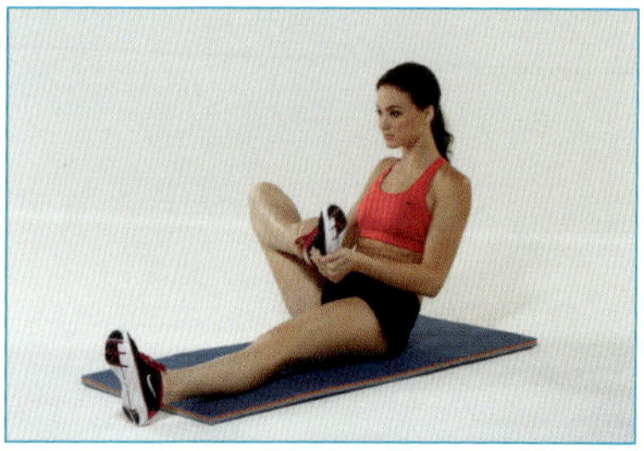

D 12: Fuß anziehen.

Workout Beweglichkeit B: Rumpf
Dieses Programm mobilisiert und dehnt vorrangig die Muskelgruppen, deren mangelnde Beweglichkeit oftmals zu Rückenverspannungen führt. Beim Mobilisieren führen Sie fünf bis zehn langsame Wiederholungen je Seite aus, und beim Dehnen nutzen Sie die Methoden »Entspannen – Erweitern« oder »Anspannen – Entspannen – Erweitern« und halten die Positionen im Beweglichkeitstraining etwa 20 Sekunden lang. Wenn Sie hingegen die Übungen in der Aufwärm- oder Abwärmphase nutzen, dann halten Sie die Dehnpositionen höchstens für zehn Sekunden.

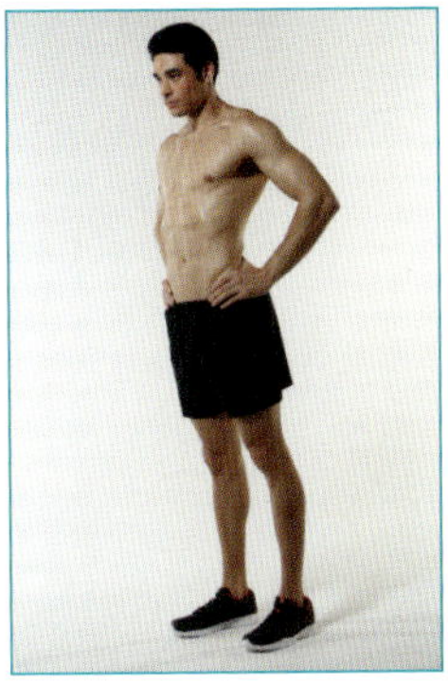
M 1: Beckenschaukel

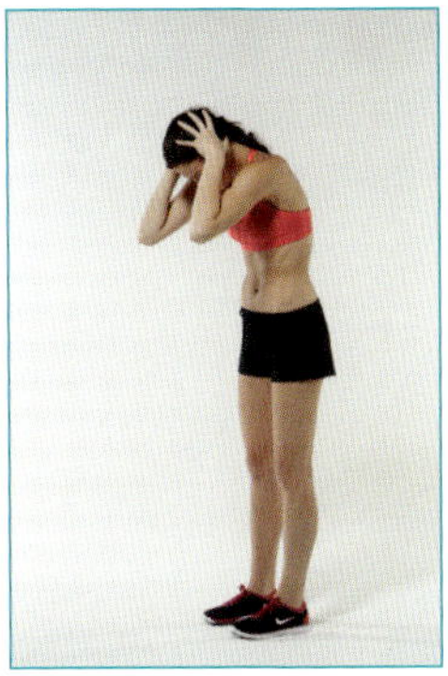
M 2: Körper einrollen und aufrichten.

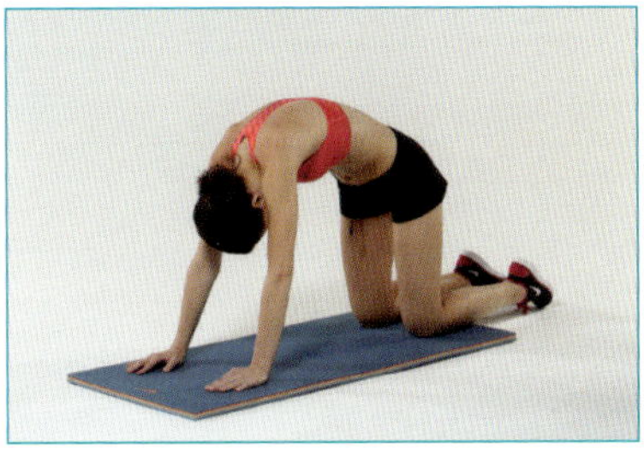
M 3: Rücken runden und senken im Vierfüßlerstand.

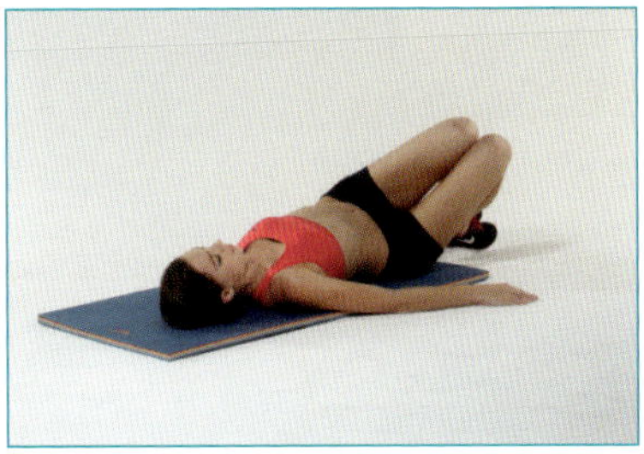
M 4: Kniependeln in Rückenlage

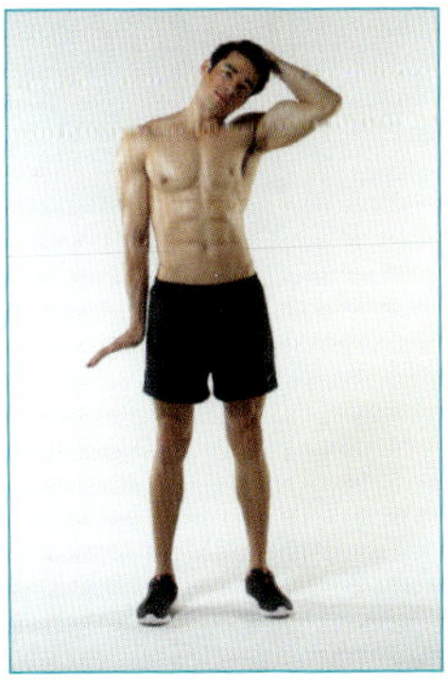
D 1: Kopf zur Seite neigen.

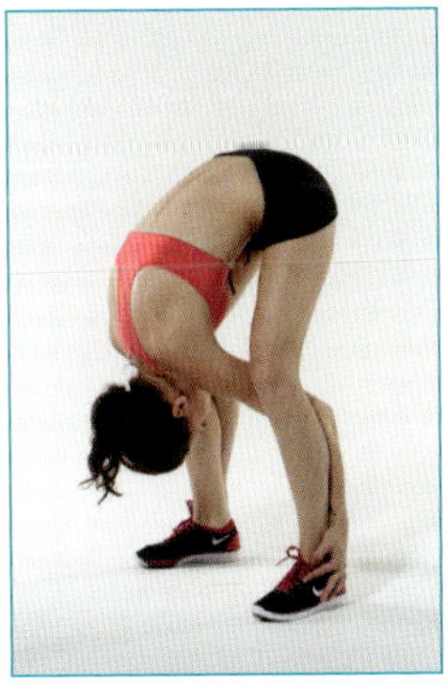
D 5: Oberkörper einrollen.

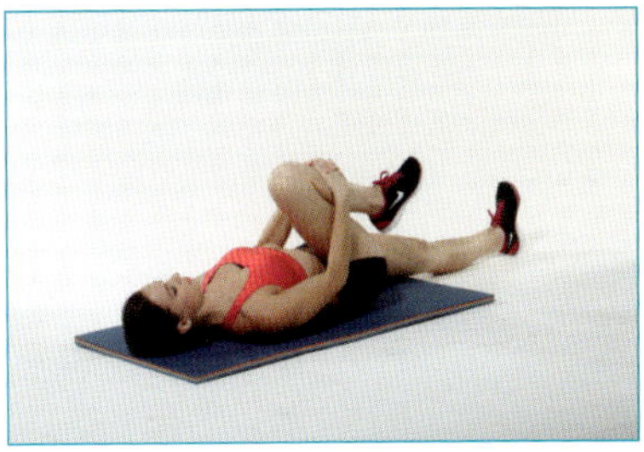
D 7: Bein anheben in Rückenlage.

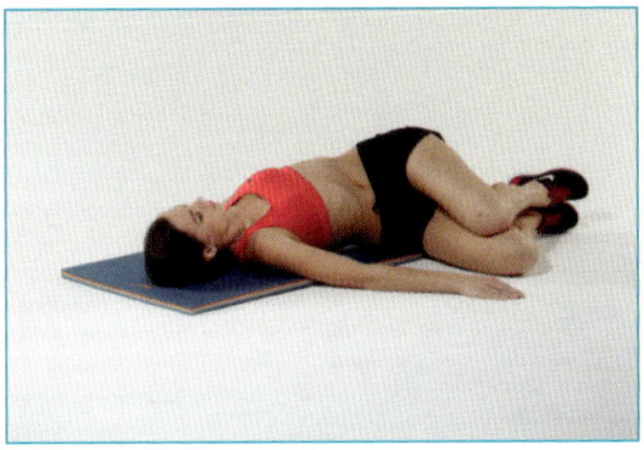
D 8: Körperdrehung

Workouts zur Förderung der Kraft

Tipp Workouts für das Krafttraining

Beginnen Sie das Workout, indem Sie sich aufwärmen. Wählen Sie dazu das für Ihr Training geeignete Vorgehen (siehe Seite 99).
Für das Krafttraining ist das Intervall-Training in Zirkelform vorgesehen. Den notwendigen Timer können Sie online im Internet nutzen (www.tabatatimer.com und www.beach-fitness.com/tabata/) oder kostengünstig erwerben (siehe Seite 16).
Beim Zirkeltraining machen Sie einen Übungssatz für eine Übung und danach umgehend einen Übungssatz für die nächste Übung. Fahren Sie so fort, bis Sie einen Durchgang für alle Übungen vollzogen haben. Stellen Sie dazu beim Timer eine Trainingszeit von 30, 45 oder 60 Sekunden pro Übungssatz ein sowie eine Pausenzeit von 10 oder 15 Sekunden.
Beachten Sie, dass einige Übungen für die linke und für die rechte Seite ausgeführt werden. Für das Workout Kraft A beispielsweise müssen Sie für eine Zirkelrunde 9 Übungssätze im Timer einstellen, da die Übung K 14 mit der linken und mit der rechten Körperseite gemacht wird. Nachdem Sie für alle Übungen einen Satz ausgeführt haben, pausieren Sie etwa drei Minuten, bevor Sie den Zirkel wiederholen.

Wenn Sie beim Training mit den angegebenen Zeitintervallen feststellen, dass Sie eine Übungsvariante nicht mehr fortführen können, dann wechseln Sie während der Übung zu einer einfacheren Variante. Es geht darum, die Muskulatur in der vorgegebenen Zeitspanne effektiv zu ermüden. Fortgeschrittene können dazu Intensivierungstechniken wie das Halten der Endposition und Teilbewegungen einsetzen (siehe Seiten 44–48). Es ist hingegen nicht beabsichtigt, möglichst schnell möglichst viele Wiederholungen auszuführen.
Für jede Kraft-Übung finden Sie zahlreiche Variationen und Intensivierungen. Wenn im Workout bei der Übung »intensiv« notiert ist, soll dementsprechend eine intensive Variante aus den im Übungsteil angebotenen Möglichkeiten gewählt werden. Einsteiger machen für jede Kraft-Übung ein bis zwei Sätze; Fortgeschrittene zwei bis drei Sätze.

Beenden Sie das Workout mit der Abwärmphase. Nach dem Krafttraining empfehlen sich auch einige statische Dehnübungen.

Workout Kraft A: Ganzkörper Level 1

Aufbau
Aufwärmübung, Mobilisieren und Andehnen
1. K 37: Beidbeinige Kniebeuge oder K 38: Kniebeuge im Ausfallschritt
2. K 40: Beckenlift oder K 41: Beckenlift und Beinanziehen
3. K 25: Liegestütz oder K 26: Brustdrücken
4. K 32: Lat-Drücken oder K 33: Ruderzug mit Band
5. K 27: Y-Heben in Bauchlage oder K 29: Außenrotation
6. K 1: Crunch oder K 12: Unterarmstütz
7. K 14: Seitlicher Unterarmstütz oder K 16: Beinanheben in Seitenlage
8. K 23: Arm- und Beinanheben oder K 21: Anheben des Oberkörpers
Abwärmübung und Dehnen

Intensität		
Einsteiger	1–2 Sätze je Übung	Belastungszeit 30 sec je Übungssatz
Leicht Fortgeschrittene und Fortgeschrittene	2–3 Sätze je Übung	Belastungszeit 30, 45 oder 60 sec je Übungssatz

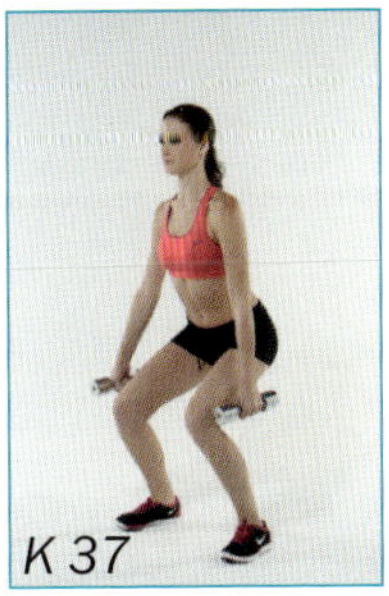
K 37

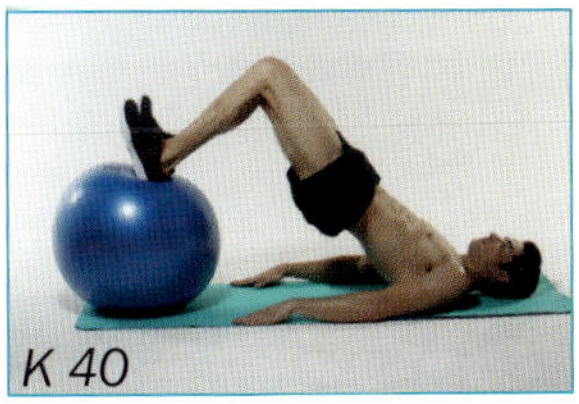
K 40

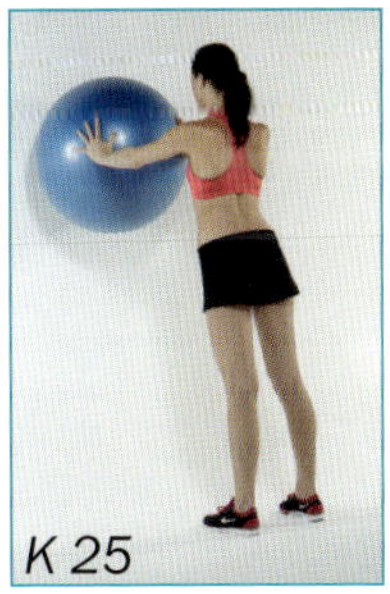
K 25

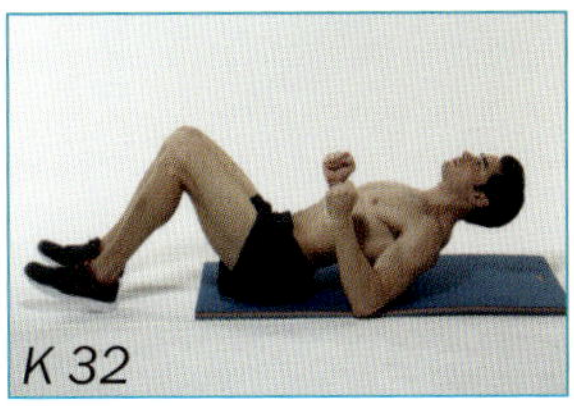
K 32

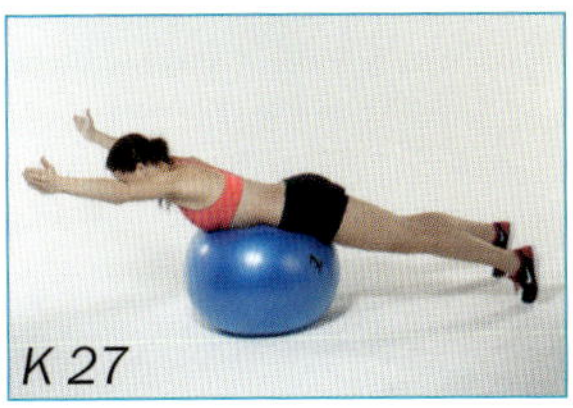
K 27

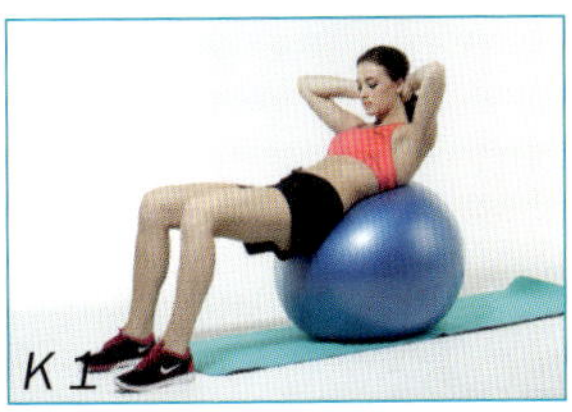
K 1

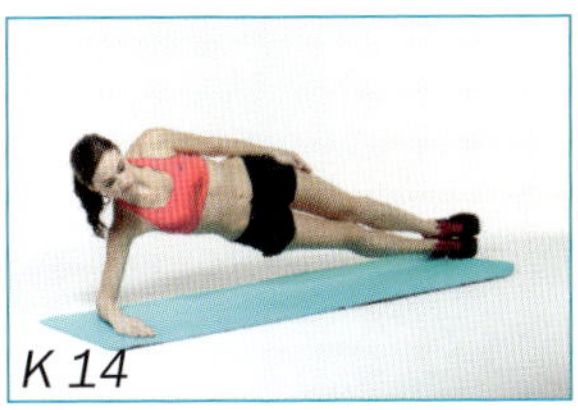
K 14

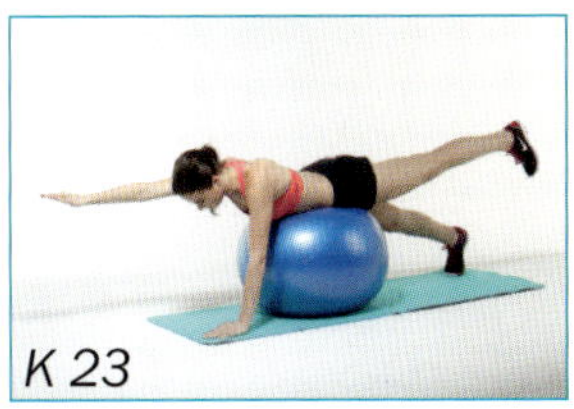
K 23

Workout Kraft B: Ganzkörper Level 2

Aufbau
Aufwärmübung, Mobilisieren und Andehnen
1. K 39: Einbeinige Kniebeuge oder K 38: Kniebeuge im Ausfallschritt
2. K 40: Beckenlift intensiv oder K 42: Gesäßtrainer
3. K 26: Brustdrücken auf Ball oder K 25: Liegestütz intensiv
4. K 35: Rudern zurückgelehnt oder K 36: Rudern vorgebeugt
5. K 28: Reverse Flys oder K 30: Nackendrücken
6. K 10: Käfer oder K 4: Beinanheben im Hang
7. K 17: Rumpfdrehen aufrecht oder K 11: Oberkörpersenken mit Drehungen
8. K 21: Anheben des Oberkörpers oder K 23: diagonales Arm- und Beinanheben mit Zusatzgewicht
Abwärmübung und Dehnen

Intensität		
Leicht Fortgeschrittene	2 Sätze je Übung	Belastungszeit 30 oder 45 sec je Übungssatz
Fortgeschrittene	2–3 Sätze je Übung	Belastungszeit 30, 45 oder 60 sec je Übungssatz

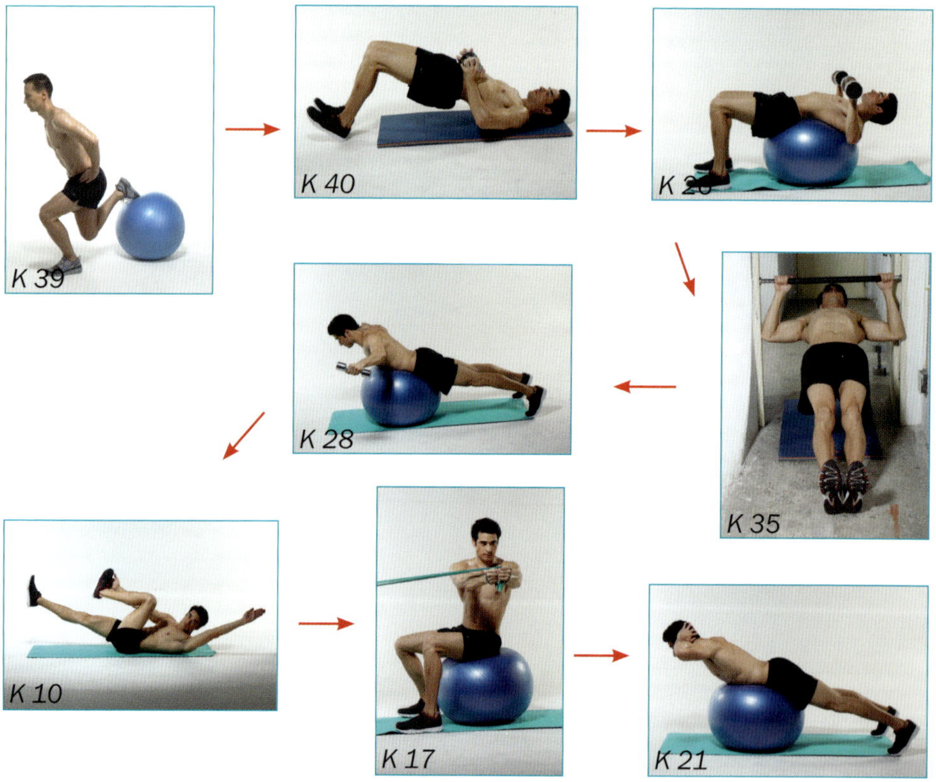

Workout Kraft C: Ganzkörper Level 3

Aufbau
Aufwärmübung, Mobilisieren und Andehnen
1. K 31: Handstand-Liegestütz oder K 30: Nackendrücken auf Gymnastikball
2. K 26: Einarmiges Brustdrücken auf Ball oder K 25: Liegestütz mit Händen auf Ball
3. K 34: Klimmzug mit Beinanziehen oder K 35: Rudern zurückgelehnt am Handtuch mit Fuß angehoben oder K 32: Lat-Drücken intensiv
4. K 27: Y-Heben mit Zusatzgewicht auf Ball oder K 28: Reverse Flys intensiv
5. K 39: Einbeinige Kniebeuge intensiv oder K 38: Kniebeuge im Ausfallschritt intensiv
6. K 41: Einbeiniger Beckenlift und Beinanziehen mit Ball oder Handtuch
7. K 5: Crunch mit Knieanziehen intensiv oder K 4: Beinanziehen mit Zusatzgewicht im Hang
8. K 24: Oberkörperdrehen in Bauchlage oder K 23: Arm- und Beinanheben mit Zusatzgewicht
Abwärmübung und Dehnen

Intensität		
Leicht Fortgeschrittene	2 Sätze je Übung	Belastungszeit 30 oder 45 sec je Übungssatz
Fortgeschrittene	2–3 Sätze je Übung	Belastungszeit 30, 45 oder 60 sec je Übungssatz

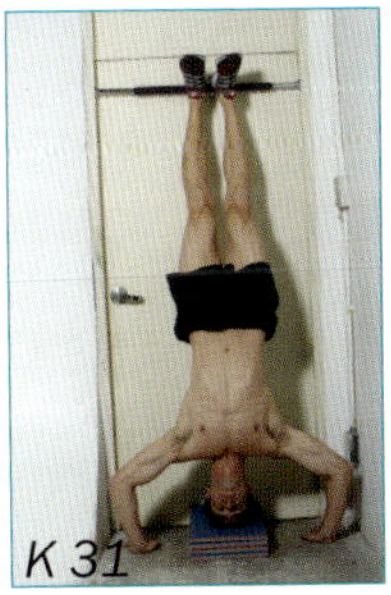
K 31

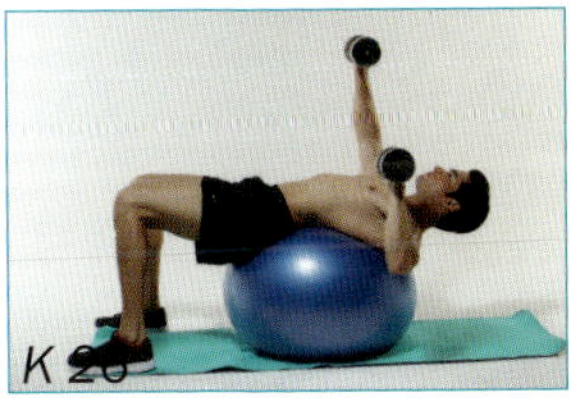
K 26

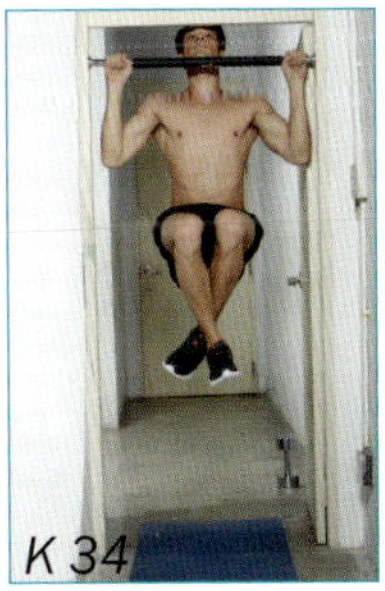
K 34

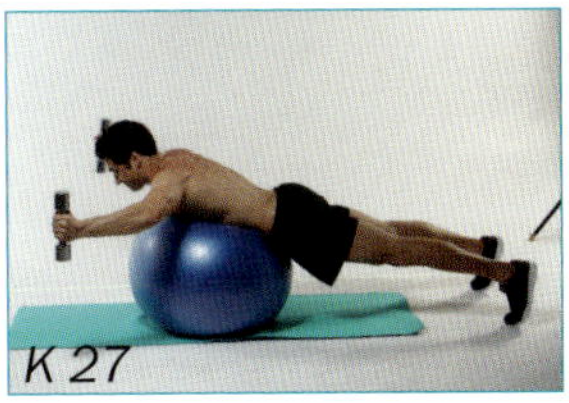
K 27

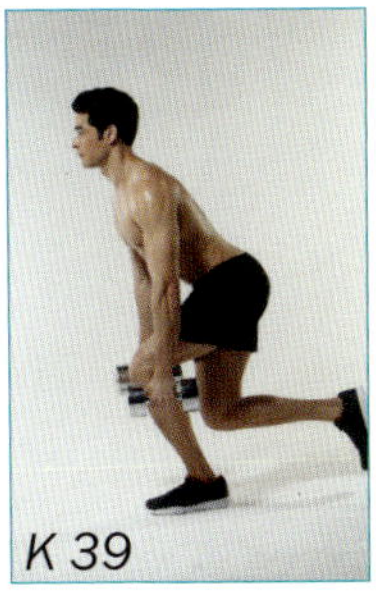
K 39

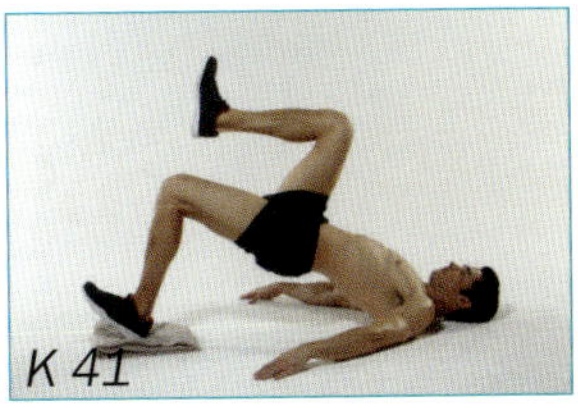
K 41

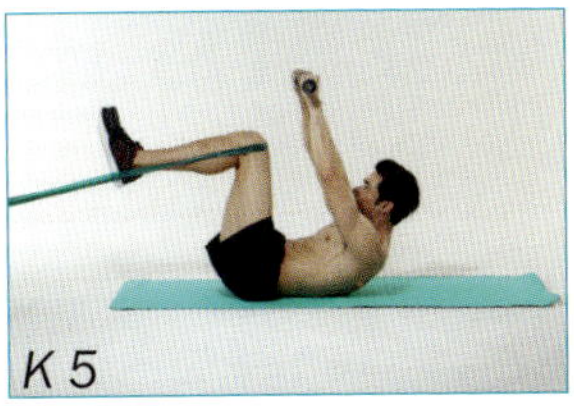
K 5

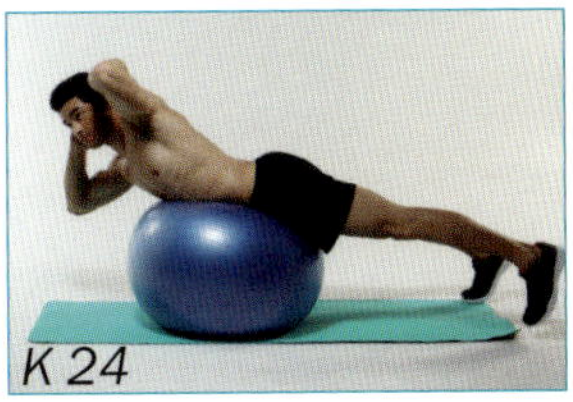
K 24

Workout Kraft D: Core Level 1

Aufbau
Aufwärmübung, Mobilisieren und Andehnen
1. K 6: Beinanziehen im Liegestütz oder K 3: Beinanheben in Rückenlage
2. K 41: Beckenlift und Beinanziehen oder K 40: Beckenlift
3. K 27: T-Heben in Bauchlage mit oder ohne Gymnastikball oder K 28: Reverse Flys
4. K 18: Rumpfdrehen in Rückenlage oder K 11: Oberkörpersenken mit Drehungen
5. K 22: Beinrückheben oder K 23: Arm- und Beinanheben
6. K 12: Unterarmstütz oder K 13: Bodendrücker
7. K 16: Beinanheben in Seitenlage oder K 15: Oberkörperanheben in Seitenlage
8. K 20: Rückwärtiger Unterarmstütz oder K 19: Ausbalancieren der Rückenlage
Abwärmübung und Dehnen

Intensität		
Einsteiger	1–2 Sätze je Übung	Belastungszeit 30 sec je Übungssatz
Leicht Fortgeschrittene und Fortgeschrittene	2–3 Sätze je Übung	Belastungszeit 30, 45 oder 60 sec je Übungssatz

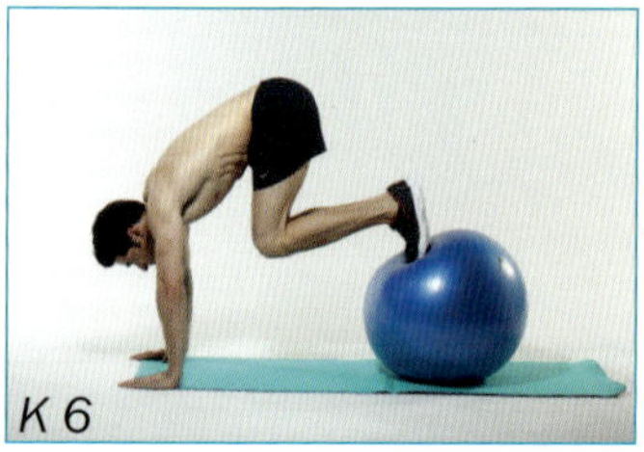
K 6

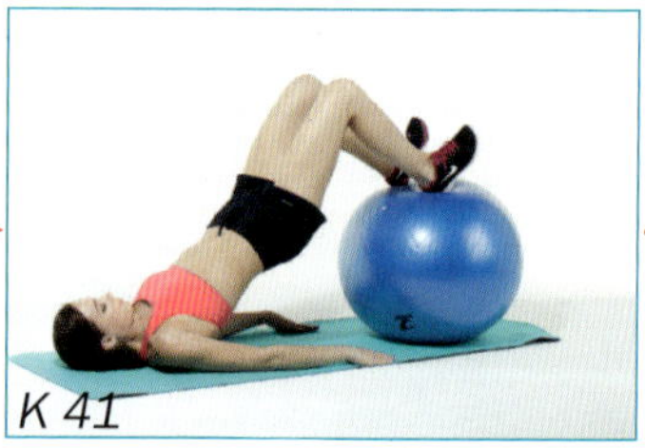
K 41

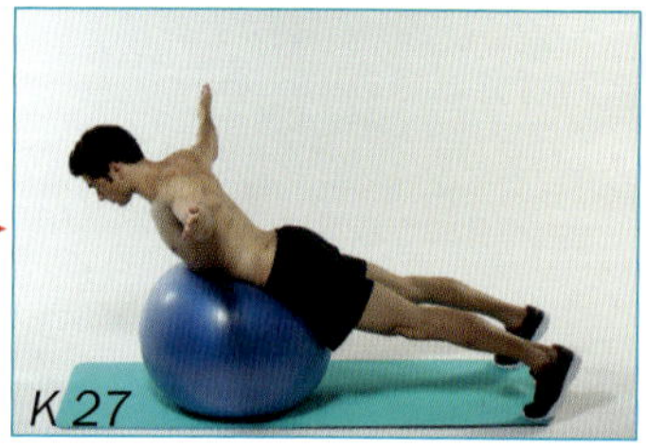
K 27

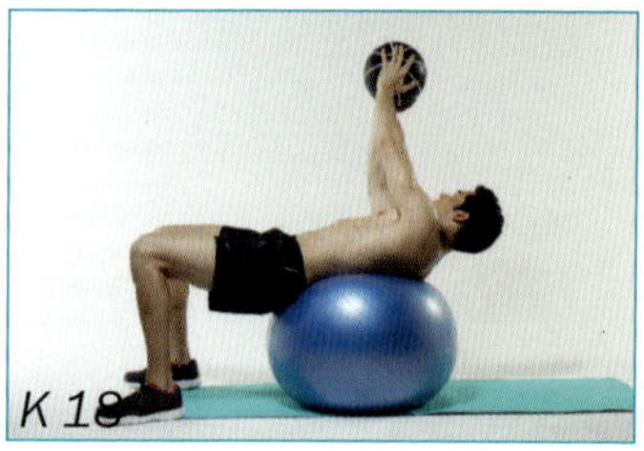
K 18

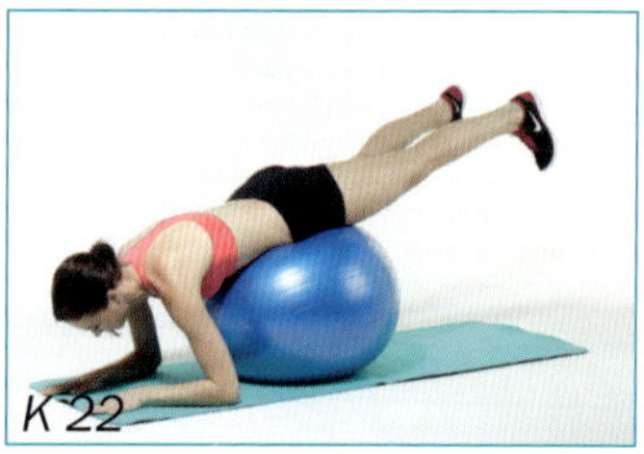
K 22

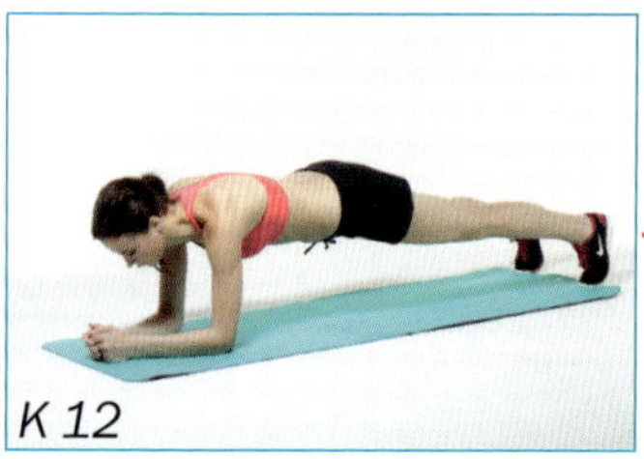
K 12

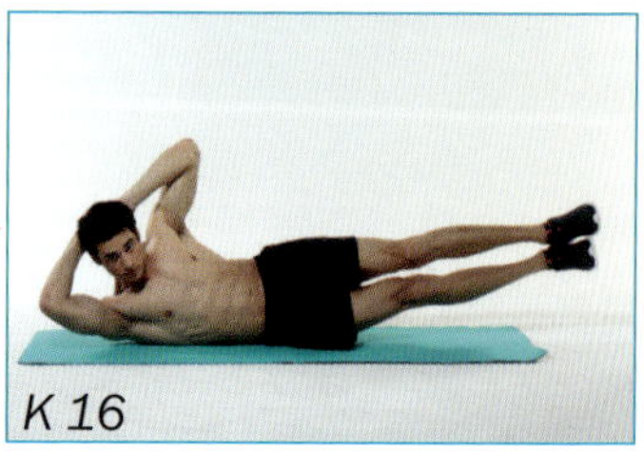
K 16

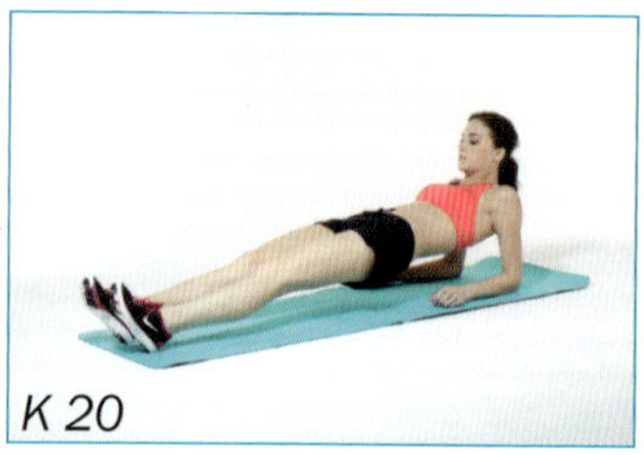
K 20

Workout Kraft E: Core Level 2

Aufbau
Aufwärmübung, Mobilisieren und Andehnen
1. K 7: Beinanziehen und Liegestütz oder K 12: Frontstütz in Liegestützposition intensiv
2. K 36: Rudern vorgebeugt oder K 35: Rudern zurückgelehnt mit Handtuch
3. K 8: Vorwärtsrollen oder K 10: Käfer
4. K 27: T-Heben auf Gymnastikball oder K 28: Reverse Crunch
5. K 15: Oberkörperanheben in Seitenlage oder K 14: Seitlicher Unterarmstütz
6. K 13: Bodendrücker mit angehobenen Knien oder K 9: Beckenanheben mit Band
7. K 19: Ausbalancieren der Rückenlage oder K 20: Rückwärtiger Unterarmstütz
Abwärmübung und Dehnen

Intensität		
Leicht Fortgeschrittene	2 Sätze je Übung	Belastungszeit 30 oder 45 sec je Übungssatz
Fortgeschrittene	2–3 Sätze je Übung	Belastungszeit 30, 45 oder 60 sec je Übungssatz

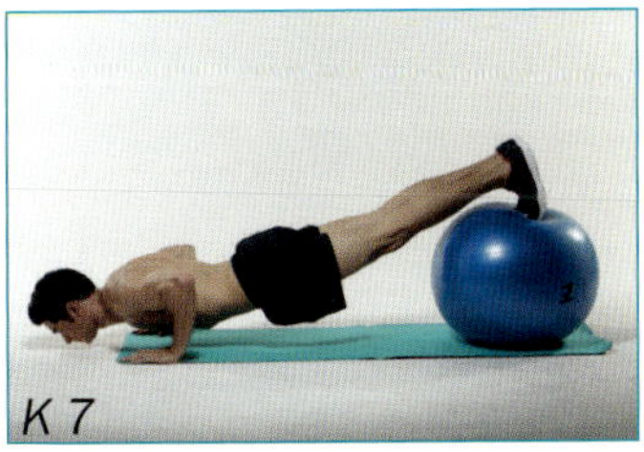
K 7

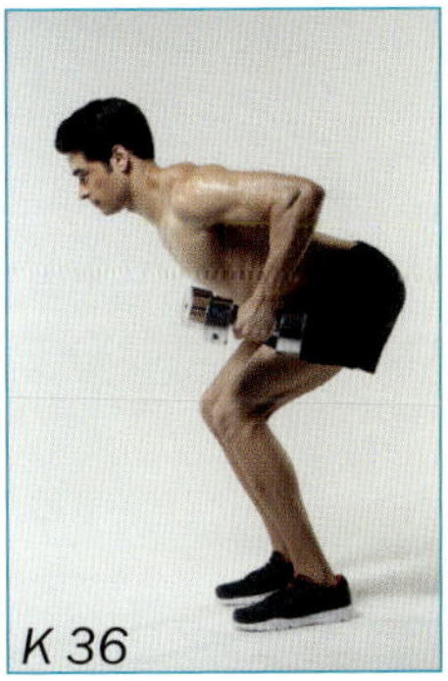
K 36

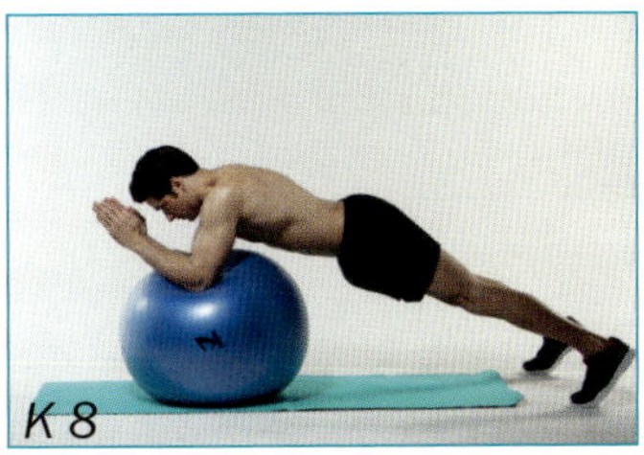
K 8

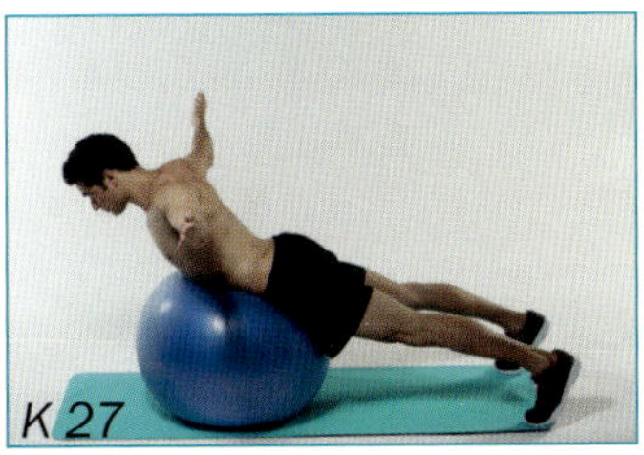
K 27

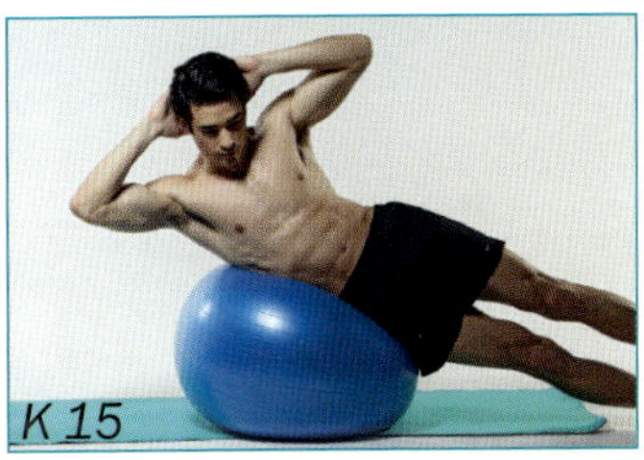
K 15

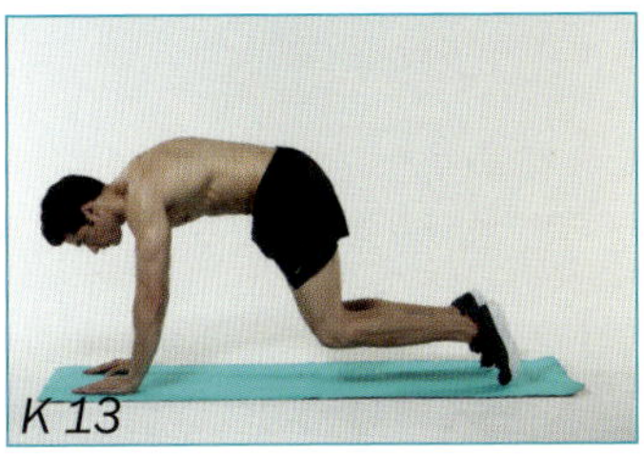
K 13

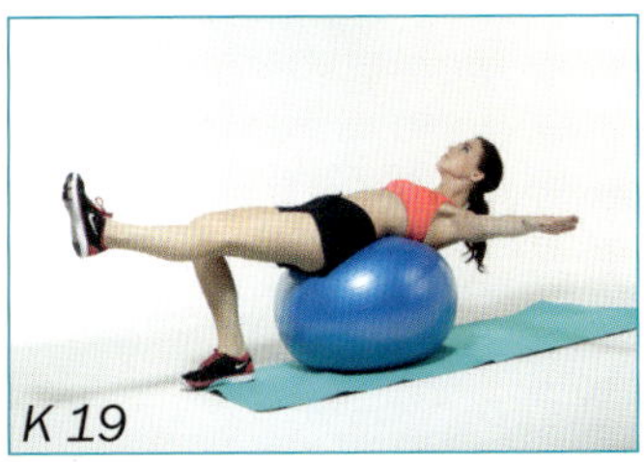
K 19

Workout Kraft F: Core Level 3

Aufbau
Aufwärmübung, Mobilisieren und Andehnen
1. K 7: Beinanziehen und Liegestütz oder K 4: Beinanziehen im Hang intensiv
2. K 35: Ruderzug zurückgelehnt mit Fuß angehoben oder K 36: Rudern vorgebeugt einbeinig
3. K 11: Oberkörpersenken mit Drehungen und Zusatzgewicht oder K 18: Rumpfdrehen in Rückenlage intensiv
4. K 14: Seitlicher Unterarmstütz mit Armen oder Füßen auf Ball oder K 15: Oberkörperanheben in Seitenlage intensiv
5. K 21: Anheben des Oberkörpers intensiv oder K 25: Oberkörperdrehen in Bauchlage intensiv
6. K 22: Beinrückheben intensiv oder K 20: Rückwärtiger Unterarmstütz intensiv
Abwärmübung und Dehnen

Intensität		
Leicht Fortgeschrittene	2 Sätze je Übung	Belastungszeit 30 oder 45 sec je Übungssatz
Fortgeschrittene	2–3 Sätze je Übung	Belastungszeit 30, 45 oder 60 sec je Übungssatz

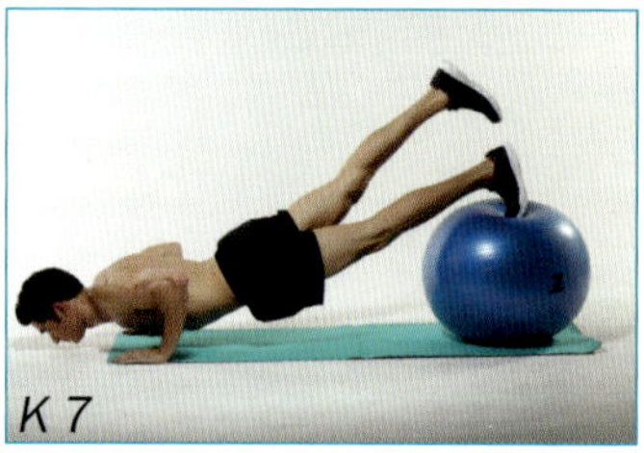
K 7

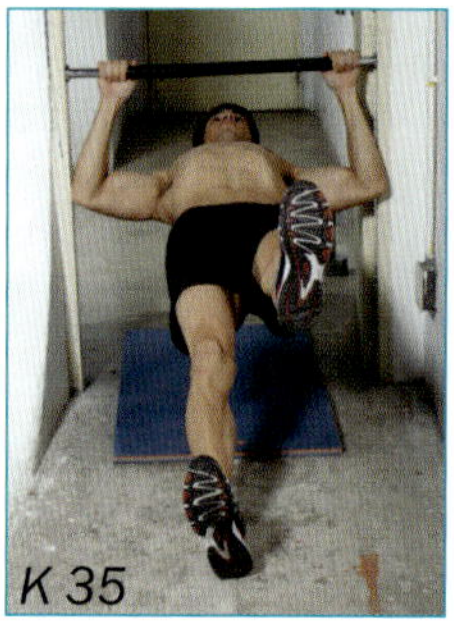
K 35

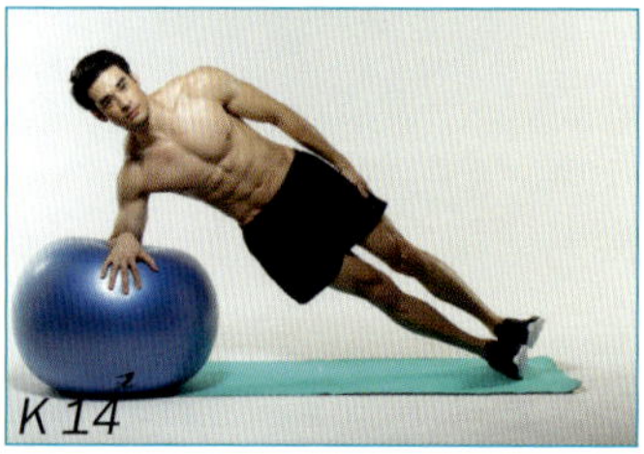
K 14

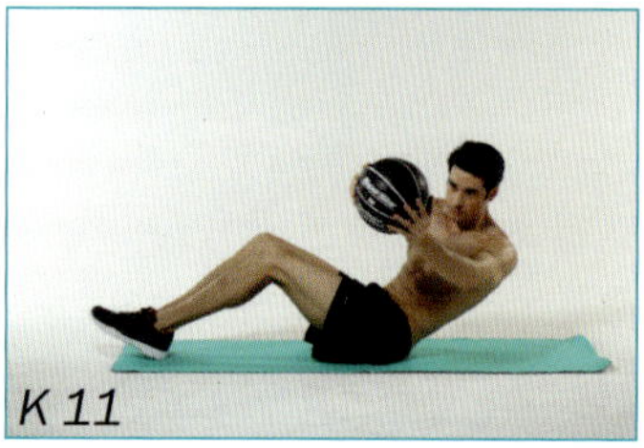
K 11

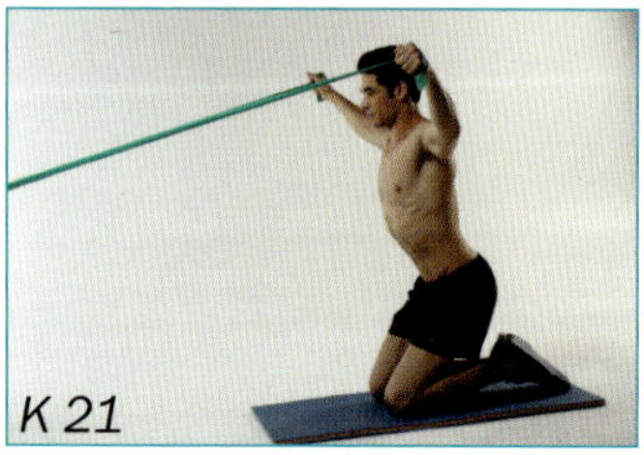
K 21

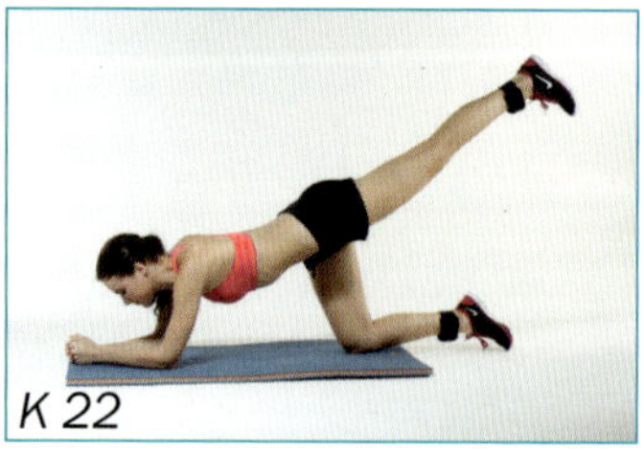
K 22

Literaturverzeichnis

Boeckh-Behrens, W.-U./Buskies, W.: Supertrainer Rücken, 5. Aufl., 2011.
Corey, K.: Bauch und Rücken, München 2007.
Delp, C.: Fitness für Kampfsportler, 3. Aufl. Stuttgart 2013.
Delp, C.: Muay Thai DVD – Training mit Weltmeistern, Lampertheim 2013.
Delp, C.: Thai-Boxen Training, Stuttgart 2012.
Delp, C.: Das große Fitnessbuch, Stuttgart 2011.
Delp, C.: Perfektes Hanteltraining, 4. Aufl., Stuttgart 2011.
Delp, C.: Thai-Boxen basics, 2. Aufl., Stuttgart 2011.
Delp, C.: Dehnen für Kampfsportler, Stuttgart 2010.
Delp, C.: Kampfsport Solotraining, 3. Aufl., Stuttgart 2010.
Delp, C.: Best Stretching. Dehn-Übungen für alle Sportarten, 2. Aufl., Stuttgart 2008.
Delp, C.: Perfektes Bodyforming, Stuttgart 2009.
Delp, C.: Perfektes Bodyweight-Training, Stuttgart 2008.
Delp, C.: Perfektes Workout mit Kleingeräten, Stuttgart 2008.
Froböse, I.: Das neue Rückentraining, 2. Aufl., München 2012.
Verstegen, M.: Core Performance, 10. Aufl., München 2012.

Buchteam

Darsteller

Paige L.
Model und Fitness-sportlerin

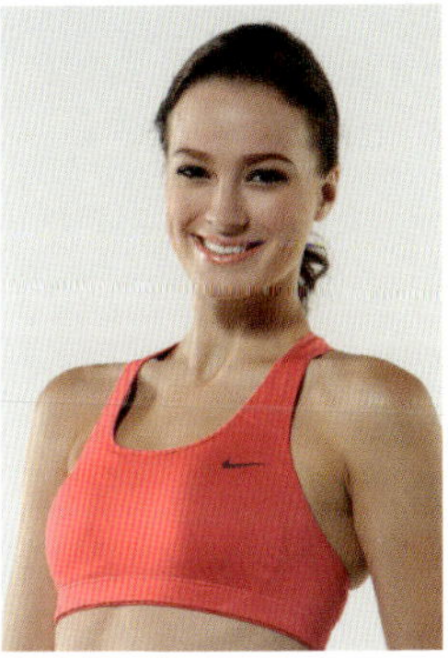

John S.
Model und Fitness-sportler

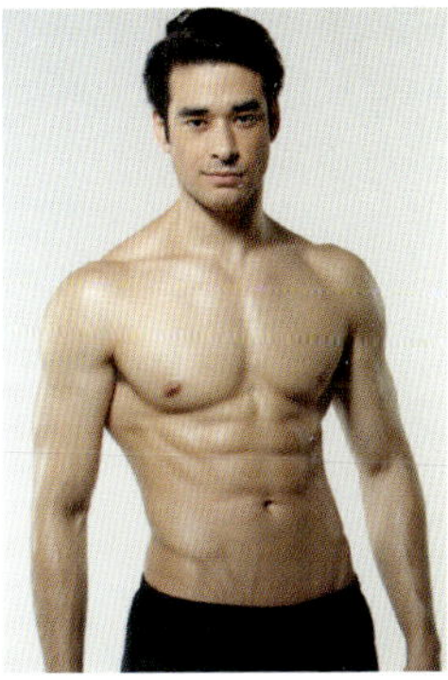

Autor
Christoph Delp, Diplom-Betriebswirt und Autor, Trainer für Fitness und Muay Thai (Thai-Boxen). Neueste deutschsprachige Publikationen: »Fitness für Kampfsportler« (2013), »Muay Thai DVD – Training mit Weltmeistern« (2013), »Thai-Boxen Training« (2012), »Das große Fitnessbuch« (2011), »Perfektes Hanteltraining« (2011).
www.christophdelp.de,
www.muaythai-dvd.com,
www.youtube.com/muaythaidvd

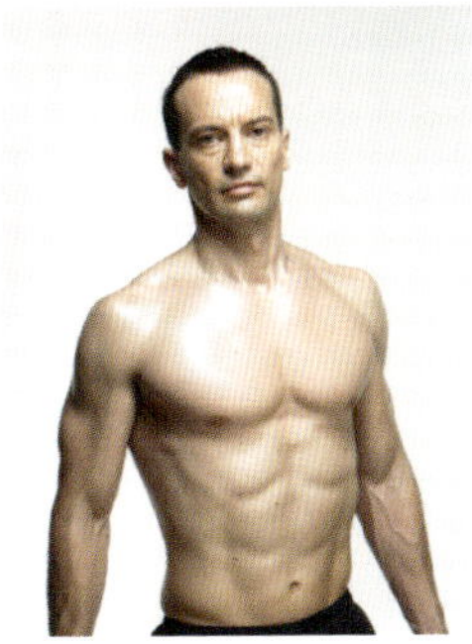

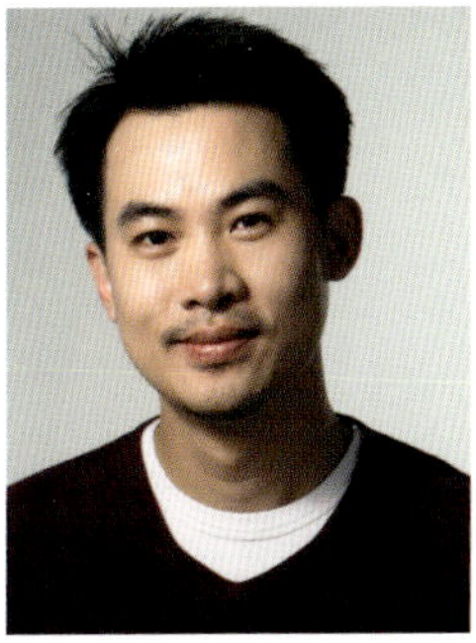

Fotograf
Alle Fotos von Nopphadol Viwatkamolwat.

www.astudioonline.com

Zum Weiterlesen aus dem Verlag pietsch

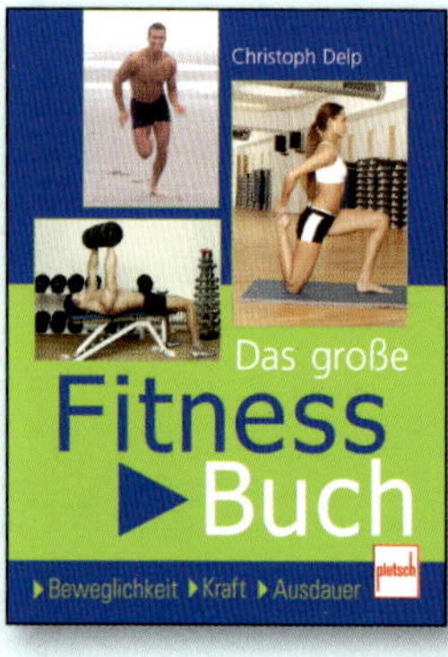

Christoph Delp
Das große Fitnessbuch - Beweglichkeit . Kraft . Ausdauer

In diesem überarbeiteten und erweiterten Fitnessbuch zeigt der Autor die besten Übungen für Ausdauer, Kraft und Beweglichkeit, gibt Hinweise zu Ernährung und Motivation und eine genaue Anleitung für die persönliche Trainingsplanung – ideal für das Training zu Hause oder im Studio.

Seiten 240, Bilder 451
Format 195 x 265 mm, gebunden
ISBN 978-3-613-50645-9
29.90 € / 39.90 CHF / 30.80 € (A)

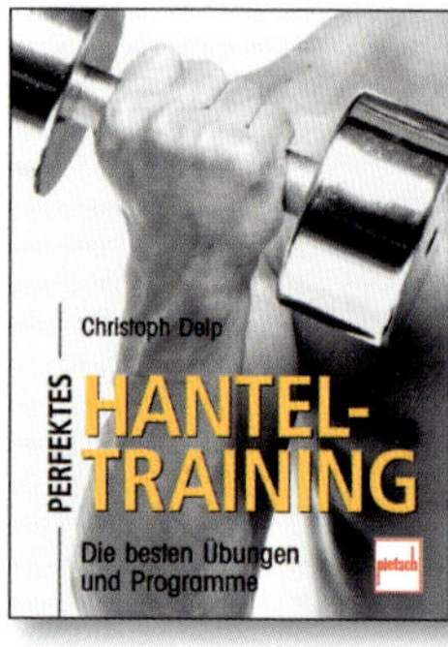

Christoph Delp
Perfektes Hanteltraining - Die besten Übungen und Programme

Nach den wichtigsten zu trainierenden Muskelgruppen gegliedert, werden Übungen beschrieben. Abschließend werden diese in sinnvollen Trainingseinheiten zu Programmen zusammengefasst. Wie ein persönlicher Trainer gibt dieses Buch zusätzliche Tipps zur Ernährung und zur Bestimmung der individuellen Belastungsgrenze.

Seiten 96, Bilder 172
Format 170 x 240 mm, broschiert
ISBN 978-3-613-50483-7
14.95 € / 19.90 CHF / 15.40 € (A)

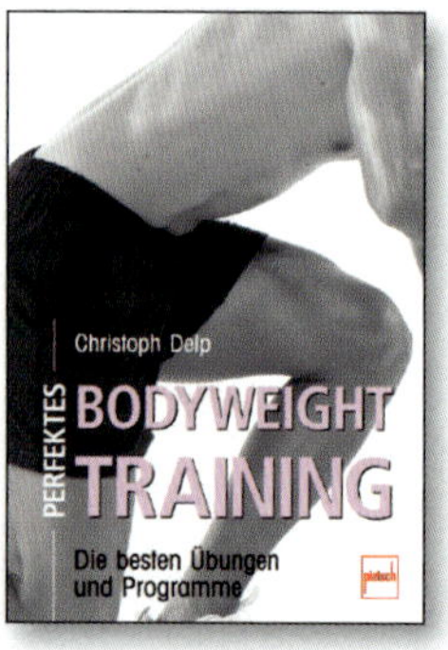

Christoph Delp
Perfektes Bodyweight Training - Die besten Übungen und Programme

Diese kostengünstige, ortsunabhängige und sehr gelenkschonende Form des Trainings ist inzwischen so beliebt, dass der Begriff »Bodyweight« in den Sprachgebrauch übergegangen ist. Ob Kniebeugen, Klimmzüge, Bauchaufzüge oder Liegestütze - Christoph Delp stellt in diesem Ratgeber die besten Übungen und Programme vor.

Seitenzahl 112, Bilder 198
Format 170 x 240 mm, broschiert
ISBN 978-3-613-50538-4
14.95 € / 19.90 CHF / 15.40 € (A)

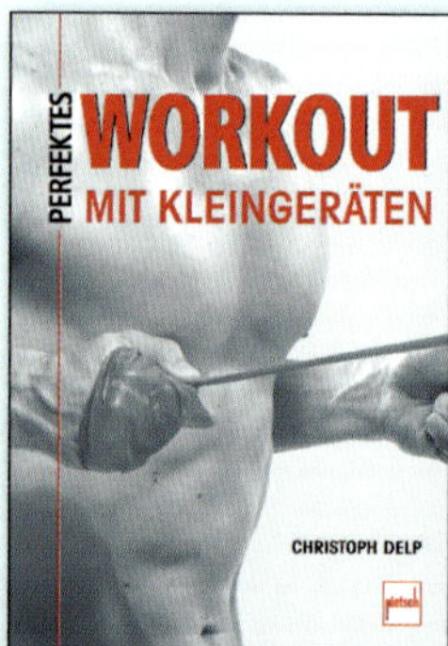

Christoph Delp
Perfektes Workout mit Kleingeräten

Der Autor zeigt Fitness-Begeisterten Übungen, die unter anderem die intermuskuläre Koordination verbessern und präsentiert die besten Geräte zu diesem extrem wichtigen Thema. Vollständige Workouts für Einsteiger und Fortgeschrittene ermöglichen das effektive Erreichen der Trainingsziele.

Seiten 112, Bilder 249
Format 170 x 240 mm, broschiert
ISBN 978-3-613-50566-7
14.95 € / 19.90 CHF / 15.40 € (A)

Stand August 2013
Änderungen in Preis und Lieferfähigkeit vorbehalten

Überall, wo es Bücher gibt, oder unter:
www.paul-pietsch-verlage.de
Service-Telefon: 0711/98 809 984

pietsch